"十四五"职业教育国家规划教材

高等职业教育药学类与食品药品类专业第四轮教材

医药数理统计 第4版

（供药学类专业用）

主 编 高祖新

副主编 王春鹏 张 星 张 远 马艳慧

编 者 （以姓氏笔画为序）

于 梅（山东医学高等专科学校） 马艳慧（长春医学高等专科学校）

王春鹏（辽宁医药职业学院） 王锦霞（山东药品食品职业学院）

代晓颖（重庆医药高等专科学校） 吕鹏举（哈尔滨医科大学）

张 远（山东医学高等专科学校） 张 星（福建生物工程职业技术学院）

高祖新（中国药科大学） 阎航宇（中国药科大学）

中国健康传媒集团

中国医药科技出版社

内 容 提 要

  本教材作为"十三五""十四五"职业教育国家规划教材、高等职业教育药学类与食品药品类专业第四轮教材之一，根据本套教材的编写指导思想和原则要求，结合专业培养目标和本课程的教学目标、内容与任务要求编写而成。内容涵盖概率论基础、数据处理与图表展示、数理统计的基本原理与知识、常用统计推断和统计分析方法、统计软件 SPSS 的实际操作应用等。具有编写内容系统全面，深入浅出；理论阐述必需够用，简明扼要；医药案例典型实用，解析透彻；叙述解释简明流畅，通俗易懂；统计软件同步指导，拓展能力；医药应用特色鲜明，学以致用等特点。本教材为书网融合教材，融合电子教材教学配套资源（PPT、微课、视频）、题库系统和数字化教学服务（在线教学、在线作业、在线考试）等。

  本书供全国高等职业院校药学类及相关专业教学使用，也可供各类专业人员特别是医药卫生工作者学习参考。

图书在版编目（CIP）数据

医药数理统计/高祖新主编 . —4 版 . —北京：中国医药科技出版社，2021.8

高等职业教育药学类与食品药品类专业第四轮教材

ISBN 978 – 7 – 5214 – 2550 – 5

Ⅰ.①医…　Ⅱ.①高…　Ⅲ.①医用数学 – 数理统计 – 高等职业教育 – 教材　Ⅳ.①R311

中国版本图书馆 CIP 数据核字（2021）第 143892 号

美术编辑	陈君杞
版式设计	友全图文

出版　**中国健康传媒集团** | 中国医药科技出版社

地址　北京市海淀区文慧园北路甲 22 号

邮编　100082

电话　发行：010 – 62227427　邮购：010 – 62236938

网址　www. cmstp. com

规格　889 × 1194mm $^1/_{16}$

印张　12 $^1/_4$

字数　339 千字

初版　2008 年 7 月第 1 版

版次　2021 年 8 月第 4 版

印次　2024 年 1 月第 4 次印刷

印刷　大厂回族自治县彩虹印刷有限公司

经销　全国各地新华书店

书号　ISBN 978 – 7 – 5214 – 2550 – 5

定价　38.00 元

获取新书信息、投稿、为图书纠错，请扫码联系我们。

出版说明

"全国高职高专院校药学类与食品药品类专业'十三五'规划教材"于2017年初由中国医药科技出版社出版，是针对全国高等职业教育药学类、食品药品类专业教学需求和人才培养目标要求而编写的第三轮教材，自出版以来得到了广大教师和学生的好评。为了贯彻党的十九大精神，落实国务院《国家职业教育改革实施方案》，将"落实立德树人根本任务，发展素质教育"的战略部署要求贯穿教材编写全过程，中国医药科技出版社在院校调研的基础上，广泛征求各有关院校及专家的意见，于2020年9月正式启动第四轮教材的修订编写工作。

党的二十大报告指出，要办好人民满意的教育，全面贯彻党的教育方针，落实立德树人根本任务，培养德智体美劳全面发展的社会主义建设者和接班人。教材是教学的载体，高质量教材在传播知识和技能的同时，对于践行社会主义核心价值观、深化爱国主义、集体主义、社会主义教育，着力培养担当民族复兴大任的时代新人发挥巨大作用。在教育部、国家药品监督管理局的领导和指导下，在本套教材建设指导委员会专家的指导和顶层设计下，依据教育部《职业教育专业目录（2021年）》要求，中国医药科技出版社组织全国高职高专院校及相关单位和企业具有丰富教学与实践经验的专家、教师进行了精心编撰。

本套教材共计66种，全部配套"医药大学堂"在线学习平台，主要供高职高专院校药学类、药品与医疗器械类、食品类及相关专业（即药学、中药学、中药制药、中药材生产与加工、制药设备应用技术、药品生产技术、化学制药、药品质量与安全、药品经营与管理、生物制药专业等）师生教学使用，也可供医药卫生行业从业人员继续教育和培训使用。

本套教材定位清晰，特点鲜明，主要体现在如下几个方面。

1. 落实立德树人，体现课程思政

教材内容将价值塑造、知识传授和能力培养三者融为一体，在教材专业内容中渗透我国药学事业人才必备的职业素养要求，潜移默化，让学生能够在学习知识同时养成优秀的职业素养。进一步优化"实例分析/岗位情景模拟"内容，同时保持"学习引导""知识链接""目标检测"或"思考题"模块的先进性，体现课程思政。

2. 坚持职教精神，明确教材定位

坚持现代职教改革方向，体现高职教育特点，根据《高等职业学校专业教学标准》要求，以岗位需求为目标，以就业为导向，以能力培养为核心，培养满足岗位需求、教学需求和社会需求的高素质技能型人才，做到科学规划、有序衔接、准确定位。

3. 体现行业发展，更新教材内容

紧密结合《中国药典》（2020年版）和我国《药品管理法》（2019年修订）、《疫苗管理法》（2019

年）、《药品生产监督管理办法》（2020年版）、《药品注册管理办法》（2020年版）以及现行相关法规与标准，根据行业发展要求调整结构、更新内容。构建教材内容紧密结合当前国家药品监督管理法规、标准要求，体现全国卫生类（药学）专业技术资格考试、国家执业药师职业资格考试的有关新精神、新动向和新要求，保证教育教学适应医药卫生事业发展要求。

4.体现工学结合，强化技能培养

专业核心课程吸纳具有丰富经验的医疗机构、药品监管部门、药品生产企业、经营企业人员参与编写，保证教材内容能体现行业的新技术、新方法，体现岗位用人的素质要求，与岗位紧密衔接。

5.建设立体教材，丰富教学资源

搭建与教材配套的"医药大学堂"（包括数字教材、教学课件、图片、视频、动画及习题库等），丰富多样化、立体化教学资源，并提升教学手段，促进师生互动，满足教学管理需要，为提高教育教学水平和质量提供支撑。

6.体现教材创新，鼓励活页教材

新型活页式、工作手册式教材全流程体现产教融合、校企合作，实现理论知识与企业岗位标准、技能要求的高度融合，为培养技术技能型人才提供支撑。本套教材部分建设为活页式、工作手册式教材。

编写出版本套高质量教材，得到了全国药品职业教育教学指导委员会和全国卫生职业教育教学指导委员会有关专家以及全国各相关院校领导与编者的大力支持，在此一并表示衷心感谢。出版发行本套教材，希望得到广大师生的欢迎，对促进我国高等职业教育药学类与食品药品类相关专业教学改革和人才培养作出积极贡献。希望广大师生在教学中积极使用本套教材并提出宝贵意见，以便修订完善，共同打造精品教材。

数字化教材编委会

本教材作为"十三五"职业教育国家规划教材、高等职业教育药学类与食品药品类专业第四轮教材之一，是在保留前三版特色的基础上全面修订而成。其编写根据高等职业教育药学类及相关专业培养目标和主要就业方向及职业能力要求，以"统计主体重点保证、医药应用背景突出、统计软件全面融入、能力素质综合培养"为指导方针，按照本课程教学大纲、内容与任务要求，由全国多所医药院校教学与教材编写经验颇为丰富的教师、专家精心编写而成。

本轮教材的修订具有以下几个特点。

1. 内容凝炼，日臻完善 本次修订对内容进行了凝炼完善，增加了医药应用中常用的"非参数假设检验"章节，并对数据的描述与统计概括、参数假设检验、方差分析、回归分析等章节的内容进行重点增删和完善，理论方法与 SPSS 软件应用密切结合，使其内容更加精炼、务实，便于理解、掌握。

2. 案例导引，举例翔实 教材各章采用医药案例导引，并贯穿于本章内容之中，同时通过大量翔实的医药实例的解析，让学生充分了解并掌握统计知识和方法在医药领域中的应用。

3. 软件权威，学以致用 选用目前应用最广的国际权威统计软件 SPSS 来进行软件应用的教学，并与教材内容有机结合，对各章案例和实例的解析给出 SPSS 操作解答的简明指导，并辅之以 SPSS 上机实训题，使学生能够真正掌握数据处理与统计分析的统计技能，达到"学以致用"的目的。

4. 知识链接，拓展视野 各章所配的知识链接等，介绍统计思政案例、典故趣史等，从而提高学生的科学素养，拓宽其统计知识视野，也增强了教材阅读的趣味性。

5. 线上线下，立体教学 本教材为书网融合的线上线下立体化教材，既有各章配套的即学即练（线上解析）、知识回顾（以简表形式对本章核心内容进行高度概括，线上资源）、目标检测题（包括各种形式的练习题、软件上机实训题以及答案解析）、软件上机实训题等，还有电子教材教学配套资源（PPT、微课、知识点视频、软件操作应用指导视频）、题库系统和数字化教学服务（在线教学、在线作业、在线考试）等。这既便于学生复习巩固所学理论与实践，提高其学习效率和知识拓展能力，也方便教师的教学及相关医药工作者的学习使用。

本书的修订结合了我们多年的教学实践和教材编写经验，并注重博采众长，参考了国内外多种教材和资料，在此一并表示衷心的感谢。

由于编者编写水平所限，书中疏漏和不妥之处在所难免，恳请各位专家、读者批评指正，以便今后修正完善。

编 者
2021 年 5 月

目录
CONTENTS

1　绪论

1　一、统计学及其发展史
3　二、常用统计软件的应用

6　**第一章　概率与分布**
6　**第一节　随机事件和概率**
7　一、随机事件
8　二、事件间的关系和运算
10　三、概率的定义
13　四、概率的加法公式
14　五、条件概率与事件的独立性
15　**第二节　随机变量及其分布**
15　一、随机变量
16　二、离散型随机变量及其分布
17　三、连续型随机变量及其分布
18　四、随机变量的数字特征
23　**第三节　常见随机变量的分布**
23　一、二项分布
25　二、泊松分布
26　三、正态分布

33　**第二章　数据的整理与统计描述**
34　**第一节　数据的分类和整理**
34　一、数据的分类
36　二、数据资料的统计整理
41　**第二节　数据分布统计特征的描述**
41　一、数据分布集中趋势的描述
43　二、数据分布离散程度的描述

47　**第三节　统计图表**
48　一、统计表
49　二、统计图

56　**第三章　参数估计**
57　**第一节　统计量**
57　一、总体与样本
58　二、统计量
58　**第二节　抽样分布**
58　一、常用统计分布
62　二、抽样分布
64　**第三节　参数的点估计**
64　一、参数的点估计
66　二、估计量的优良性
67　**第四节　参数的区间估计**
67　一、区间估计的概念
68　二、正态总体均值的区间估计
72　三、总体率的区间估计

76　**第四章　参数假设检验**
76　**第一节　假设检验的基本思想**
76　一、假设检验的基本思想
78　二、假设检验的一般步骤
79　三、假设检验的两类错误
80　**第二节　单样本的正态总体均值检验**
80　一、方差已知时单样本正态总体的均值检验
81　二、方差未知时单样本正态总体的均值

83　三、假设检验中的单侧检验
85　**第三节　两独立样本的均值比较检验**
85　一、方差齐性检验
88　二、方差已知时两独立样本的均值比较检验
89　三、方差未知时两独立样本的均值比较检验
91　**第四节　两配对样本的均值比较检验**

97　**第五章　方差分析**
98　**第一节　单因素方差分析**
98　一、方差分析的基本概念
98　二、单因素方差分析的基本原理
101　三、单因素方差分析应用举例
103　**第二节　两因素方差分析**
103　一、两因素方差分析的基本原理
104　二、两因素方差分析应用举例

108　**第六章　非参数假设检验**
109　**第一节　列联表检验**
110　一、属性变量独立性的列联表检验
114　二、总体率比较的列联表检验
116　**第二节　秩和检验**
116　一、两配对样本比较的秩和检验
119　二、两独立样本比较的秩和检验
122　三、多个独立样本比较的秩和检验

128　**第七章　相关分析与回归分析**
129　**第一节　相关分析**
129　一、相关关系
131　二、相关系数及意义
132　三、相关的显著性检验
132　四、相关分析应用举例
134　**第二节　回归分析**
135　一、一元线性回归分析

137　二、线性回归的显著性检验
138　三、一元线性回归分析应用举例

143　**第八章　试验设计与分析**
144　**第一节　试验设计概论**
144　一、试验设计的概念
144　二、试验设计的基本原则
145　三、常用试验设计方法
146　**第二节　正交试验设计**
146　一、正交表与正交设计
147　二、正交设计的基本步骤
148　**第三节　正交试验的直观分析法**
148　一、表头设计
149　二、直观分析法的分析步骤
151　**第四节　正交试验的方差分析法**

155　**附录　常用统计表**
155　附表1　二项分布表
158　附表2　泊松分布表
160　附表3　标准正态分布表
161　附表4　标准正态分布的双侧临界值表
162　附表5　χ^2分布表
163　附表6　t分布表
164　附表7　F分布表
168　附表8　二项分布参数p的置信区间表
174　附表9　两配对比较符号秩和检验用T界值表
175　附表10　两独立样本比较秩和检验用T界值表
176　附表11　检验相关显著性的临界值表
177　附表12　正交表

183　**中英文词汇对照**

186　**参考文献**

绪　论

　　21 世纪的今天，我们已进入了信息经济时代，数据资料作为信息的主要载体，在我们社会生产和科学研究的各个领域中正起着越来越重要的作用。而在我们所从事的医药研究和生产中，无论是疾病防治、药物研发、公共卫生等各领域，还是临床试验、药物鉴定、药理分析、试验设计、药政管理、处方筛选、医药信息等医药领域的各个方面，都需要进行大量的数据资料的整理和分析。

　　医药数理统计是应用概率论与数理统计的原理和方法，对医药、生物等相关领域研究对象的数据资料信息进行搜集、整理、分析和解释，以显示其总体特征和统计规律性的应用科学。其中**概率论**（probability）是从数量侧面来研究随机现象统计规律性的数学学科，而**数理统计**（mathematical statistics）则是以概率论为基础，通过对随机现象观察数据的收集整理和分析推断来研究其统计规律的学科。

一、统计学及其发展史

　　在日常生活中，统计既可以指统计数据的搜集活动，即统计工作；也可以指统计活动的结果，即统计数据；还可指分析统计数据的方法和技术，即统计学。**统计学**（statistics）是对研究对象的数据资料进行搜集、整理、分析和解释，以显示其总体特征和统计规律性的科学。

📖 知识链接

"统计"名词的来历

　　统计语源最早出现于中世纪拉丁语的"status"，意思指各种现象的状态和状况。由这一语根组成意大利语"stato"，表示国家结构和国情知识的意思。德国政治学教授亨瓦尔（G. Achenwall）在 1749 年所著的《近代欧洲各国国家学纲要》绪言中首次将"Statistika"（统计）作为国家学名使用，原意是指"国家显著事项的比较和记述"，此后，各国相继沿用这个词，并把这个词译成各国的文字。日本最初译为"政表""政算""国势""形势"等，直到 1880 年在太政官中设立了统计院，才确定以"统计"二字正名。

　　1903 年由钮永建等翻译了 4 本日本横山雅南所著的《统计讲义录》，把"统计"这个词从日本传到我国。1907 年彭祖植编写的《统计学》是我国最早的一本"统计学"书籍。

　　统计实践作为一种社会实践活动由来已久。早在人类社会的初期——还没有文字的原始社会，就有了"结绳记事"等统计计数活动；在我国公元前二千多年就有了人口和土地的统计数字记载了。此后，随着社会生产力的发展，统计实践的内容、规模和范围越来越大。但是，将统计实践上升到理论，使之成为一门系统科学——统计学，距今只有 300 多年的历史。

　　最初的统计方法是随着社会政治和经济的需要而逐步得到发展的，直到 18 世纪概率论被引进之后，统计才逐渐形成一门成熟的科学。17 世纪中叶，法国数学家帕斯卡（B. Pascal，1623～1662）和费马（P. Fermat，1601～1665）等对赌徒 Méré 提出的赌局问题的解析，开创了概率论研究的新纪元。1662 年格朗特（J. Graunt，1620～1674）基于伦敦死亡人数资料的研究所进行的死亡率推算，是历史上最早出现的统计推断。他在其代表作《关于死亡表的自然的和政治的观察》（1662 年）一书中，还通过大量观察的方法，研究并发现了一系列人口统计规律，如男性的死亡率高于女性，男婴和女婴的出生性别比大约为 14∶13 等，并运用各种方法对统计数据进行间接的推算和印证。而最早将古典概率论引进统计学领域的是法国天文学家、数学家拉普拉斯（P. S. Laplace，1749 ~ 1827），他提出了研究随机现象的分析方法，完善了古典概率论的结构，并阐明了统计学大数法则，进行了大样本推断的尝试。德国数学家高斯（F. Gauss，1777 ~ 1855）发现了正态分布方程，他还成功地将正态分布理论用于描述观察误差的分布，并用于行星轨迹的预测。比利时统计学家凯特勒（A. Quetelet，1796 ~ 1874）发现了大量随机现象的统计规律性，并开创性地应用了许多统计方法，完成了统计学和概率论的结合，出版了《概率论书简》《统计学的研究》《社会物理学》等一系列统计学重要著作，被认为是数理统计学的创始人。此后，以概率论为基础的统计理论和方法被称为数理统计。

从 19 世纪中叶到 20 世纪中叶，数理统计和应用统计得到蓬勃发展并达到成熟。德国的大地测量学者赫尔梅特（F. Helmert，1843 ~ 1917）在 1876 年研究正态总体的样本方差时，发现了 χ^2 分布（卡方分布）；英国生物学家、人类学家高尔顿（F. Galton，1822 ~ 1911）将正态分布理论用于社会学方面的研究，并在生物遗传学中提出了著名的回归、相关等概念，创立了回归分析法。法国医生路易斯（P. C. A. Louis，1787 ~ 1872）研究了当时流行的用"放血"疗法治疗伤寒和肺炎的效果，1835 年提出了医学观察中的抽样误差和混杂概念、临床疗效对比的前瞻性原则和疗效比较的"数量化"方法，被誉为"临床统计之父"。他的学生盖瓦勒特（J. Gavarret，1808 ~ 1890）1840 年在巴黎出版了世界上第一部医药统计教科书——《医学统计学》。数理统计学的奠基人之一、英国数学物理学家、统计学家皮尔逊（K. Pearson，1857 ~ 1936）进一步发展了回归与相关的理论，提出了总体、标准差、正态曲线等重要术语和矩估计法、χ^2 拟合优度检验法，并创建了生物统计学，为 20 世纪数理统计和生物统计学的发展奠定了基础；英国统计学家戈塞特（W. S. Gosset，1876 ~ 1937）在 1908 年以"Student"为笔名在《生物计量学》杂志上发表了论文"平均数的规律误差"，首先提出了 t 统计量的精确分布——t 分布，开创了小样本统计理论的先河，使统计学进入了以推断统计学为主流的现代统计学时期。而英国统计学派的代表人物费歇尔（R. Fisher，1890 ~ 1962）系统地发展了抽样分布理论，建立了以最大似然估计法为中心的点估计理论，首创了试验设计法并提出方差分析法，所发表的论文《理论统计学的数学基础》（1921 年）和《点估计理论》（1925 年），奠定了统计学沿用至今的数学框架，被誉为现代数理统计学的奠基人之一。其后美国统计学家奈曼（J. Neyman，1894 ~ 1981）和小皮尔逊（E. Pearson，1895 ~ 1980，K. Pearson 之子）合作，在 20 世纪 30 年代提出了似然比检验，并建立了置信区间理论，在数学上完备了假设检验和区间估计的理论体系。美国统计学家沃尔德（A. Wald，1902 ~ 1950）所建立的序贯分析和统计决策理论，美国统计学家威尔克斯（S. Wilks，1906 ~ 1964）所创立的多元方差分析、多项式分布、多变量容许区间等一系列多元分析方法，开创了数理统计学的新局面。

随着自然科学和社会经济的进步和发展，数理统计在理论上不断成熟与完善，应用上日益广泛和深入。数理统计也成为研究自然现象和社会经济现象数量方面的极为重要的工具，并逐步渗透到各个学科领域，形成了许多边缘学科，如：信息论、决策论、排队论、可靠性理论、自动控制、统计质量管理、生物统计、医药统计、社会统计、水文统计、统计物理学、计量经济学、计量心理学等，成为现代科学发展的一个重要标志。

2009 年 8 月美国《纽约时报》发表长篇文章《当今大学毕业生的唯一关键词：统计》（For Today's Graduate，Just One Word：Statistics），文章举例说明统计对各行各业的重要性，并引用谷歌首席经济学家的观点，认为统计将成为未来十年最具吸引力的职业。同年美国劳工统计局（BLS）和梅肯研究院（Milken Institute）的研究数据表明，统计学是未来最富有成长性的五大热门领域（工程学、生命科学、统计学、环境科学、金融）之一。2010 年 6 月 3 日，第 64 届联合国大会第 90 次会议通过决议，将 10 月 20 日定为"世界统计日"，体现出全世界对统计数据和统计的空前关注和重视。2011 年 2 月，我国国务院学位委员会颁布新的《学位授予和人才培养学科目录》，将统计学上升为一级学科，为我国统计学科和统计教育的发展提供了更加广阔的舞台和空间，同时也更加凸显了统计对科学研究和社会发展的重要性。

随着社会经济的发展、科学技术的进步，尤其是在市场化、信息化和全球化的发展背景下，政府和企事业单位及各行各业都面临着大量的数据处理分析工作，特别是"大数据"时代的到来为统计学提供了极为广阔的空间和空前的发展机遇。统计不仅在传统的生物学、医学和农学等学科领域中被广泛应用，而且在迅猛发展的药物研究特别是新药临床研究中正发挥着越来越重要的作用。在医药企事业和科研单位等的药物研制、临床研究、生产销售和上市监管过程中，都需进行医药数据的收集、整理、分析和展示，从而为相关的研究、生产、管理和决策提供支持；同时，现代药物研究不仅需要采集、展示和分析数据，更需要运用现代统计方法对医药数据建模，进行量化分析，进而做出统计推断和预测，为发现新药疗效、新药在体内代谢及整个药物研究的发展规律，为相关决策提供科学依据和重要参考。我国《药品注册管理办法》规定新药临床试验必须自始至终有统计人员的参与。2015 年 7 月，国家食品药品监督管理局启动临床数据规范性核查，标志着我国全面进入新药临床试验统计学评审时代，2022 年 1 月，我国作为 ICH（The International Council for Harmonisation of Technical Requirements for Pharmaceuticals for Human Use 国际人用药品注册技术协调会）成员国，全面实行 ICH 指导原则，同时加强我国临床试验统计学指导原则的制定，并已制定出台一系列关于临床试验统计学指导原则。随着大数据及人工智能时代的到来，特别是 2022 年 10 月我们党的二十大吹响了为全面建设社会主义现代化国家、全面推进中华民族伟大复兴而团结奋斗的号角，我国医药领域统计学应用的发展将会进入了一个新的快速发展时期，而有关医药统计的知识、方法和必要的统计软件应用技能训练，也已成为每个医药科技工作者必不可少的专门知识和技能，其学习和掌握对于有效而正确地利用数据资料进行医药领域的研究和实践具有极为重要的意义。有关医药统计的知识、方法和必要的统计软件应用，已成为每个医药科技工作者必不可少的专门知识和技能，对于有效而正确地利用数据资料进行医药领域的研究和实践具有极为重要的意义。

二、常用统计软件的应用

随着电子计算机的应用和普及，特别是计算机统计软件的深入发展，人们的数据处理能力大为增强，以往受计算能力限制的数理统计有关理论和方法，其处理实际问题的能力也得到了空前提高。统计软件是利用计算机软件技术呈现统计数据，进行数据分析，模拟和实现统计过程的一类专业应用软件，是统计方法应用的重要载体，在医药统计数据处理和统计分析中具有日益重要的地位。

在实际处理时，尤其是对于数据量较大的实际问题，一般通过计算机利用有关统计软件进行有关数据整理、统计图表显示和统计分析等工作。目前常用的统计软件主要有 SAS（统计分析系统）、SPSS（统计产品与服务解决方案）、R 软件等。

（一）SAS 软件

SAS 系统，全称 Statistical Analysis System（统计分析系统），是模块化、集成化的应用软件系统，具有完备的数据管理、数据分析、数据存取、数据显示等功能，除统计分析外还有制图、矩阵运算、运筹规划、质量控制和医药临床研究等功能，为医药研究、经济管理、社会科学、自然科学等各领域的众多用户所采用，是当前最流行的国际标准通用的统计分析软件之一，但由于该软件的操作应用需要使用SAS语言编程，故其操作略为繁琐。

（二）SPSS 软件

SPSS，原名全称 Statistical Package for Social Science（社会科学统计软件），2000 年随着 SPSS 产品服务领域的扩大和服务深度的增加，SPSS 全称更改为 "Statistical Product and Service Solutions"（统计产品与服务解决方案）。2009 年 SPSS 公司被 IBM 公司并购，全名修改为 IBM SPSS Statistics。SPSS 是集数据整理、分析功能于一身的组合式软件包，以其强大的统计分析功能、方便易用的用户操作方式、灵活的表格分析报告和精美的图形展现形式，与 SAS 同为当前世界上最为流行的应用最广泛的专业统计分析软件，不仅应用于社会科学领域，而且广泛应用于商务经济、医药卫生、政府部门、教学科研和自然科学研究等各个领域。

由于 SPSS 软件普及程度高，操作运算也较为简便，本书主要介绍 SPSS 软件的统计分析与运算处理的操作，以提高和拓展数据处理和统计分析的应用能力。

【SPSS 软件应用基础】

SPSS 的主要窗口

SPSS 软件是由多个窗口组成的，实际应用中常用的有两个基本窗口：数据编辑窗口和结果输出窗口。

启动 SPSS 后，系统会自动打开数据编辑窗口（图绪 –1），它是 SPSS 的核心窗口界面。

图绪 –1 SPSS 的数据编辑窗口

数据编辑窗口又包括【数据视图】窗口和【变量视图】窗口，其中【数据视图】窗口用于录入编辑和管理数据，显示 SPSS 数据的内容，主要由窗口标题栏、菜单栏、工具栏、变量名栏、数据编辑区、观测序号和系统状态显示区组成。SPSS 的统计分析操作主要通过各种菜单的选择来完成。【变量视图】窗口用于定义或显示 SPSS 数据的结构即变量的 11 个属性，其意义如表绪 –1 所示。

表绪 –1 【变量视图】窗口的变量属性意义

属性	说明
名称	变量名称。变量名的字符不能超过 64 个（汉字不超过 32 个），首字母必须是字母或汉字，结尾不能是圆点、句号或下划线

属性	说明
类型	变量取值的类型。主要包括数值型、字符型和日期型等三种基本数据类型
宽度	变量格式宽度。即变量所占单元格的列宽度，可通过该列中上下按钮来调整
小数	变量小数位数。系统默认为两位。可通过该列中的上下按钮来调整其小数位数
标签	变量名标签。是对变量名含义的解释说明，可用中文，总长度可达 120 个字符
值	变量值标签。对变量取值含义的解释说明，对定性变量通常需定义其变量值标签
缺失	变量的缺失值。用于定义变量缺失值。默认的缺失值 SPSS 中用"."表示
列	变量显示的列宽。用于定义变量值的列显示宽度，默认宽度为 8
对齐	变量值的对齐方式。变量在单元格中对齐方式有：居左、居右和居中
度量标准	变量的测度水平。可根据变量数据的实际类型，选择计量（数值型数据）、有序（定序或等级数据）或名义（定类数据）等三种测度水平
角色	变量的角色。定义变量在统计分析中的功能作用，可选择 Input、Target 等类型

　　结果输出窗口一般随执行统计分析命令而自动打开，用于显示统计分析结果，主要是统计报告、统计图表等内容，其左半部分为输出结果的导航目录，右半部分为统计分析的具体输出的图表等内容。如图绪 -2 所示。

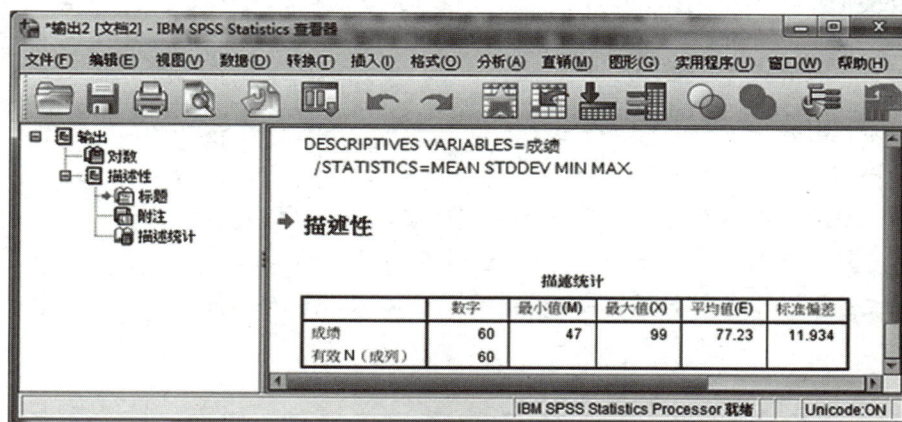

图绪 -2　SPSS 的结果输出窗口

第一章 概率与分布

学习引导

概率论是从数量侧面来研究随机现象统计规律性的数学学科，是数理统计的理论基础。在本章中，我们将考察研究与随机现象有关的问题，学习如何用概率来度量随机现象的不确定性，并介绍概率、随机变量及其分布、数字特征等概率论的基本知识，而学好这些概率论知识就可以为以后学习数理统计基本理论和统计分析方法奠定基础。

学习目标

1. **掌握** 古典概率及计算，概率的加法公式、乘法公式及计算，条件概率与事件独立性的概念及计算，离散型、连续型随机变量的分布及性质，数学期望和方差等常用数字特征及其性质，二项分布、泊松分布、正态分布等分布的性质及概率计算。

2. **熟悉** 事件等的基本概念及运算关系，概率的基本性质。

3. **了解** 统计概率、主观概率、随机变量及其分布函数的概念。

学会熟练运用 SPSS 软件计算二项分布、泊松分布、正态分布等常用分布的概率。

第一节 随机事件和概率 ⓔ 微课1

PPT

自然界和人类社会各种现象千姿百态，但总可以归为两大类。一类是在一定条件下必然发生或不发生的**确定性现象**，我们可事先预知它是否发生。例如：在正常状况下，水在0℃时结成冰。还有一类现象是在一定的条件下可能发生，也可能不发生，其结果是具有不确定性的**随机现象**（random phenomena）。例如用某种新药来治疗患者的疾病，其结果可能是有效或无效；抛掷一枚硬币，既可能出现正面朝上，也可能出现反面朝上。虽然随机现象在个别观察或试验中，其结果具有不确定性，但在多次重复试验或观察中却会表现出某种规律性。例如，多次重复抛掷同一枚质地均匀的硬币，就会发现，正面朝上和反面朝上的次数大致各占一半。这种随机现象在多次重复试验或观察中所出现的规律性称为**统计规律性**（statistical law）。

　　案例 1-1　某种彩票每周开奖一次，每次中大奖的可能性是十万分之一（10^{-5}），若你每周买一张彩票，尽管你坚持了十年（每年 52 周），但是从未中过大奖。

　　问题　买彩票十年从未中过大奖，该现象是否正常？

　　案例 1-2　某地区流行某种传染病，患者约占 3%，为此该地区的某高校决定对全校 5000 名师生进行抽血化验。现有两个方案：①逐个化验；②按 5 人一组分组，并将血液混在一起化验，若发现有问题再对 5 人逐个化验。

　　问题　试比较哪种方案更好？

一、随机事件

　　为了研究随机现象的统计规律性，我们把各种科学实验或观测等统称为**试验**（experiment）。如果试验具有下列特点：

　　（1）可重复性　试验可以在相同的条件下重复进行；

　　（2）不唯一性　每次试验的可能结果不止一个，并且事先能明确试验的所有可能结果；

　　（3）不确定性　进行一次试验之前不能确定哪一个结果会出现；

称这种试验为**随机试验**（random experiment），简称试验。

　　随机试验的所有可能结果组成的集合称为**样本空间**（sample space），记为 Ω。样本空间的元素，即随机试验的每个可能结果，称为**基本事件**（elemental event）或**样本点**（sample point），记为 ω。

　　样本空间 Ω 的子集称为**随机事件**（random event），简称**事件**（event），通常用大写字母 A、B、C……表示。设 A 是一个随机事件，一般 A 由一个或多个基本事件组成，当 A 中的一个基本事件出现时，就称**事件 A 发生**（图 1-1）。

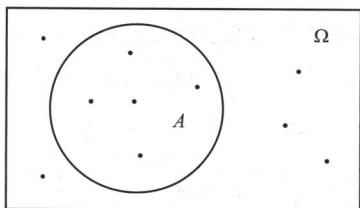

图 1-1　样本空间和事件 A

　　样本空间 Ω 包含所有的样本点，它是 Ω 自身的子集，在每次试验中它总是发生的，称为**必然事件**（certain event）。空集 $\varnothing$ 不包含任何样本点，也是 Ω 的子集，它在每次试验中都不发生，称为**不可能事件**（impossible event）。

　　例 1-1　考察随机事件："掷一枚硬币，观察向上的面"。令
$$\omega_1 = \{出现正面\}, \quad \omega_2 = \{出现反面\}$$
则其样本空间 $\Omega = \{\omega_1, \omega_2\}$。

　　例 1-2　我们考察随机试验："掷一枚骰子，观察其出现的点数"。

如果用 $\{i\}$ 表示 $\{$出现 i 点$\}$，则该试验共有六个基本事件：
$$\{1\}，\{2\}，\{3\}，\{4\}，\{5\}，\{6\}$$

其样本空间 $\Omega = \{1，2，3，4，5，6\}$。"出现奇数点"这一随机事件是由 1、3、5 这三个基本事件组成，可表示为 $\{1，3，5\}$。在该试验中"点数不超过 6"就是必然事件，"出现 7 点"就是不可能事件。

二、事件间的关系和运算 e 微课2

（一）事件的包含与相等

若事件 A 发生必然导致事件 B 发生，则称**事件 B 包含事件 A** 或称**事件 A 包含于事件 B**，记为 $B \supset A$ 或 $A \subset B$。

例如，掷一枚骰子，若记 $A = \{3\}$，$B = \{1，3，5\}$，则 $A \subset B$。

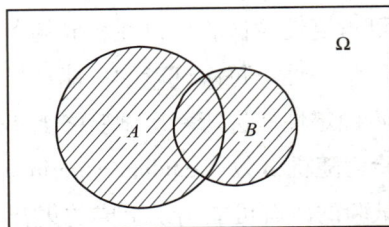

若 $A \subset B$ 且 $B \subset A$，则称**事件 A 与事件 B 相等**，记为 $A = B$。

对任一事件 A，有 $\emptyset \subset A \subset \Omega$。在概率论中常用一个长方形表示样本空间 Ω，用其中的圆（或其他几何图形）表示事件，这类图形称为 Venn 图（Venn graph）。如图 1-2 表示 $A \subset B$ 的 Venn 图。

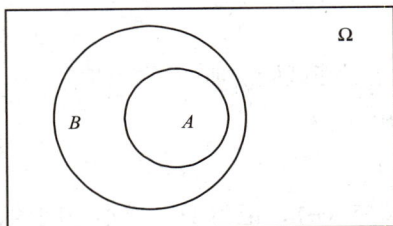

图 1-2 $A \subset B$ 图 1-3 $A + B$（或 $A \cup B$）

（二）事件的和（或并）

事件 A 与事件 B 中至少有一个发生的事件称为**事件 A 与事件 B 的和**（或并），记为 $A + B$（或 $A \cup B$），它为事件 A 与事件 B 中所有基本事件所构成的集合（图 1-3 中阴影部分）。

例如，若记 $A = \{$患糖尿病$\}$，$B = \{$患高血压$\}$，则 $A + B = \{$患糖尿病或高血压$\}$。

事件的和的定义可推广到多个事件，如：
$$A_1 + A_2 + \cdots + A_n = \sum_{i=1}^{n} A_i \text{ 表示事件 } A_1、A_2、\cdots、A_n \text{ 中至少有一个发生。}$$

（三）事件的积（或交）

事件 A 与事件 B 同时发生的事件称为**事件 A 与事件 B 的积**（或交），记为 AB（或 $A \cap B$）（图 1-4 中阴影部分）。

例如，若记 $A = \{$患糖尿病$\}$，$B = \{$患高血压$\}$，则 $AB = \{$同时患糖尿病和高血压$\}$。

事件的交的定义可推广到多个事件，如：
$$A_1 A_2 \cdots A_n = \prod_{i=1}^{n} A_i \text{ 表示事件 } A_1、A_2、\cdots、A_n \text{ 同时发生。}$$

（四）事件的差

如果事件 A 发生而事件 B 不发生，则称这样的事件为**事件 A 与事件 B 的差**，记为 $A - B$（图 1-5 中阴影部分）。

例如，掷一枚骰子，设 $A = \{$点数大于 3$\}$，$B = \{$点数为奇数点$\}$，则 $A - B = \{$点数为 4 或 6$\}$，$B - A = \{$点数为 1 或 3$\}$。

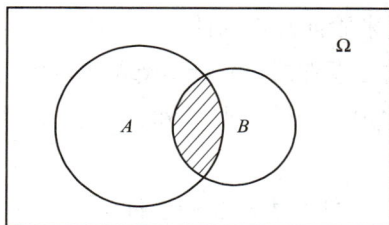

图 1-4　AB（或 $A \cap B$）

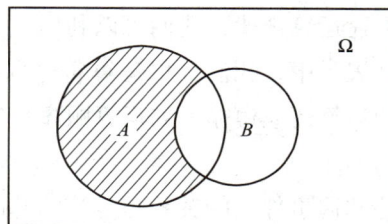

图 1-5　$A - B$

（五）互不相容事件

若事件 A 与事件 B 不能同时发生，即 $AB = \varnothing$，则称事件 A 与 B 是**互不相容**或**互斥**的（mutually exclusive）（图 1-6）。

例如在产品质量检验中，$A = \{$产品是优等品$\}$，$B = \{$产品是次品$\}$，A 和 B 不可能同时发生，即 A 和 B 是互不相容的。

（六）对立事件

称"事件 A 不发生"的事件为 A 的**对立事件**或**逆事件**（complementary event），记为 $\overline{A}$，它由样本空间中所有不属于 A 的基本事件所构成（图 1-7 中阴影部分）。此时有：

$$A\overline{A} = \varnothing, \qquad A + \overline{A} = \Omega。$$

例如，掷一枚骰子，事件 $A = \{1, 2, 3\}$，事件 $B = \{4, 5, 6\}$，则事件 A 和 B 互为对立事件，即 $A = \overline{B}, B = \overline{A}$。

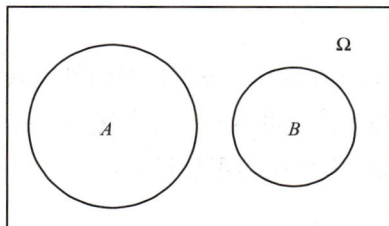

图 1-6　A 与 B 互不相容

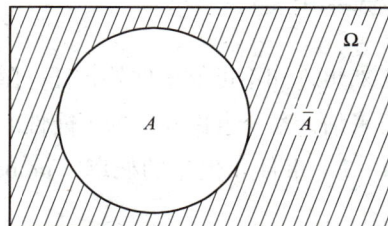

图 1-7　A 的对立事件 $\overline{A}$

（七）事件的运算律

（1）**交换律**：$A + B = B + A$；$AB = BA$。

（2）**结合律**：$(A + B) + C = A + (B + C)$；$(AB)C = A(BC)$。

（3）**分配律**：$(A + B)C = AC + BC$；$A + (BC) = (A + B)(A + C)$。

（4）**差积转换律**：$A - B = A\overline{B} = A - AB$

（5）**德·摩根（De Morgan）对偶律**：$\overline{A + B} = \overline{A}\ \overline{B}$；$\overline{AB} = \overline{A} + \overline{B}$。

对更一般的情形，有

$$\overline{A_1 + A_2 + \cdots + A_n} = \overline{A_1}\ \overline{A_2}\cdots\overline{A_n}；$$

$$\overline{A_1 A_2 \cdots A_n} = \overline{A_1} + \overline{A_2} + \cdots + \overline{A_n}。$$

对于上述运算规律，我们可以利用 Venn 图和事件间的关系来验证其正确性。

在事件表示中，我们称以运算符号联结起来的事件表示式为**事件式**（event expression）。在事件式中，事件的运算还应遵循下列运算顺序：先求"对立"，再求"积"，最后求"和""差"，遇有括号，先算括号内的。

在熟练掌握事件间的关系与运算的基础上，可用已知的简单事件来表示复杂事件。

即学即练 1-1

答案解析

甲乙两人进行射击，A、B 分别表示甲、乙射中目标，则 $\overline{A} + \overline{B}$ 表示（　　）。

A. 两人都没有射中目标　　　　　B. 两人都射中目标

C. 至少有一人未射中目标　　　　D. 至少有一人射中目标

例 1-3　现从一批含有次品的药品中连续抽取 3 件，考察其结果。设 A、B、C 分别表示抽取的第一件、第二件、第三件为合格品，试用 A、B、C 分别表示下列事件。

（1）"只有一件合格" $= A\overline{B}\ \overline{C} + \overline{A}B\overline{C} + \overline{A}\ \overline{B}C$；

（2）"至少一件合格"

$= A\overline{B}\ \overline{C} + \overline{A}B\overline{C} + \overline{A}\ \overline{B}C + AB\overline{C} + A\overline{B}C + \overline{A}BC + ABC = A + B + C$；

（3）"3 件都合格" $= ABC$；

（4）"3 件全不合格" $= \overline{A}\ \overline{B}\ \overline{C} = \overline{A + B + C}$。

三、概率的定义

除了必然事件和不可能事件外，任一随机事件在一次试验中都有发生与不发生的可能性，人们往往通过实际分析来估计某个事件发生的可能性的大小。对于事件在试验中发生可能性的大小就用概率来刻画。

定义 1-1　事件 A 发生的**概率**（probability）是事件 A 在试验中出现的可能性大小的数值度量，用 $P(A)$ 表示。

基于对概率的不同情形的应用和不同解释，概率的定义有所不同，主要有统计概率、古典概率和主观概率等定义。

（一）统计概率

定义 1-2　在相同的条件下重复进行 n 次试验，若事件 A 发生了 m 次，则称 m 为事件 A 在这 n 次试验中发生的**频数**（frequence），称比值 $\dfrac{m}{n}$ 为事件 A 在这 n 次试验中发生的**频率**（frequency 或 relative frequency），记为 $f_n(A) = \dfrac{m}{n}$。

人们通过大量实践，发现随机事件的一个极其重要的特性：在充分多次重复的试验中，事件 A 的频率 $f_n(A)$ 总在某定值 p 附近波动，且随着试验次数的增加，它逐渐趋向于 p，这就是**频率的稳定性**（stability of relative frequency）。

许多统计学家如 K. Pearson 曾做过大量的抛硬币试验，发现正面向上的频率都逐渐接近于 0.5。我国历次普查中男性占的比例大致接近于 0.515（表 1–1）。

表 1–1　我国历次普查中男性占总人口的比例　单位：万人

普查年份	总人口	男性	女性	男性占总人口的比例
1953	59435	30799	28636	0.5182
1964	69458	35652	33806	0.5133
1982	100818	51944	48874	0.5152
1990	113368	58495	54873	0.5160
2000	126583	65355	61228	0.5163
2010	133972	68685	65287	0.5127

它表明数 p 是事件 A 本身客观存在的一种固有属性，因此，数 p 可以对事件 A 发生的可能性大小进行度量。

定义 1–3　当试验次数 n 充分大时，事件 A 的频率 $f_n(A)$ 总在区间 $[0, 1]$ 上的某个数值 p 附近波动，且随着试验次数 n 的增加，其波动的幅度越来越小，则称 p 为事件 A 的**统计概率**（statistical probability），记为 $P(A)$，即 $P(A) = p$。

实际应用中，利用概率的统计定义，即可将试验次数充分大时事件 A 出现的频率值作为事件的概率的近似值，即 $PA \approx \dfrac{m}{n}$，这在概率不易求出时很有效。

例 1–4　（关于抽烟和肺癌的关系调查）在某城市随机抽取 10 万个 40 岁以上从不抽烟的男性和 10 万个 40 岁以上抽烟的人，根据随访结果表明，前一组最后因肺癌死亡的是 30 个，而后一组是 600 个。因此我们得到：

一般人致癌的概率：$p_1 \approx \dfrac{m}{n} = \dfrac{30}{100000} = 0.03\%$；

抽烟致癌的概率：$p_2 \approx \dfrac{m}{n} = \dfrac{600}{100000} = 0.6\%$；

抽烟致癌的概率是一般人致癌的概率的 20 倍。

（二）古典概率

根据上述概率的定义，要计算某事件的概率，就得做大量的重复试验，然而在某些情况下根据事件本身所具有的对称性，可以直接计算事件的概率，这就是古典概率。

定义 1–4　设随机试验具有如下两个特征

（1）样本空间所含的基本事件只有有限个，即 $\Omega = \{\omega_1, \omega_2, \cdots, \omega_n\}$；

（2）每一个基本事件发生的可能性相等，即 $P(\omega_1) = P(\omega_2) = \cdots = P(\omega_n)$。

则称试验所对应的概率模型为**古典概型**（classical probability model）或**有限等可能概型**。

定义 1–5　对于给定的古典概型，若样本空间中基本事件总数为 n，而事件 A 包含其中的 m 个基本事件，则称比值 $\dfrac{m}{n}$ 为事件 A 的**古典概率**（classical probability），记为 $P(A)$，即

$$P(A) = \frac{m}{n} = \frac{A \text{ 所包含的基本事件个数}}{\text{基本事件的总数}}$$

由上述定义可知

$$0 \leqslant P(A) \leqslant 1$$

且对于对立事件 A 和 $\overline{A}$，有

$$P(A) = 1 - P(\overline{A}), \quad P(\overline{A}) = 1 - P(A)$$

实际求解古典概率问题时，往往需要用排列组合知识及概率性质。

例 1 - 5 同时掷两枚硬币，求下落后恰有一枚正面向上的概率。

解：设 A 表示恰有一枚正面向上的事件。

抛掷两枚硬币，可能的基本事件有 4 个，即（正，正），（正，反），（反，正），（反，反），而事件 A 由其中的 2 个基本事件（正，反），（反，正）组成，故 $P(A) = \frac{1}{2}$。

例 1 - 6 已知 10 件药品中有 2 件为次品。无放回地任取 3 件进行检验，求取出的 3 件中恰有 1 件次品的概率。

解：设 $A = \{ 恰有 1 件次品 \}$，利用排列组合公式，有

$$n = C_{10}^3 = \frac{10 \times 9 \times 8}{3 \times 2} = 120 , \quad m = C_2^1 C_8^2 = 2 \times \frac{8 \times 7}{2 \times 1} = 56$$

则

$$P(A) = \frac{m}{n} = \frac{C_2^1 C_8^2}{C_{10}^3} = \frac{56}{120} = \frac{7}{15}$$

（三）主观概率

在现实生活中，许多现象并不能进行统计概率所需要的大量重复试验，也不满足古典概型的特点。例如估计明天下雨的可能性有多大；某种新药上市后能够畅销的概率有多大等。这些事件显然不能用古典概率或统计概率的定义来解释，而需要根据人们的经验和所掌握的资料，以个人信念为基础去估计其概率，即需要应用主观概率对不确定的现象作出判断。

定义 1 - 6 人们根据自己的经验和所掌握的多方面信息，对事件发生的可能性大小加以主观的估计，由此确定的概率称为**主观概率**（subjective probability）。

例如一位外科医生认为下一个外科手术成功的概率是 0.9，这是他根据多年的手术经验和该手术的难易程度加以综合估计的结果，是主观概率。

主观概率比前两种概率方法更具灵活性，实用中，决策者应依据个人的判断和更新更完全的信息对概率进行调整。这里我们只给出主观概率的概念，而不作深入的讨论。

（四）概率的基本性质

以上几种概率的定义，是确定概率的不同方法。由上述概率的定义，可得出概率的下列基本性质，它概括了概率各种定义的共性，也是概率定义的基础。

1. 非负性 对任一事件 A，有

$$0 \leqslant P(A) \leqslant 1$$

2. 规范性 必然事件 Ω 的概率为 1，不可能事件 $\varnothing$ 的概率为 0，即

$$P(\Omega) = 1, P(\varnothing) = 0$$

3. 可列可加性 对于两两互不相容事件 A_1，A_2，…，A_n，…，$(A_i A_j = \varnothing, i \neq j)$，有

$$P(A_1 + A_2 + \cdots + A_n + \cdots) = P(A_1) + P(A_2) + \cdots + P(A_n) + \cdots$$

四、概率的加法公式

由上述概率的基本公式，结合 Venn 图，我们就可以推得下列概率的重要公式，也即概率的运算法则。

定理 1-1（一般加法公式）对于任意两个事件 A、B，有

$$P(A + B) = P(A) + P(B) - P(AB)$$

推论 1-1（互不相容事件加法公式）

（1）如果事件 A 与 B 互不相容，即 $AB = \varnothing$，则有

$$P(A + B) = P(A) + P(B)$$

（2）如果 A_1，A_2，$\cdots$，A_n 是两两互不相容的事件，则有

$$P(A_1 + A_2 + \cdots + A_n) = P(A_1) + P(A_2) + \cdots + P(A_n)$$

推论 1-2（对立事件公式）对任一事件 A 及其对立事件 $\overline{A}$，有

$$P(A) = 1 - P(\overline{A}), \quad P(\overline{A}) = 1 - P(A)$$

推论 1-3（事件之差公式）对于任意两个事件 A、B，有

$$P(A - B) = P(A) - P(AB)$$

特别地，当 $B \subset A$ 时，有

$$P(A - B) = P(A) - P(B)$$

例 1-7　在某一特定的人群中研究患糖尿病和高血压两种疾病的关系，已知有 5% 的人患糖尿病，4% 的人患高血压，其中有 1% 的人既患糖尿病又患高血压。现从中任取一人，试求：（1）被抽查到的人患糖尿病或高血压的概率；（2）被抽查到的人既非糖尿病又非高血压的概率。

解：设 $A = \{$患糖尿病$\}$，$B = \{$患高血压$\}$，则

$$P(A) = 0.05, \quad P(B) = 0.04, \quad P(AB) = 0.01$$

由事件间的关系有：

$$A + B = \{患糖尿病或高血压\}, \quad \overline{A}\,\overline{B} = \{既非糖尿病又非高血压\}$$

（1）根据一般加法公式，所求概率为

$$P(A + B) = P(A) + P(B) - P(AB) = 0.05 + 0.04 - 0.01 = 0.08。$$

（2）利用对立事件公式和（1）的结果，所求概率为

$$P(\overline{A}\,\overline{B}) = P(\overline{A + B}) = 1 - P(A + B) = 1 - 0.08 = 0.92。$$

例 1-8　已知设 $P(A) = 0.4$，$P(A + B) = 0.6$，试求：（1）A 与 B 互不相容；（2）$A \subset B$；（3）$P(AB) = 0.1$ 时，分别求 $P(B)$ 的值。

解：由题设知 $P(A) = 0.4$，$P(A + B) = 0.6$，则

（1）因 A 与 B 互不相容，则有 $P(A + B) = P(A) + P(B)$，故

$$P(B) = P(A + B) - P(A) = 0.6 - 0.4 = 0.2$$

（2）因 $A \subset B$，则 $B = A + B$，故 $P(B) = P(A + B) = 0.6$

（3）已知 $P(AB) = 0.1$，则由一般加法公式得

$$P(B) = P(A + B) - P(A) + P(AB) = 0.6 - 0.4 + 0.1 = 0.3$$

五、条件概率与事件的独立性

（一）条件概率

在实际应用中，有时我们还需要考虑事件 B 在"某一事件 A 已发生"这一条件下的概率，此时事件 B 发生的概率是否受到"事件 A 已发生"这一特定条件的影响呢？这正是我们将要讨论的条件概率。

定义 1 − 7　设 A、B 是两个事件，且 $P(A) > 0$ ，称

$$P(B \mid A) = \frac{P(AB)}{P(A)}$$

为在事件 A 发生的条件下，事件 B 发生的**条件概率**（conditional probability）。

例 1 − 9　某药厂生产一批药品共 20 件，其中有 18 件是合格药品，从这些药品中不放回地连续取两次，每次取一件药品，求在第一次取得合格药品的条件下，第二次取得合格药品的概率。

解：设 $A = \{$第一次取得合格药品$\}$，$B = \{$第二次取得合格药品$\}$，则有

$$P(A) = \frac{18}{20}, \quad P(AB) = \frac{18 \times 17}{20 \times 19}$$

由条件概率定义得

$$P(B \mid A) = \frac{P(AB)}{P(A)} = \frac{18 \times 17}{20 \times 19} \div \frac{18}{20} = 0.895$$

（二）概率的乘法公式

由条件概率的定义，我们可得 $P(AB) = P(A)P(B \mid A)$ ，一般地，我们有

定理 1 − 2（乘法公式）对于任意两个事件 A、B，若 $P(A) > 0$，则

$$P(AB) = P(A)P(B \mid A)$$

同样，若 $P(B) > 0$，则 $P(AB) = P(B)P(A \mid B)$。

推论 1 − 4　设 $A_1, A_2, \cdots, A_n$ 为 $n(n \geqslant 2)$ 个事件，且 $P(A_1 A_2 \cdots A_{n-1}) > 0$ ，则

$$P(A_1 A_2 \cdots A_n) = P(A_1)P(A_2 \mid A_1)P(A_3 \mid A_1 A_2)\cdots P(A_n \mid A_1 A_2 \cdots A_{n-1})$$

（三）事件的独立性

一般来说，条件概率 $P(A \mid B)$ 与概率 $P(A)$ 是不相等的。然而，在某些情况下，它们也可能相等。如果 $P(A \mid B) = P(A)$ ，说明 B 事件的发生与否不影响 A 事件发生的概率。

定义 1 − 8　设 A、B 是两个随机事件，如果 $P(A \mid B) = P(A)$，则称事件 A 与 B 是**相互独立**的（independence），简称为**独立**的。

定理 1 − 3　(1) 如果 $P(A) > 0$（或 $P(B) > 0$），则事件 A 与 B 独立的充要条件是 $P(B \mid A) = P(B)$（或 $P(A \mid B) = P(A)$）；

(2) 若 A 与 B 相互独立，则 A 与 $\overline{B}$，$\overline{A}$ 与 B，$\overline{A}$ 与 $\overline{B}$ 也相互独立。

上述定理表明：我们也可以用 $P(B \mid A) = P(B)$ 来判断事件的独立性。事件的独立性是统计中的一个非常重要的概念，表明事件间不相互影响，如 n 次独立射击等。

定理 1 − 4　(1) A、B 事件相互独立的充要条件是

$$P(AB) = P(A)P(B)$$

(2) 如果 $A_1, A_2, \cdots, A_n$ 相互独立，则

$$P(A_1 A_2 \cdots A_n) = P(A_1)P(A_2) \cdots P(A_n)$$

具体应用时，通常先由实际意义判断事件 A 与 B 的相互独立性，再利用上述独立事件公式 $P(AB) = P(A)P(B)$ 来计算事件 A、B 同时发生的概率。

即学即练 1-2

设事件 A 与 B 相互独立，则（　　）。

A. A 与 B 不能同时发生　　　　　　B. A 与 B 一定能同时发生

C. A 与 $\overline{B}$ 相互独立　　　　　　　　D. $\overline{A}$ 与 $\overline{B}$ 不相互独立

答案解析

例 1-10　甲乙两人独立射击同一目标，已知甲击中目标的概率是 0.7，乙击中目标的概率是 0.6，求（1）甲、乙两人都击中目标的概率；（2）甲、乙两人中至少一人击中目标的概率。

解：设事件 $A = \{$甲击中目标$\}$，事件 $B = \{$乙击中目标$\}$，则有

$$P(A) = 0.7, \quad P(B) = 0.6$$

显然，事件 A 和事件 B 是相互独立的，由此得

（1）甲、乙两人都击中目标的概率

$$P(AB) = P(A)P(B) = 0.7 \times 0.6 = 0.42$$

（2）甲、乙两人中至少一人击中目标的概率

$$P(A + B) = P(A) + P(B) - P(AB) = 0.7 + 0.6 - 0.42 = 0.88$$

▶▶ 实例解析

现在利用事件的独立性来考察案例 1-1 的问题。

案例 1-1　解　该现象是否正常，可通过计算 10 年来从未中过大奖的概率来解决。

每周买一张彩票买了 10 年，每年 52 周，则共买了 520 张，设

$$A_i = \{$第 i 次买彩票中大奖$\}, i = 1, 2, \cdots, 520$$

由题意有　　$P(A_i) = 10^{-5}$，$P(\overline{A_i}) = 1 - 10^{-5}$，$i = 1, 2, \cdots, 520$

由于每周开奖是相互独立的，故 10 年从未中过大奖的概率为

$$P(\overline{A_1}\,\overline{A_2} \cdots \overline{A_{520}}) = P(\overline{A_1})P(\overline{A_2}) \cdots P(\overline{A_{520}}) = (1 - 10^{-5})^{520} = 0.9948 。$$

该概率依然很大，说明 10 年从未中过大奖的可能性很大，该现象的出现是很正常的。

第二节　随机变量及其分布

PPT

上节我们研究了事件及事件的概率，为了更好地研究随机事件，本节将引入随机变量的概念，讨论其分布情况，并介绍常见的分布模型。实际应用中，只要了解对应的分布模型，就可以求出相应的概率。

一、随机变量

通过对随机事件及其概率的研究，我们发现许多随机现象的试验结果即随机事件可直接用数量来描

述。例如我们在例 1-1 中讨论了"抛掷硬币这个试验，观察其中出现正面和反面"的随机试验，如果用变量 X 来表示掷出反面，则事件"正面向上"可简记为 $\{X=0\}$，"反面向上"可简记为 $\{X=1\}$，这样事件的表述就变得简单了。

定义 1-9　对于随机试验，若其试验结果可用一个取值带有随机性的变量来表示，且变量取这些值的概率是确定的，则称这种变量为**随机变量**（random variable），常用大写字母 X、Y 等表示。

如果随机变量的所有可能取值可以一一列举，即所有可能取值为有限个或无限可列个，则称为**离散型随机变量**（discrete random variable），一般的分类变量为离散型随机变量。例如，抛掷一枚硬币试验中表示掷出反面数的随机变量 X，$\{X=0\}$ 表示"出现正面"，$\{X=1\}$ 表示"出现反面"，其全部取值为 0，1；在药品随机抽检试验中表示抽得的次品数的随机变量 X，其所有可能取值也是有限个值，这些随机变量均为离散型随机变量。

如果随机变量 X 的所有可能取值充满某一区间，则称 X 为**连续型随机变量**（continuous random variable），一般的定量变量都是连续型随机变量，如某药厂生产的葡萄糖重量，某药品中主成分的含量等都是连续型随机变量。

定义 1-10　设 X 是任意随机变量，对任意实数 x，称函数

$$F(x)=P\{X\le x\},\ -\infty<x<+\infty$$

为随机变量 X 的**分布函数**（distribution function），记为 $X\sim F(x)$。

显然，分布函数 $F(x)$ 在 x 处的取值即为随机变量 X 落在 $(-\infty,x]$ 区间内的概率，故 $F(x)$ 是定义在整个实数轴上且取值在 $[0,1]$ 区间上的普通函数。

本节我们将主要就常用的离散型和连续型随机变量这两大类来讨论考察随机变量的概率分布、常用的数字特征等。

二、离散型随机变量及其分布

定义 1-11　设离散型随机变量 X 的所有可能取值为 $x_1,x_2,\cdots,x_k,\cdots$ 及取这些值的概率为 $p_1,p_2,\cdots,p_k,\cdots$，我们把

$$P\{X=x_k\}=p_k,\ k=1,2,\cdots$$

称为离散型随机变量 X 的**概率分布律**或**分布律**（distribution law）。

离散型随机变量概率分布律的表示方法有以下两种。

（1）公式法：$P\{X=x_k\}=p_k,\ k=1,2,\cdots$。

（2）列表法

X	x_1	x_2	$\cdots$	x_k	$\cdots$
P	p_1	p_2	$\cdots$	p_k	$\cdots$

离散型随机变量概率分布律的基本性质：

（1）$p_k\ge 0,\ k=1,2,\cdots$；（2）$\sum_{k=1}^{+\infty}p_k=1$。

例 1-11　考察"掷一颗均匀骰子"的随机现象，用随机变量 X 表示掷骰子出现的点数。试求：（1）X 的取值范围；（2）写出 X 的分布律；（3）求 $P\{X\le 3\}$、$P\{2\le X<4\}$。

解：（1）X 的可能值为 1，2，3，4，5，6。

（2）X 的分布律为：$P\{X=k\}=1/6$，$(k=1,2,\cdots,6)$。

或表示为分布列为

X	1	2	3	4	5	6
P	$\frac{1}{6}$	$\frac{1}{6}$	$\frac{1}{6}$	$\frac{1}{6}$	$\frac{1}{6}$	$\frac{1}{6}$

（3）$P\{X\leqslant 3\}=P\{X=1\}+P\{X=2\}+P\{X=3\}=\frac{1}{2}$

$P\{2\leqslant X<4\}=P\{X=2\}+P\{X=3\}=\frac{1}{3}$

例 1-12　一批药品共 10 件，其中有两件不合格，现在接连进行不放回抽样，每次抽一个，直到抽到合格药品为止，求抽取次数的概率分布。

解：设 X 表示抽取次数，由于是不放回抽取，所以 X 可能值为 1，2，3。容易计算事件 $X=k$（$k=1,2,3$）的概率为

$$P\{X=1\}=\frac{C_8^1}{10}=\frac{4}{5},\quad P\{X=2\}=\frac{C_2^1 C_8^1}{10\ 9}=\frac{8}{45},\quad P\{X=3\}=\frac{C_2^1 C_1^1 C_8^1}{10\ 9\ 8}=\frac{1}{45}$$

所以随机变量 X 的概率分布为

X	1	2	3
P	$\frac{4}{5}$	$\frac{8}{45}$	$\frac{1}{45}$

三、连续型随机变量及其分布

定义 1-12　对于连续型随机变量 X，如果存在一个非负可积函数 $f(x)$，使得对任意实数 a、b（$a<b$）都有

$$P\{a<X\leqslant b\}=\int_a^b f(x)\mathrm{d}x$$

则称 $f(x)$ 为 X 的**概率密度函数**（probability density function），简称**密度**（density）。相应地，其分布函数为

$$F(x)=P\{X\leqslant x\}=\int_{-\infty}^x f(t)\mathrm{d}t$$

根据定积分的几何意义，概率 $P\{a<X\leqslant b\}$ 就是区间 (a,b) 上密度曲线下的曲边梯形的面积。

注意：概率密度函数 $f(x)$ 不是 $X=x$ 时的概率，对于连续型随机变量，只能求落在区间上的概率。

由定义知，连续型随机变量的密度函数 $f(x)$ 有下列基本性质。

（1）对任意实数 x，$f(x)\geqslant 0$；

（2）$\int_{-\infty}^{+\infty}f(x)\mathrm{d}x=1$。

事实上，对于（2），有

$$\int_{-\infty}^{+\infty}f(x)\mathrm{d}x=P\{-\infty<X<+\infty\}=1$$

由定积分几何意义知，这两条性质表明曲线 $y = f(x)$ 位于 x 轴上方，且与 x 轴之间所夹区域的面积为 1。

连续型随机变量 X 的分布函数 $F(x)$ 和密度 $f(x)$ 还具有以下性质。

（1）分布函数 $F(x)$ 为连续函数，且 $0 \leqslant F(x) \leqslant 1$；

（2）$P\{a < X \leqslant b\} = \int_a^b f(x)\,\mathrm{d}x = F(b) - F(a)$；

（3）X 的密度是其分布函数的导数，即 $f(x) = F'(x)$；

（4）对任意确定的实数点 a，$P\{x = a\} = 0$。

上述性质（4）表明连续型随机变量取个别值的概率为零。于是对于连续型随机变量，下列等式成立：

$$P\{a < X \leqslant b\} = P\{a \leqslant X \leqslant b\} = P\{a \leqslant X < b\} = P\{a < X < b\} = \int_a^b f(x)\,\mathrm{d}x$$

例 1 - 13 设 X 的概率密度函数为 $f(x) = \begin{cases} Ax^2, & 0 < x < 1 \\ 0, & 其他 \end{cases}$，试求

（1）试确定常数 A；（2）求 $P\{-1 < X < 0.5\}$。

解：（1）因为 $\int_{-\infty}^{+\infty} f(x)\,\mathrm{d}x = 1$，故 $\int_0^1 Ax^2\,\mathrm{d}x = 1$，解之得 $A = 3$；

（2）$P\{-1 < X < 0.5\} = \int_{-1}^{0.5} f(x)\,\mathrm{d}x = \int_0^{0.5} 3x^2\,\mathrm{d}x = 0.125$。

例 1 - 14 设某种电器元件的使用寿命 X（单位：年）的密度函数为

$$f(x) = \begin{cases} Ae^{-\frac{x}{5}}, & x \geqslant 0 \\ 0, & x < 0 \end{cases}$$

（1）试确定常数 A；（2）求 $P\{0 < X \leqslant 1\}$。

解：（1）因为 $\int_{-\infty}^{+\infty} f(x)\,\mathrm{d}x = 1$，故 $\int_0^{+\infty} Ae^{-\frac{x}{5}}\,\mathrm{d}x = 1$，解之得 $A = \frac{1}{5}$；

（2）$P\{0 < X \leqslant 1\} = \frac{1}{5}\int_0^1 e^{-\frac{x}{5}}\,\mathrm{d}x = 1 - e^{-\frac{1}{5}}$。

一般地，若连续型随机变量 X 的密度为

$$f(x) = \begin{cases} \lambda e^{-\lambda x}, & x \geqslant 0 \\ 0, & x < 0 \end{cases}$$

其中 $\lambda > 0$ 为常数，则称 X 服从参数为 λ 的**指数分布**（exponential distribution），记为 $X \sim E(\lambda)$。指数分布常用来作为"寿命"的分布，如动物寿命，电子元件的寿命等的概率分布模型。

四、随机变量的数字特征

在许多实际问题中，有时人们并不着眼于研究随机变量的整个概率分布，而关注的是随机变量的某些特征值，通常称表示随机变量的某些概率特征的数字为随机变量的**数字特征**（numerical characteristic），随机变量的数字特征在理论上和实践上都具有重要意义。下面讨论两个常用的重要数字特征：数学期望和方差。

（一）数学期望

定义 1 - 13 设离散型随机变量 X 的概率分布为

$$P\{X = x_k\} = p_k, k = 1, 2, \cdots$$

且级数 $\sum\limits_{k=1}^{+\infty} |x_k| p_k$ 收敛，则称和数 $\sum\limits_{k=1}^{\infty} x_k p_k$ 为离散型随机变量 X 的**数学期望**（mathematical expectation）或**均值**（mean），记为 $E(X)$。即

$$E(X) = \sum_{k=1}^{\infty} x_k p_k$$

数学期望是随机变量取值关于其概率的加权平均值，它反映了随机变量 X 取值的真正"平均"，故也称为均值。

例 1-15 现发行彩票 10 万张，每张 1 元。奖金设置如表 1-2 所示，试计算每张彩票的平均获奖金额。

表 1-2 奖金等级设置与概率

获奖等级	一等奖	二等奖	三等奖	四等奖	五等奖	无奖
奖金（元）	10000	5000	1000	100	10	0
个数	1	2	10	100	1000	98887
概率	$1/10^5$	$2/10^5$	$10/10^5$	$100/10^5$	$1000/10^5$	$98887/10^5$

解：设获奖金额为随机变量 X，根据题意即要计算 X 的均值。

$$E(X) = \sum_{k=1}^{6} x_k p_k$$

$$= 10000 \times \frac{1}{10^5} + 5000 \times \frac{2}{10^5} + 1000 \times \frac{10}{10^5} + 100 \times \frac{100}{10^5} + 10 \times \frac{1000}{10^5} + 0 \times \frac{98887}{10^5} = 0.5$$

故平均获奖金额是 0.5 元。即你花 1 元的代价，平均获得 0.5 元的回报。

定义 1-14 设连续型随机变量 X 的概率密度为 $f(x)$，且积分 $\int_{-\infty}^{+\infty} |x| f(x) \mathrm{d}x$ 收敛，则称积分 $\int_{-\infty}^{+\infty} x f(x) \mathrm{d}x$ 为连续型随机变量 X 的数学期望或均值，记为 $E(X)$，即

$$E(X) = \int_{-\infty}^{+\infty} x f(x) \mathrm{d}x 。$$

例 1-16 设随机变量 X 服从的概率密度为

$$f(x) = \begin{cases} \dfrac{1}{b-a}, & a \leqslant x \leqslant b \\ 0, & \text{其他} \end{cases}$$

则称 X 在区间 $[a, b]$ 上服从**均匀分布**（uniform distribution），试求其数学期望 $E(X)$。

解：$E(X) = \int_{-\infty}^{+\infty} x f(X) \mathrm{d}x = \int_{-\infty}^{a} x \cdot 0 \mathrm{d}x + \int_{a}^{b} x \cdot \dfrac{1}{b-a} \mathrm{d}x + \int_{b}^{+\infty} x \cdot 0 \mathrm{d}x = \dfrac{1}{b-a} \int_{a}^{b} x \mathrm{d}x$

$= \dfrac{1}{b-a} \left[\dfrac{x^2}{2} \right]_{a}^{b} = \dfrac{1}{2} \dfrac{b^2 - a^2}{b-a} = \dfrac{1}{2}(b+a)$

即 $E(X)$ 恰为区间 $[a, b]$ 的中点。

可以证明，数学期望具有以下重要性质。

（1）设 C 为常数，则 $E(C) = C$；

（2）设 X 是随机变量，C 为常数，则 $E(CX) = C . E(X)$；

（3）对任意随机变量 X、Y，$E(X + Y) = E(X) + E(Y)$。

一般地，对任意 n 个随机变量 X_1，X_2，$\cdots$，X_n，有

$$E(X_1 + X_2 + \cdots + X_n) = E(X_1) + E(X_2) + \cdots + E(X_n)。$$

>> **实例解析**

利用数学期望的概念和性质就可解决案例 1 – 2 的问题。

案例 1 – 2　解　第（1）种方案要化验 5000 次。

对第（2）种方案，用 X_i 表示第 i 组化验的次数（$i = 1$，2，$\cdots$，1000），则 X_i 是一个随机变量，且 X_i（$i = 1$，2，$\cdots$，1000）均服从相同的分布，其分布律为

X_i	1	6
P	$(1 - 0.03)^5$	$1 - (1 - 0.03)^5$

各组化验次数 X_i 的数学期望（即平均化验次数）为

$$E(X_i) = 1 \times (1 - 0.03)^5 + 6 \times [1 - (1 - 0.03)^5] = 1 \times 0.859 + 6 \times 0.141 = 1.705$$

所以，对于方案（2），化验总次数 X 的数学期望（平均化验次数）为

$$E(X) = E(X_1 + X_2 + \cdots + X_{1000}) = E(X_1) + E(X_2) + \cdots + E(X_{1000}) = 1000 \times 1.705 = 1705$$

可见方案（2）显著优于方案（1），仅需化验 1705 次，与方案（1）相比，大致可以减少 2/3 的工作量。

（二）方差

定义 1 – 15　设 X 是一个随机变量，其数学期望 $E(X)$ 存在，如果 $E[X - E(X)]^2$ 存在，则称 $E[X - E(X)]^2$ 为 X 的**方差**（variance），记为 $D(X)$，即

$$D(X) = E[X - E(X)]^2$$

而称

$$\sigma(X) = \sqrt{D(X)}$$

为 X 的**标准差**（standard deviation）或**均方差**。

（1）若 X 是离散型随机变量，其概率分布为 $P\{X = x_i\} = p_i$，$i = 1,2,\cdots$，则

$$D(X) = \sum_{i=1}^{\infty} [x_i - E(X)]^2 \cdot p_i$$

（2）若 X 是连续型随机变量，其密度为 $f(x)$，则

$$D(X) = \int_{-\infty}^{+\infty} [x - E(X)]^2 f(x) \, \mathrm{d}x$$

显然，方差是一个非负常数，其大小刻画了随机变量 X 的取值偏离其均值的分散程度。方差越大，X 的取值越分散；方差越小，则 X 的取值越集中。但方差的量纲与 X 的量纲不同，如果希望量纲一致，则可用标准差来反映 X 取值的分散程度。

例 1 – 17　某药厂甲、乙两工人在一天中生产的次品数分别是两个随机变量 X、Y，其概率分布表如表 1 – 3、表 1 – 4 所示。

表 1 – 3　X 的概率分布

X	0	1	2	3
P	0.4	0.3	0.2	0.1

表 1 - 4　Y 的概率分布

Y	0	1	2
P	0.3	0.5	0.2

假定两人日产量相等，试评价甲、乙两人的技术好坏。

解：问题归结为比较他们生产的次品数的均值和方差。

由 $E(X) = \sum_{k=1}^{\infty} x_k p_k$，有

$$E(X) = 0 \times 0.4 + 1 \times 0.3 + 2 \times 0.2 + 3 \times 0.1 = 1$$
$$E(Y) = 0 \times 0.3 + 1 \times 0.5 + 2 \times 0.2 = 0.9$$

由 $D(X) = \sum_{i=1}^{\infty} [x_i - E(X)]^2 \cdot p_i$，有

$$D(X) = (0-1)^2 \times 0.4 + (1-1)^2 \times 0.3 + (2-1)^2 \times 0.2 + (3-1)^2 \times 0.1 = 1$$
$$D(Y) = (0-0.9)^2 \times 0.3 + (1-0.9)^2 \times 0.5 + (2-0.9)^2 \times 0.2 = 0.49$$

计算结果说明：甲平均每天的次品数高，且稳定性差；乙平均每天的次品数低，且稳定性好。显然，工人乙的技术较好。

在计算方差 $D(X)$ 时，还常常利用下列方差重要公式。

定理 1 - 5（**方差重要公式**）对于任意随机变量 X，有

$$D(X) = E(X^2) - [E(X)]^2$$

证明：利用数学期望的性质可得

$$D(X) = E[(X - E(X))^2] = E[X^2 - 2X \cdot E(X) + (E(X))^2]$$
$$= E(X^2) - 2E(X) \cdot E(X) + [E(X)]^2 = E(X^2) - [E(X)]^2.$$

例 1 - 18　设随机变量 X 服从 $[a, b]$ 上的均匀分布：

$$f(x) = \begin{cases} \dfrac{1}{b-a}, & a \leq x \leq b \\ 0, & 其他 \end{cases}$$

试求 X 的方差 $D(X)$。

解：由例 1 - 16 知，$E(X) = \dfrac{a+b}{2}$，而

$$E(X^2) = \int_{-\infty}^{+\infty} x^2 f(x) \mathrm{d}x = \int_a^b x^2 \frac{1}{b-a} \mathrm{d}x = \frac{1}{b-a} \left[\frac{x^3}{3} \right]_a^b = \frac{1}{b-a} \frac{b^3 - a^3}{3} = \frac{1}{3}(b^2 + ab + a^2)$$

再由方差的重要公式得

$$D(X) = E(X^2) - [E(X)]^2 = \frac{1}{3}(b^2 + ab + a^2) - \left(\frac{a+b}{2} \right)^2 = \frac{1}{12}(b-a)^2$$

方差具有以下重要性质（设下列等式右边的方差均存在）。

（1）对任意常数 C，$D(C) = 0$；

（2）设 X 是随机变量，C 为常数，则 $D(CX) = C^2 D(X)$；

（3）若随机变量 X 与 Y 相互独立，则 $D(X \pm Y) = D(X) + D(Y)$。

即学即练 1-3

设 X_1、X_2 是随机变量，其数学期望、方差都存在，C 是常数，下列 4 个命题中正确的有（　　）。

(1) $E(CX_1 + b) = CE(X_1) + b$ 　　　(2) $E(X_1 + X_2) = E(X_1) + E(X_2)$

(3) $D(CX_1 + b) = C^2 D(X_1) + b$ 　　　(4) $D(X_1 + X_2) = D(X_1) + D(X_2)$

A. 4 个 　　　　B. 3 个 　　　　C. 2 个 　　　　D. 1 个

例 1-19 设随机变量 X 存在数学期望 $E(X)$ 和方差 $D(X)$，称

$$Y = \frac{X - E(X)}{\sqrt{D(X)}}$$

为 X 的**标准化随机变量**（standard random variable），试求 $E(Y)$ 和 $D(Y)$。

解：由数学期望和方差的性质，得

$$E(Y) = E\left[\frac{X - E(X)}{\sqrt{D(X)}}\right] = \frac{1}{\sqrt{D(X)}}E[X - E(X)] = \frac{1}{\sqrt{D(X)}}[E(X) - E(X)] = 0$$

$$D(Y) = D\left[\frac{X - E(X)}{\sqrt{D(X)}}\right] = \frac{1}{D(X)}D[X - E(X)] = \frac{1}{D(X)}[D(X) + D(-E(X))] = \frac{D(X)}{D(X)} = 1$$

即对于标准化随机变量，其数学期望等于 0，其方差总为 1。

【SPSS 软件应用基础】

SPSS 函数概述

SPSS 函数是 SPSS 软件中事先编好的并能实现某些特定计算任务的一段计算机程序。执行这些程序得到的计算结果称为函数值。使用时只需选用 SPSS 的具体函数形式：函数名（参数），SPSS 便会自动计算函数值。其中，函数名是 SPSS 已经规定好的。圆括号中的参数可以是常量（字符型常量应用引号引起来），也可以是变量或算术表达式。参数可有多个，各参数之间用逗号分隔。

SPSS 函数大致可以分成算术函数、统计函数、分布相关函数、查找函数、字符函数、缺失值函数、日期函数等类别。SPSS 的算术函数名主要有 Sqrt（平方根）、Sin（正弦）、Cos（余弦）、Exp（指数）、Ln（自然对数）等；统计函数名有 Mean（平均值）、Sd（标准差）、Variance（方差）、Sum（总和）、Cfvar（变异系数）、Max（最大值）、Min（最小值）等。

SPSS 的分布类函数是用来产生一个服从某种统计分布的随机数序列或计算特定的函数值，函数值为数值型，可以通过菜单【转换】→【计算变量】找到各种函数。SPSS 主要的分布类函数如表 1-5 所示。

表 1-5　SPSS 主要的分布类函数

函数名	表达式	功能
随机变量函数	Normal（x）	产生服从正态分布的随机数序列
	Uniform（x）	产生服从均匀分布的随机数序列
	RV. 分布名（参数，…）	产生服从指定统计分布的随机数序列
概率密度函数	PDF. 分布名（x，参数，…）	计算 x 取特定值的指定分布的概率或密度
累积概率分布函数	CDF. 分布名（x，参数，…）	计算 x 对应的指定分布的累积概率
分位数（临界值）函数	PROBIT（p）	计算标准正态分布中累积概率为 p 的分位数
	IDF. 分布名（p，参数，…）	计算指定统计分布中累积概率为 p 的分位数

第三节 常见随机变量的分布

PPT

一、二项分布

定义 1 – 16 若随机试验在相同条件下重复进行 n 次，而且各次试验结果互不影响，则称这 n 次试验是 n **重独立试验**。在 n 重独立试验中，如果仅关心随机事件 A 是否发生，即只考虑 A 和 $\bar{A}$ 两个试验结果，称这种试验为 n **重贝努里试验**（n – Bernoulli trial）。

贝努里试验模型是历史上研究最早、应用最广泛的概率试验模型之一，只要我们在独立重复试验中仅对某事件是否发生感兴趣，就可用贝努里概型来处理。例如，多次重复掷同一枚硬币，观察是否正面向上；用某种药物对多个同类病人进行治疗，观察各个病人的治疗是否有效；在一批产品中进行有放回抽样，观察抽到的是否为次品；等等，都属于贝努里试验的模型。

定义 1 – 17 在 n 重贝努里试验中，如果每次试验中 A 事件发生的概率为 p，则 $\bar{A}$ 的概率为 $1 - p = q$，设 X 为 n 重贝努里试验中 A 事件发生的次数，则随机变量 X 的概率分布为

$$P\{X = k\} = C_n^k p^k q^{n-k}, \ k = 0, 1, \cdots, n$$

则称 X 所服从的分布为**二项分布**（Binomial distribution），记为 $X \sim B(n, p)$。这里 n、p 为参数，$q = 1 - p$，C_n^k 是组合数。其中 $p_k = C_n^k p^k q^{n-k}$ 恰好是二项式 $(p + q)^n$ 的通项，这也是二项分布名称的来历。

二项分布的分布还可表示为下列分布列（表 1 – 6）。

表 1 – 6 二项分布的分布列

X	0	1	...	k	...	n
P	q^n	$C_n^1 p q^{n-1}$	...	$C_n^k p^k q^{n-k}$	...	p^n

二项分布 $B(n, p)$ 的数学期望和方差分别为：$E(X) = np$，$D(X) = npq$。

特别地，当 $n = 1$ 时，二项分布称为**两点分布**（two – point distribution）或 **0 – 1 分布**（0 – 1 distribution）（表 1 – 7）。这时，该分布的表达式为

$$P\{X = k\} = p^k q^{1-k}, \ k = 0, 1$$

或

表 1 – 7 0 – 1 分布的分布列

X	0	1
P	q	p

两点分布虽然简单，但它却是另一个重要离散型概率分布——二项分布的基础。如检查药品质量合格或不合格，动物毒性试验死亡或不死亡，化验结果为阳性或阴性等。计算二项分布的概率时，还可利用书后二项分布累积概率 $P\{X \geq k\}$ 表（附表 1）来查表进行。

例 1 – 20 已知某种药物的治愈率为 40%，现有 5 个患者服用该药物，试求：（1）恰有 1 人治愈的概率；（2）全部没有治愈的概率；（3）至多有 1 人治愈的概率。

解：设 X 表示 5 人中服用该药物后治愈的人数，显然 $X \sim$ 二项分布 $B(5, 0.4)$。

(1) $P\{X=1\} = C_5^1 \times 0.4^1 \times 0.6^4 = 0.2592$；

(2) $P\{X=0\} = 0.6^5 = 0.0778$；

(3) $P\{X \leqslant 1\} = P\{X=0\} + P\{X=1\} = 0.2592 + 0.0778 = 0.3370$。

或查附表 1（$n=5$，$p=0.4$）计算得

(1) $P\{X=1\} = P\{X \geqslant 1\} - P\{X \geqslant 2\} = 0.92224 - 0.66304 = 0.2592$；

(2) $P\{X=0\} = 1 - P\{X \geqslant 1\} = 1 - 0.92224 = 0.07776$；

(3) $P\{X \leqslant 1\} = 1 - P\{X \geqslant 2\} = 1 - 0.66304 = 0.33696$。

即学即练 1-4

答案解析

某人打靶的命中率为 0.8，现独立地射击 5 次，则 5 次中有 2 次命中的概率为（　　　）。

A. $0.8^2 \times 0.2^3$　　　　　　B. 0.8^2

C. $\dfrac{2}{5} \times 0.8^2$　　　　　　D. $C_5^2 \times 0.8^2 \times 0.2^3$

例 1-21　据以往资料分析，某些动物感染某病的概率为 0.3，为评价一种血清的预防效果，现对 20 只健康的该种动物注射这种血清，结果只有 1 只动物受感染，问：能否认为这种血清有一定的预防效果？

解：假设这种血清毫无预防效果，则注射后的动物感染某病的概率仍为 0.3。20 只该种动物只有 1 只动物受感染或全部未受感染（即最多 1 只感染）的概率为

$$P\{X \leqslant 1\} = C_{20}^1 \times 0.3 \times 0.7^{19} + 0.70^{20} = 0.0068 + 0.0008 = 0.0076$$

这个概率相当小，换句话说，在上述假设下出现这种情况的可能性很小，而现在这种情况确实发生了，说明假设不合理，我们不能认为这种血清毫无预防作用，即认为这种血清有一定的预防效果。

【SPSS 软件应用】

在 SPSS 中用 SPSS 概率函数 PDF. BINOM 可计算二项分布的概率值 $P\{X=x\}$；用 SPSS 累积分布函数 CDF. BINOM 可计算二项分布的累积概率值 $P\{X \leqslant x\}$；即

$$P\{X=x\} = \text{PDF. BINOM}(x, n, p)；\quad P\{X \leqslant x\} = \text{CDF. BINOM}(x, n, p)$$

其中 n，p 分别为二项分布的参数。

下面用 SPSS 软件求例 1-21 中的概率值 $P\{X \leqslant 1\}$，例中二项分布为 $B(20, 0.3)$。在 SPSS 中，打开空白数据集，在首列输入 1，选择菜单【转换】→【计算变量】，在对话框【计算变量】中，如图 1-8 所示，在【目标变量】中输入新变量名 P1，再在【函数组】中选定：CDF 与非中心 CDF，在【函数和特殊变量】中选定二项分布的累积概率函数 CDF. Binom，点击 ⬆，则在【数字表达式】中出现：CDF. BINOM（?,?,?），根据函数提示说明，依次输入参数值：1，20 和 0.3，点击确定，在数据集窗口即得概率 $P\{X \leqslant 1\}$ 值 P1 为 0.00764，即 $P\{X \leqslant 1\} = 0.00764$。

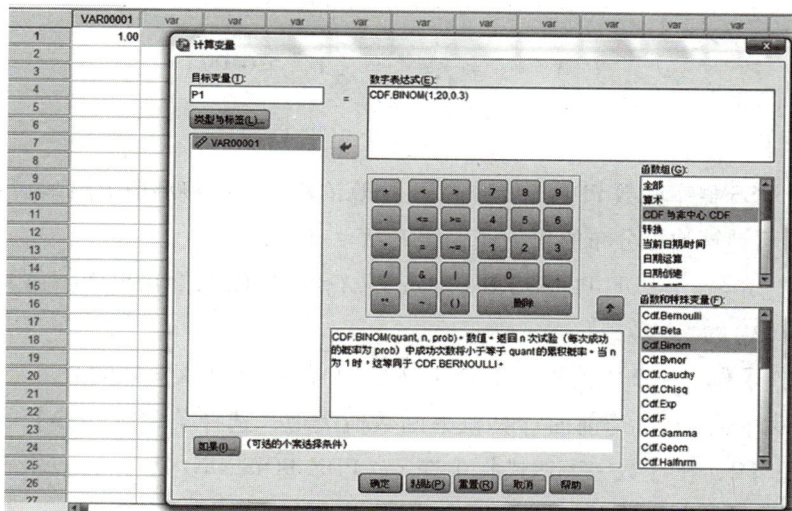

图 1-8 对话框【计算变量】计算概率值

药学上利用这种原理进行药物筛选，在预试或以往经验的基础上，用少量动物对多种药物进行实验，从多种药物中筛选出合格的药物。

二、泊松分布

泊松分布也是一种重要的离散型分布，由法国数学家泊松（S. D. Poisson）于 1837 年首次提出。人们发现许多稀疏现象：某地区三胞胎的出生数；某种少见病（如食管癌、胃癌）的发病例数；用显微镜观察片子上每一格子内的细菌或血细胞数；用 X 线照射一种细胞或细菌，细胞发生某种变化或细菌死亡的数目等，都服从或近似服从泊松分布。

定义 1-18 如果随机变量 X 的概率分布为

$$P\{X=k\} = \frac{\lambda^k}{k!}e^{-\lambda}, \ k=0,1,2,\cdots$$

则称 X 服从参数为 λ 的**泊松分布**（Poisson distribution），记作 $X \sim P(\lambda)$，其中 $\lambda > 0$ 为常数，e = 2.71827…是自然对数的底。

泊松分布的数学期望和方差分别为：$E(X) = \lambda$，$D(X) = \lambda$。

泊松分布的另一重要用途是作为二项分布概率的近似计算，即

$$C_n^k p^k q^{n-k} \approx \frac{\lambda^k}{k!}e^{-\lambda}, \ (\lambda = np)$$

并且已经证明，当 $p \leq 0.1$ 而 $n \geq 20$ 时这一近似效果很好。

计算泊松分布的概率问题时，一般利用泊松分布累积概率 $P\{X \geq k\}$ 表（附表 2）进行。

例 1-22 设随机变量 X 服从泊松分布 $P(\lambda)$，且已知 $P\{X=1\} = P\{X=2\}$，求 $P\{X=4\}$。

解：因为随机变量 X 服从泊松分布 $P(\lambda)$：

$$P\{X=k\} = \frac{\lambda^k}{k!}e^{-\lambda}, \ k=0,1,2,\cdots$$

又已知 $P\{X=1\} = P\{X=2\}$，则

$$\lambda e^{-\lambda} = \frac{\lambda^2}{2}e^{-\lambda}，即 \lambda = \frac{\lambda^2}{2}$$

解之得：$\lambda = 2$。

故
$$P\{X = 4\} = \frac{2^4}{4!}e^{-2} = \frac{2}{3}e^{-2} = 0.09$$

【SPSS 软件应用】

在 SPSS 中，用 SPSS 概率函数 PDF. POISSON 可计算泊松分布的概率值 $P\{X = x\}$；用 SPSS 累积分布函数 CDF. POISSON 可计算泊松分布的累积概率值 $P\{X \leqslant x\}$；即

$$P\{X = x\} = \text{PDF. POISSON}(x, \lambda)；P\{X \leqslant x\} = \text{CDF. POISSON}(x, \lambda)$$

其中 λ 为泊松分布 $P(\lambda)$ 的参数。

下面用 SPSS 软件求例 1-22 中泊松分布 $P(\lambda)(\lambda = 2)$ 的概率 $P\{X = 4\}$ 的值。

在 SPSS 的数据集中输入 4，与前面计算概率函数值类似，选择菜单【转换】→【计算变量】，在【目标变量】中输入：P2，在【数字表达式】中选定：PDF. POISSON(4，2)，点击确定，在数据集窗口即可得概率 $P\{X = 4\}$ 值 P2 为 0.0902，即 $P\{X = 4\} = 0.0902$。

三、正态分布

（一）正态分布的定义

无论从理论或应用上说，正态分布都是极其重要的。许多统计分析方法都是以正态分布理论为基础的，许多医药实际问题中的随机变量，如：人的身高、体重、红细胞数、胆固醇含量等都相当好地服从正态分布。另外虽然有些随机变量本身不服从正态分布，但经过适当的变换就可当作正态分布处理。

定义 1-19 若随机变量 X 有概率密度

$$f(x) = \frac{1}{\sqrt{2\pi}\sigma}e^{-\frac{(x-\mu)^2}{2\sigma^2}}, \quad -\infty < x < +\infty$$

称 X 服从参数为 μ, σ^2 的**正态分布**（normal distribution），记为 $X \sim N(\mu, \sigma^2)$。

正态分布的分布函数为

$$F(x) = P\{X \leqslant x\} = \frac{1}{\sqrt{2\pi}\sigma}\int_{-\infty}^{x} e^{-\frac{(t-\mu)^2}{2\sigma^2}}dt$$

可以证明：正态分布的数学期望 $E(X) = \mu$，方差 $D(X) = \sigma^2$，从而正态分布由它的两个数字特征决定。

（二）正态曲线

正态分布的概率密度函数 $f(x)$ 对应的图形称为**正态曲线**（curve of normal density），如下列图 1-9、图 1-10 所示，其重要特征为：

（1）正态曲线为 x 轴上方的"钟形"光滑曲线，关于 $x = \mu$ 对称，其中心位置由均值 μ 确定，并在 $x = \mu$ 达到最大值；

（2）标准差 σ 值决定了曲线的陡缓程度，即 σ 越大曲线越平坦，σ 越小曲线越陡峭；

（3）当 x 趋于无穷时，曲线以 x 轴为其渐近线，且在 $x = \mu \pm \sigma$ 处有拐点；

（4）正态曲线下的总面积等于 1，即

$$\int_{-\infty}^{+\infty} \frac{1}{\sqrt{2\pi}\sigma}e^{-\frac{(x-\mu)^2}{2\sigma^2}}dx = 1。$$

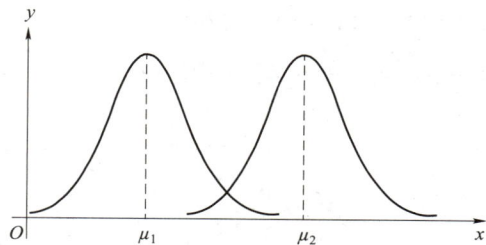

图 1 - 9　正态分布不同 μ 的密度曲线图

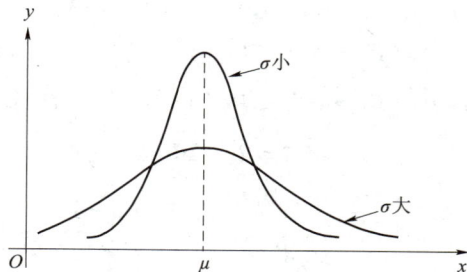

图 1 - 10　正态分布不同 σ 的密度曲线图

由上面的分析不难得出正态分布的分布函数 $F(x)$ 的下面三个性质。

（1）$F(-\infty) = 0$；（2）$F(\mu) = 0.5$；（3）$F(+\infty) = 1$。

（三）标准正态分布

我们把 $\mu = 0$、$\sigma = 1$ 时的正态分布称为**标准正态分布**（standard normal distribution），记为 $X \sim N(0, 1)$。

对标准正态分布，通常用 $\varphi(x)$ 表示其密度，用 $\Phi(x)$ 表示分布函数，即

$$\varphi(x) = \frac{1}{\sqrt{2\pi}} e^{-\frac{x^2}{2}}, \quad -\infty < x < +\infty$$

$$\Phi(x) = \int_{-\infty}^{x} \frac{1}{\sqrt{2\pi}} e^{-\frac{t^2}{2}} dt, \quad -\infty < x < +\infty$$

标准正态分布的密度曲线是关于 y 轴对称、形态适中的对称"钟形"曲线，图 1 - 11、图 1 - 12 分别给出了标准正态分布的密度曲线图和分布函数曲线图，易知 $\Phi(0) = 0.5$。

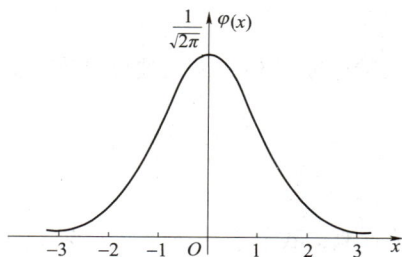

图 1 - 11　标准正态分布的密度曲线 $\varphi(x)$

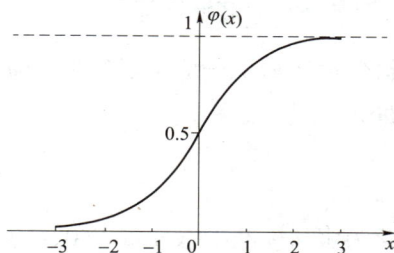

图 1 - 12　标准正态分布的分布函数 $\Phi(x)$

实际应用中，经常需要计算正态分布的概率。由于积分计算上的困难，我们一般将非标准正态分布 $N(\mu, \sigma^2)$ 转化为标准正态分布 $N(0,1)$，然后借助于附表 3 查表计算事件的概率，下面给出利用标准正态分布表计算概率的公式，即

若 $X \sim N(0,1)$，则有

（1）$P\{a \leqslant X \leqslant b\} = P\{a < X \leqslant b\} = P\{a \leqslant X < b\} = P\{a < X < b\}$

$$= \int_{a}^{b} \varphi(t) dt = \Phi(b) - \Phi(a);$$

（2）$P\{X \leqslant b\} = P\{X < b\} = \int_{-\infty}^{b} \varphi(t) dt = \Phi(b)$；

（3）$P\{X \geqslant a\} = P\{X > a\} = 1 - \Phi(a)$；

（4）$\Phi(-x) = 1 - \Phi(x)$（图 1-13）；

（5）$P\{|X| \leqslant b\} = P\{|X| < b\} = P\{-b \leqslant X \leqslant b\} = \Phi(b) - \Phi(-b) = 2\Phi(b) - 1$；

（6）$P\{|X| \geqslant a\} = P\{|X| > a\} = P\{X \geqslant a\} + P\{X \leqslant -a\} = 1 - \Phi(a) + \Phi(-a)$

$$= 2 - 2\Phi(a)。$$

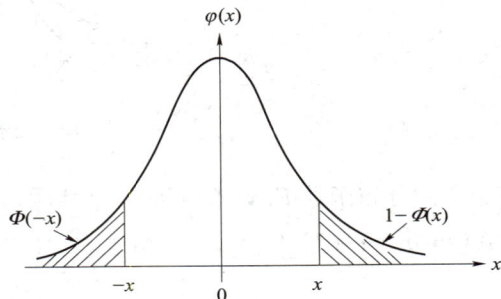

图 1-13　$\Phi(-x) = 1 - \Phi(x)$ 的图示

例 1-23　设 $X \sim N(0,1)$，求：（1）$P\{1 < X < 2\}$；（2）$P\{|X| < 1\}$；（3）$P\{|X| > 2\}$。

解：由分布函数的定义可知

（1）$P\{1 < X < 2\} = \Phi(2) - \Phi(1) = 0.9972 - 0.8413 = 0.1359$；

（2）$P\{|X| < 1\} = P\{-1 < X < 1\} = \Phi(1) - \Phi(-1) = 2\Phi(1) - 1 = 2 \times 0.8413 - 1$

$$= 0.6826；$$

（3）$P\{|X| > 2\} = P\{X < -2\} + P\{X > 2\} = \Phi(-2) + 1 - \Phi(2) = 2 - 2\Phi(2)$

$$= 2 - 2 \times 0.9772 = 0.0456。$$

（四）正态分布的概率计算

若随机变量 X 服从一般正态分布，即 $X \sim N(\mu, \sigma^2)$，对于给定的 μ 和 σ，只要将 X 转化为其标准化随机变量 Z，就有

$$Z = \frac{X - \mu}{\sigma} \sim N(0,1)$$

就可化为服从标准正态分布 $N(0,1)$ 的随机变量问题。对应地，我们有下列重要结果。

定理 1-6　若 $X \sim N(\mu, \sigma^2)$，$F(x)$ 为其分布函数，则有

$$F(x) = \Phi\left(\frac{x - \mu}{\sigma}\right)$$

其中 $\Phi(x)$ 为标准正态分布 $N(0,1)$ 的分布函数。

由该公式，对 $X \sim N(\mu, \sigma^2)$，我们有

$$P\{X \leqslant x\} = F(x) = \Phi\left(\frac{x - \mu}{\sigma}\right)$$

$$P\{X > x\} = 1 - F(x) = 1 - \Phi\left(\frac{x - \mu}{\sigma}\right)$$

$$P\{a < X \leqslant b\} = F(b) - F(a) = \Phi\left(\frac{b - \mu}{\sigma}\right) - \Phi\left(\frac{a - \mu}{\sigma}\right)$$

这样，有关一般正态分布 $N(\mu, \sigma^2)$ 的概率计算问题就可化为服从标准正态分布 $N(0,1)$ 的概率问题，查书后标准正态分布表（附表 3）即可解决。

例 1-24 设 $X \sim N(-1,16)$，求 (1) $P\{-5 < X \le 2\}$；(2) $P\{|X+1| \le 8\}$。

解：因为 $X \sim N(-1,16)$，所以 $\mu = -1, \sigma = 4$，于是

(1) $P\{-5 < X \le 2\} = \Phi\left(\frac{2+1}{4}\right) - \Phi\left(\frac{-5+1}{4}\right) = \Phi(0.75) - \Phi(-1)$

$= 0.7734 - 0.1587 = 0.6147$；

(2) $P\{|X+1| \le 8\} = P\{-8 \le X+1 \le 8\} = P\{-9 \le X \le 7\} = \Phi\left(\frac{7+1}{4}\right) - \Phi\left(\frac{-9+1}{4}\right)$

$= \Phi(2) - \Phi(-2) = 2\Phi(2) - 1 = 2 \times 0.9772 - 1 = 0.9544$。

【SPSS 软件应用】

在 SPSS 中，用 SPSS 累积分布函数 CDF. NORMAL 可计算正态分布 $N(\mu, \sigma^2)$ 的累积概率值 $P\{X \le x\}$；即 $P\{X \le x\} =$ CDF. NORMAL (x, μ, σ)，其中 μ、σ 为正态分布 $N(\mu, \sigma^2)$ 的参数。

下面用 SPSS 软件来求解例 1-24 的 (1)。例中 $X \sim N(-1, 4^2)$，在 SPSS 的数据集中输入 2，选择菜单【转换】→【计算变量】，在【目标变量】中输入新变量名 P3，在其【数字表达式】中选定：

CDF. NORMAL(2, -1, 4) - CDF. NORMAL(-5, -1, 4)

点击 确定 ，即在数据编辑器窗口的 P2 变量下得所需的概率值 0.6147，即

$$P\{-5 < X \le 2\} = P\{X \le 2\} - P\{X \le -5\} = 0.6147$$

例 1-25 设 $X \sim N(\mu, \sigma^2)$，求 $P\{\mu - k\sigma \le X \le \mu + k\sigma\}$，$k = 1, 2, 3$。

解：$P\{\mu - k\sigma \le X \le \mu + k\sigma\} = \Phi\left(\frac{\mu + k\sigma - \mu}{\sigma}\right) - \Phi\left(\frac{\mu - k\sigma - \mu}{\sigma}\right) = \Phi(k) - \Phi(-k)$

$= \Phi(k) - \Phi(-k) = \Phi(k) - (1 - \Phi(k)) = 2\Phi(k) - 1$

$k = 1$ 时，$P\{\mu - \sigma \le X \le \mu + \sigma\} = 2\Phi(1) - 1 = 0.6827 = 68.27\%$；

$k = 2$ 时，$P\{\mu - 2\sigma \le X \le \mu + 2\sigma\} = 2\Phi(2) - 1 = 0.9545 = 95.45\%$；

$k = 3$ 时，$P\{\mu - 3\sigma \le X \le \mu + 3\sigma\} = 2\Phi(3) - 1 = 0.9973 = 99.73\%$。

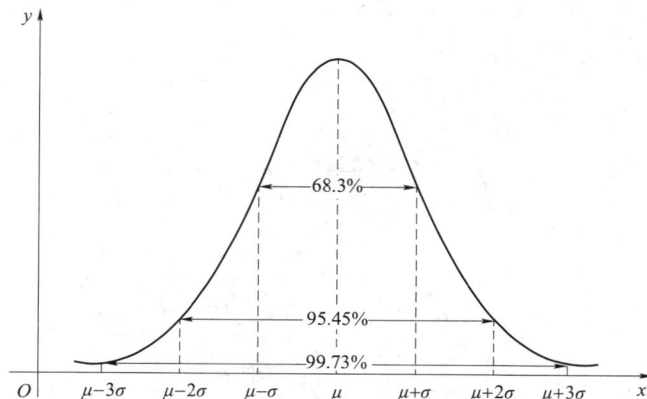

图 1-14 正态分布"3σ-原则"的示意图

这表明，当 $X \sim N(\mu, \sigma^2)$ 时，随机变量 X 基本上只在区间 $[\mu - 2\sigma, \mu + 2\sigma]$ 内取值，而 X 的值落在 $[\mu - 3\sigma, \mu + 3\sigma]$ 之外的概率很小，不到 0.3%，即 X 的值几乎全部落在区间 $[\mu - 3\sigma, \mu + 3\sigma]$ 内（图 1-14），这称为"3σ-原则"。在质量检测中应用该原理，将 $\bar{x} \pm 2S$ 作为上下警戒值，$\bar{x} \pm 3S$ 作为上下控制值，其中 S 是 σ 的估计值——样本标准差。

我们还可以计算出 $P\{\mu-1.96\sigma\leqslant X\leqslant\mu+1.96\sigma\}=95\%$，医学上把 95% 对应的区间称为正常范围，从而对一些身体指标如血压、胆固醇等确定其正常值范围。

最后我们将本章介绍的 SPSS 软件中常用统计类 SPSS 函数汇总如下，见表 1-8。

表 1-8　本章 SPSS 软件中统计类函数应用一览表

统计内容			SPSS 软件应用实现的菜单选项
统计分布的概率值、累积概率值或临界值（分位数）			【转换】→【计算变量】（SPSS 函数计算）
SPSS 函数计算	二项分布	概率值	$P\{X=x\}=\text{PDF.BINOM}(x,n,p)$
		累积概率值	$P\{X\leqslant x\}=\text{CDF.BINOM}(x,n,p)$
	泊松分布	概率值	$P\{X=x\}=\text{PDF.POISSON}(x,\lambda)$
		累积概率值	$P\{X\leqslant x\}=\text{CDF.POISSON}(x,\lambda)$
	正态分布	累积概率值	$P\{X\leqslant x\}=\text{CDF.NORMAL}(x,\mu,\sigma)$

知识链接

贝努里——数学统计学家的显赫家族

贝努里（Bernoulli）家族是 17 世纪堪称盛产数学家和自然科学家的瑞士巴塞尔的大家族。祖孙三代在欧洲历史上产生了 11 位著名的数学家，其中雅可布、丹尼尔是其中最为杰出代表。

雅可布·贝努里（Jacob Bernoulli，1654~1705）创立了最早的贝努里大数定理，建立了描述独立重复试验序列的"贝努里概型"，并撰写了最早的概率论专著——《猜度术》，从而将概率理论系统化。他在数学上的重要贡献涉及微积分、解析几何、概率论等多个领域。

丹尼尔·贝努里（Daniel Bernoulli，1700~1782），雅科布的侄子，他在代数学、概率论和微分方程等方面都有重要成果，在概率论中引入正态分布误差理论，发表了第一个正态分布表，曾十次获得法兰西科学院的嘉奖。

贝努里家族在欧洲享有盛誉，传说年轻的丹尼尔·贝努里在一次穿越欧洲的旅行中与一个陌生人聊天，他自我介绍道："我是丹尼尔·贝努里"。那个人当时就怒了，讽刺说："我还是艾萨克·牛顿呢！"丹尼尔认为这是他听过的最衷心的赞扬。

答案解析

目标检测

一、填空题

1. 设 A 和 B 独立，若已知 $P(A+B)=0.6$，$P(A)=0.4$，则 $P(B)=$ _____。

2. 已知随机变量 $X\sim B(n,p)$，且 $E(X)=3$，$p=\dfrac{1}{7}$，则 $n=$ _____。

3. 设随机变量 $X\sim N(2,\sigma^2)$，且 $P\{2<X<4\}=0.3$，则 $P\{X<0\}=$ _____。

4. 设 X、Y 相互独立，且 $D(X)=6$，$D(Y)=3$，则 $D(2X-Y)=$ _____。

二、选择题

1. 从分别标有 1，2，3，4，5 的五张卡片中仅取两张组成一个两位数，则组成偶数的概率是（　　）。

　A. 2/5　　　　　　　　　　　B. 1/2
　C. 3/5　　　　　　　　　　　D. 4/25

2. 设 A、B 为任意两个事件，则下面结论正确的是（　　）

    A. $P(A - B) = P(A) - P(B)$

    B. $P(A + B) = P(A) + P(B)$

    C. $P(AB) = P(A)P(B)$

    D. $P(A) = P(AB) + P(A\overline{B})$

3. 甲、乙两人独立地向目标射击，射中目标的概率分别为 0.7、0.8，两人中恰好有一人射中目标的概率为（　　）。

    A. 0.56

    B. 0.44

    C. 0.38

    D. 0.5

4. 设 $X \sim N(0, 1)$，$\Phi(x)$ 为 X 的分布函数，则 $P\{|X| \leqslant 3\} = $（　　）。

    A. $\Phi(3)$

    B. $2\Phi(3)$

    C. $\Phi(3) + \Phi(-3)$

    D. $2\Phi(3) - 1$

三、练习题

1. 已知 A、B、C 三个事件，试用它们表示下列事件

    （1）A 发生，而 B 与 C 都不发生；

    （2）A、B、C 中至少有一个发生；

    （3）A、B、C 中恰有一个发生；

    （4）A、B、C 中恰有两个发生；

    （5）A、B、C 中至多有两个发生。

2. 五个身高不同的人随机站成一排，问恰好按身高顺序排列的概率是多少？

3. 已知 10 块集成电路中混有 3 块次品。任取 2 块检测，问至多发现一块次品的概率为多大？

4. 在某地供应的某药品中，甲、乙两厂的药品各占 65%、35%，且甲、乙两厂的该药品合格率分别为 90%、80%，现用 A_1、A_2 分别表示甲、乙两厂的药品，B 表示合格品，试求：$P(A_1)$、$P(A_2)$、$P(B|A_1)$、$P(B|A_2)$、$P(A_1 B)$。

5. 甲、乙、丙三人独立地解答一道题，他们能解答出的概率分别为 $\frac{1}{5}$、$\frac{1}{3}$、$\frac{1}{4}$。求这道题能解出的概率。

6. 设随机变量 X 的分布律为

X	-4	-1	0	2	4
P	$\frac{7}{20}$	a	$2a$	$\frac{1}{20}$	$\frac{3}{20}$

试求（1）a 的值；（2）$E(X)$。

7. 设随机变量 X 的概率密度为

$$f(x) = \begin{cases} Cx, & 0 < x < 1 \\ 0, & 其他 \end{cases}$$

试求：（1）常数 C；（2）X 落在（0.3，0.7）内的概率；（3）$E(X)$；（4）$D(X)$。

8. 据统计，服用某药的人中 5% 有胃肠道反应，为考察某批次药的质量，现任选 20 人服用此药，试求：

    （1）20 人中有胃肠道反应的人数 X 的概率分布；

    （2）有人有胃肠道反应的概率；

    （3）20 人中有胃肠道反应的平均人数。

9. 已知 $X \sim N(1.5, 2^2)$，试求：（1）$P\{2 < X \leqslant 2.5\}$；（2）$P\{X < 5\}$；（3）$P\{|X - 1.5| > 2\}$；（4）$E(X^2)$；（5）$D(3X + 6)$。

10. 某高校男生身高（cm）X 服从正态分布 $N(173, 5^2)$，现任选一名男生，试求

（1）该男生身高在 170～178（cm）之间的概率；

（2）该男生身高超过 182（cm）的概率；

（3）该高校男生的平均身高值。

四、上机实训题

1. 对本章练习题第 8 题的（2）问题用 SPSS 中的统计函数来求解。

2. 对本章练习题第 10 题（1）（2）的概率计算问题用 SPSS 中的统计函数来求解。

书网融合……

| 知识回顾 | 微课1 | 微课2 | 习题 |

第二章 数据的整理与统计描述

学习引导

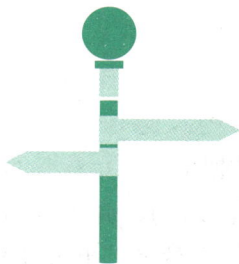

在学习了概率论的基础知识后，本章起我们将学习统计的基本知识和方法等。统计学（Statistics）是对研究对象的数据资料进行搜集、整理、分析和解释的科学，在英文中，"Statistics"以单数名词出现时表示统计学，而以复数名词出现时则表示统计数据或资料，可见，统计学是与统计数据是密不可分的。

本章就讨论有关数据资料的统计整理、图表显示和统计概括等问题。

学习目标

1. **掌握** 定性数据和定量数据的整理步骤和图表显示方法，描述数据分布的集中趋势、离散程度的常用统计量，样本均值、样本方差、样本标准差的计算。

2. **熟悉** 数据的类型和特点。

3. **了解** 统计图形和统计表的表示及意义。用 SPSS 软件进行统计作图、频数分布表与直方图生成。

学会熟练运用 SPSS 软件进行常用统计量的计算，用 SPSS 软件制作直方图、条形图和圆图等。

【SPSS 软件应用基础】

SPSS 数据文件的建立

一、在 SPSS 软件中直接录入数据

当启动 SPSS 系统后，界面显示数据编辑窗口（或者选择菜单栏中的【文件】→【新建】→【数据】），即可按照需求在其【变量视图】页面定义变量，然后在其【数据视图】页面直接输入数据，保存后便形成 SPSS 数据文件（后缀名为 .sav）。

下面根据案例 2-1 的 2020 年全国普查人口的文化程度数据为例，来建立对应的 SPSS 数据集。

其操作步骤为：

首先启动 SPSS 软件，在数据编辑窗口的【变量视图】页面进行变量的定义，如图 2-1 所示。

	名称	类型	宽度	小数	标签	值	缺失	列	对齐	测量	角色
1	文化程度	字符串	8	0		无	无	8	左对齐	名义(N)	输入
2	人数（亿）	数值	10	4		无	无	8	右对齐	度量	输入
3											

图 2-1　对案例 2-1 数据集变量定义的【变量视图】

33

然后在数据编辑窗口的【数据视图】页面录入数据，如图 2-2 所示。

最后，选择菜单【文件】→【保存】，在文件名框中输入"2020 年全国普查人口文化程度"，点击【保存】按钮，即可建成 SPSS 数据集 ＜2020 年全国普查人口文化程度 . sav ＞。

	文化程度	人数（亿）	变
1	文盲	.3775	
2	小学	3.4966	
3	初中	4.8716	
4	高中	2.1301	
5	大学	2.1836	
6			

图 2-2　案例 2-1 的数据集

二、利用 Excel 文件导入数据

在 SPSS 软件中可以很方便地导入 Excel 数据文件，并可建立对应的 SPSS 数据集。

在 SPSS 软件的数据编辑窗口，选择菜单栏中的【文件】→【打开】→【数据】，弹出【打开数据】对话框，在文件类型选中"Excel"，文件名选中已有的需导入的 Excel 数据文件名，单击【打开】按钮，即可在 SPSS 系统中打开该 Excel 数据文件，导入相应数据。

需要时，可对新导入的数据重新定义其变量的有关属性，选择菜单【文件】→【另存为】，定义其 SPSS 的文件名，即可建成相应的 SPSS 数据集。

▶▶ **实例分析**

案例 2-1（文化程度资料）根据 2021 年 5 月由国家统计局公布的《第七次全国人口普查公报（第六号）》所提供的 2020 年 11 月 1 日零时我国大陆人口受教育情况，我国人口的文化程度分为文盲、小学、初中、高中、大学共五类。全国人口中，拥有大学（指大专及以上）文化程度的人口为 218360767 人；拥有高中（含中专）文化程度的人口为 213005258 人；拥有初中文化程度的人口为 487163489 人；拥有小学文化程度的人口为 349658828 人，另外有文盲人口（15 岁及以上不识字的人）为 37750200 人。

问题　如何对上述文化程度资料进行统计整理，并用统计图表显示？

第一节　数据的分类和整理 🅔 微课 1

PPT

一、数据的分类

数据（data）也称**资料**，是对客观现象计量的结果。例如，对药品质量的计量可得到药品是正品或次品的数据；对药物在试验对象血液中含量的计量可得到血药浓度数据等。统计数据是利用统计方法进行分析的基础，不同的统计数据应采用不同的统计分析方法。

（一）数据的类型

数据根据观察或实验结果的表现形式是否能用数值表示大体上分为两大类：定量数据和定性数据。

1. 定性数据　**定性数据**（qualitative data），也称**品质数据**，是观察或实验结果不可以用数值大小表示只能用文字描述的数据资料，一般不带有度量衡单位。这类数据资料说明的是事物的品质特征，它的特点是每个观察结果或实验结果之间没有量的大小区别，表现为互不相容的类别或属性。根据观察结果是否有等级或顺序，定性数据又可进一步分为定类数据和定序数据两类。

（1）**定类数据**（categorical data）　又称**名义数据**（nominal data）、**计数数据**（count data），是对事物按照其属性进行分类或分组的计量结果，其数据表现为文字型的无序类别，可以进行每一类别出现频数的计算，但不能进行排序和加减乘除的数学运算。例如：人口的性别分为男、女两类；人体血型分为 O 型、A 型、B 型和 AB 型四类等，这些均属于定类数据。定类数据用相对数（率、构成比）、众数作为其统计描述指标，用 χ^2 检验等作为假设检验的分析方法。

（2）**定序数据**（ordinal data）　又称**有序数据**、**等级数据**（rank data），是对事物之间等级或顺序差别的计量结果，其数据表现为有序类别，可以进行类别的频数计算和排序，但不能进行加减乘除的数学运算。例如：某种药物的疗效可分为无效、有效、显效、痊愈等；新药的等级可分为一类、二类、三类、四类、五类等，均属于定序数据。定序数据用相对数（率、构成比）、众数、中位数等作为其统计描述指标，用 χ^2 检验、秩和检验等作为假设检验的分析方法。

2. 定量数据　**定量数据**（quantitative data），也称**数值数据**（numerical data）或**计量数据**（measurement data），是观察或实验结果可以用数值大小表示的数据资料，一般带有度量衡单位。这类数据资料是用自然或度量衡单位对事物进行计量的结果，其特点是每个观察值或实验值之间有量的大小的区别，既可进行频数计算和排序，又可进行加减乘除的数学运算。例如：百分制的考试成绩（分）、人的体重（kg）、血压（kPa）、红细胞数（个/L）等，均为定量数据。定量数据的统计描述指标有均值、方差、变异系数等，统计分析方法有 t 检验、方差分析、相关与回归分析等。

（二）变量及其类型

在统计中，将说明现象的某种属性或标志称为**变量**（variable），对变量进行测量或观察的值称为**观察值**（observation）或**变量值**（variable value）。统计数据就是统计变量的观察值。根据变量的记录形式分别为定类数据、定序数据和数值数据，相应地变量可以分为**定类变量**（categorical variable）或**名义变量**（nominal variable）、**定序变量**（ordinal variable）或**等级变量**（rank variable）和**数值变量**（numerical variable 或 metric variable）。

数值变量中，如果变量的取值仅为有限个或可列无穷多个数值，即可以一一列举，称为**离散变量**（discrete variable），如制药公司数、仪器个数等。如果数值变量可以取无穷多个值，其取值是连续不断的，不能一一列举，就称为**连续变量**（continuous variable），如时间、温度、血药浓度等。实际应用时，当离散变量的取值很多时，也可以当作连续变量来处理。

由于在实际中，应用最多的是数值变量，大多数统计方法所处理的也都是数值变量，故我们一般将数值变量简称为变量，即通常所说的变量主要是数值变量。

（三）两类数据的转换

根据统计分析的需要，定量数据与定性数据之间经常要做数据类型的转换。

1. 定量数据的定性化转换　例如，作为定量数据的成年男子的血清胆固醇值，按是否小于 6（mmol/L）划分成血脂正常和异常两类，就转化为定性数据。若将血红蛋白按含量（g/L）的多少分为五级：<60（重度贫血）、60 ~ <90（中度贫血）、90 ~ <120（轻度贫血）、120 ~ 160（血红蛋白正

常）、>160（血红蛋白增高），这时定量数据就化成了定性数据。

2. 定性数据的数量化转换　为了便于统计处理，我们有时需要对定性数据赋值进行数量化转换。例如，对定性变量性别中的定性数据"男""女"可以分别取值为"1"和"0"，此时取值1和0之间没有量的差别，只是一种"数据代码"。又如对文化程度，如果是按文盲、小学、初中、高中、大学这五类进行分类，则文化程度变量属于定序变量，对这五类数据赋值时我们可分别取值为1、2、3、4、5，此时取值1、2、3、4、5之间不仅是一种"数据代码"，也有量的区别。

二、数据资料的统计整理

统计工作一般分为统计设计、收集资料、整理资料和分析资料四个阶段，其中数据资料的统计整理就是根据统计研究的任务，对搜集到的数据资料进行科学的汇总和处理，使数据资料系统化，以反映研究总体的特征、规律和趋势。

数据资料整理和图示通常包括下列步骤。

（1）对数据资料进行审核和订正；

（2）对数据资料进行统计分组（分类）；

（3）进行统计汇总，计算各组频数，编制频数分布表；

（4）给出统计图表或报告。

在对数据进行统计整理时，应根据不同的数据类型进行处理，对定性数据（定类数据和定序数据）主要作分类整理，对定量数据（数值数据）主要作分组整理。

（一）定性数据的整理和图示

对于定性数据（品质数据）主要作分类整理。定性数据包括定类和定序数据，其数据本身就是对事物的一种分类或类别排序，进行数据整理时，只需按不同数据（类别）进行分组，算出各组的频数或频率、百分比（对于定序数据，还可以算出各组的累积频数或累积频率、累积百分比），列出频数分布表，再用条形图或圆形图等统计图形显示其整理结果。所谓**频数**（frequence 或 frequency）是指统计分组中落在各组（或类别）中的数据个数；**频率**（frequency 或 relative frequency）则是指各组（或类别）的数据个数占数据总个数的比例值。我们将各组观察值（或类别）及其相应的频数（或频率、百分比）用表格形式按顺序全部列出来的就是**频数分布表**（frequency table）。

▶▶ **实例解析**

下面首先来考察本章开始时提出的案例2-1的问题。

案例2-1　解　根据案例2-1提供的2020年全国普查人口的文化程度数据资料，可整理成频数分布表，见表2-1。

表2-1　2020年全国普查人口的文化程度

文化程度	文盲	小学	初中	高中	大学	合计
人数（亿）	0.3775	3.4966	4.8716	2.1301	2.1836	13.0594
百分比（%）	2.90	26.77	37.30	16.31	16.72	100.00

*数据来源：国家统计局《第七次全国人口普查公报（第六号）》，国家统计局官网，2021.5

【SPSS 软件应用】

根据频数分布表 2-1 的数据建立对应的 SPSS 数据集 <2020 年全国普查人口的文化程度>，包括两个变量："文化程度"和"人数（亿）"，见图 2-2。

在 SPSS 中，打开该数据集，选择菜单【图形】→【旧对话框】→【条形图】；在打开的【条形图】对话框中，选定【简单】，再选定⊙个案值，点击定义按钮。在打开的对话框【定义简单条形图】中选定作图变量：

人数（亿）→条的表征；文化程度→⊙变量；

如图 2-3 所示。点击确定。由此即可制得条形图见图 2-4，它直观反映了 2020 年全国普查人口的文化程度的人口分布状态。

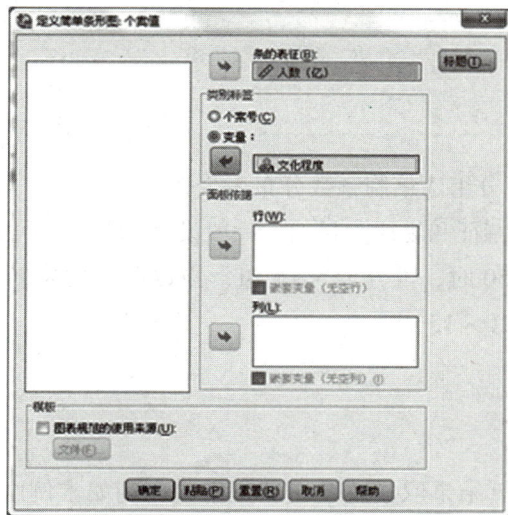

图 2-3　【定义简单条形图】对话框

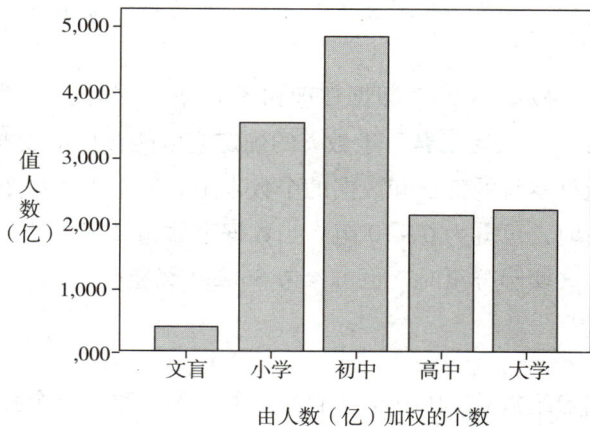

图 2-4　人口文化程度的垂直条形图

对定性数据或离散变量数据，条形图和圆形图是反映数据分布特征和构成比的常用统计图形，在统计图表显示中起着很好的作用，这两种统计图形将在本章第三节作简要介绍。

（二）定量数据的整理和图示

对于定量数据（数值数据）主要作分组整理。定量数据资料统计整理的目的是了解定量数据的分布规律和类型，并根据分布类型选用适当的统计指标描述其集中趋势、离散程度等统计特征。其整理和图示主要包括按数量标志进行分组，编制频数分布表，并采用直方图及频数折线图等统计图形来表示其整理结果，以更直观清晰地表示其频数分布状态。

定量数据统计分组方法有单变量值分组和组距分组两种。单变量值分组是按每个变量值作为一组，主要用于离散变量且变量值较少情形。对于连续变量或变量值较多情形，通常采用组距分组，即将全部变量值依次划分为若干个区间，每个区间作为一组。在组距分组中，一个组的最小值称为该组的**下限**（lower limit）、最大值称为该组的**上限**（upper limit）。

这里我们结合具体例子介绍组距分组法编制频数分布表的方法。

▶▶ 实例分析

案例 2-2　现有某地区 90 名 7 岁男童的坐高（cm）数据资料如下：

64.4	63.8	64.5	66.8	66.5	66.3	68.3	67.2	68.0	67.9
63.2	64.6	64.8	66.2	68.0	66.7	67.4	68.6	66.8	66.9
63.2	61.1	65.0	65.0	66.4	69.1	66.8	66.4	67.5	68.1
69.7	62.5	64.3	66.3	66.6	67.8	65.9	67.9	65.9	69.8
71.1	70.1	64.9	66.1	67.3	66.8	65.0	65.7	68.4	67.6
69.5	67.5	62.4	62.6	66.5	67.2	64.5	65.7	67.0	65.1
70.0	69.6	64.7	65.8	64.2	67.3	65.0	65.0	67.2	70.2
68.0	68.2	63.2	64.6	64.2	64.5	65.0	66.6	69.2	71.2
68.3	70.8	65.3	64.2	68.0	66.7	65.6	66.8	67.9	67.6

试编制频数分布表并制作直方图等来进行数据的统计整理和图示。

以案例 2-2 数据整理和图示为例，给出定量数据组距分组法编制频数分布表步骤。

1. 确定组数　组数 k 的确定应以能够显示数据的分布特征和规律为目的，一般设 5~15 组，可根据数据本身的特征和数据的个数来定。通常当数据个数小于 50 时，可分为 5~6 组；当数据个数为 100 左右时，可分为 6~10 组；当数据个数超过 500 时，可分为 10~15 组。

实际分组时，也可参考 Sturges **经验公式**

$$k = 1 + \frac{\ln N}{\ln 2}$$

来定组数 k，其中 ln 为自然对数，N 为数据总个数，对计算结果取成整数后即是组数。例如本例中，$N = 90$，则

$$k = 1 + \frac{\ln 90}{\ln 2} = 7.49 \approx 8$$

即大致可分为 8 组。

2. 确定组距　在分组中，**组距**（class width）d 是指该组上限与下限之差，一般多采用等组距分组。此时，组距 d 可以由全部数据的最大值、最小值和组数 k 来定：

$$d = \frac{最大值 - 最小值}{组数}（取整）$$

取整是为了便于数据整理。本例中，最大值 = 71.2，最小值 = 61.1，故组距

$$d = \frac{71.2 - 61.1}{8} = 1.26 \approx 1$$

为便于计算，组距有时还取 5 或 10 的倍数，而且第一组的下限应低于数据的最小值，最后一组的上限应该不低于数据的最大值。因此，本例中组距 d 取整为 1，首组下限为 61，实际分组数是 11 组。

3. 计算频数，形成频数分布表　对上面数据进行分组，采用手工划记法或计算机汇总，计算各组频数，列出频数分布表，见表 2-2。

表 2 - 2　男童坐高数据频数分布表

坐高分组	频数	频率	百分比（%）	累积频数	累积频率
61 ~	1	0.011	1.1	1	0.011
62 ~	3	0.033	3.3	4	0.044
63 ~	4	0.044	4.4	8	0.089
64 ~	13	0.144	14.4	21	0.233
65 ~	14	0.156	15.6	35	0.389
66 ~	18	0.200	20.0	53	0.589
67 ~	15	0.167	16.7	68	0.756
68 ~	10	0.111	11.1	78	0.867
69 ~	6	0.067	6.7	84	0.933
70 ~	4	0.044	4.4	88	0.978
71 ~ 72	2	0.022	2.2	90	1.000
合计	90	1.000	100.0	—	—

组距分组时，应该遵循"不重不漏"的原则。即数据在计入分组频数时，不重复不遗漏。对连续变量采用相邻两组组限重叠时，一般规定"组上限不在内"，只有最后一组包括上限。如在上表分组中，"61 ~"表示 [61，62)，即上限 62 在分组时不计入该组，而应该计入下一组。另外，为避免出现空白组（数据频数为 0）或个别极端值被漏掉，第一组和最后一组可以采用开口组"××以下"及"××以上"，开口组通常以相邻组的组距作为其组距。

为了统计分析需要，有时还需要观察某一数值以下（或以上）的频数或频率之和，这称为**累积频数**（cumulative frequence）或**累积频率**（cumulative frequency），如上列表 2 - 2 就列出相应的累积频数和累积频率。

上面的分组是组距相等的**等距分组**，主要在数据的变量值变动均匀时选用。当数据的变量值变动不均匀，有极端大或小的变量值，或为了特定研究的需要，也可采用组距不相等的**不等距分组**。例如，对人口年龄的分组，可根据人口成长的生理特点，分为 0 ~ 14 岁（少儿人口）、15 ~ 59 岁（劳动年龄人口）、60 岁以上（老年人口）的不等距分组。

此外，为反映各组数据的一般水平，通常用**组中值**（middle point value）作为该组数据的代表值，即

$$组中值 = \frac{下限值 + 上限值}{2}$$

组中值在利用频数分布表数据进行均值、方差等计算或制作频数折线图时将起重要作用。

4. 整理结果的统计图示　为了展示定量数据的整理结果，一般绘制直方图或频数折线图等专用于展示分组数据频数分布特征的统计图，以便直观全面地认识和分析定量数据的分布特征和规律。

根据案例 2 - 2 的 90 名男童坐高数据，利用 SPSS 软件制作其等组距的频数直方图，其中数据范围为 60 ~ 72，组距为 1。

【SPSS 软件应用】

首先建立对应的 SPSS 数据集 < 男童坐高数据 >，包括一个变量：男童坐高。如图 2 - 5 所示。

在 SPSS 中，打开该数据集，选择菜单【图形】→【旧对话框】→【直方图】。

在对话框【直方图】中选定：男童坐高→变量；点击 定义 ，即可得图 2 - 6 所示男童坐高数据的初

步频数直方图（默认格式）。

	男童坐高	变量
1	64.40	
2	63.80	
3	64.50	
4	66.80	
5	66.50	
6	66.30	
7	68.30	
8	67.20	
9	68.00	
10	67.90	
11	63.20	
12	64.60	
13	64.80	

图 2-5　数据集＜男童坐高数据＞

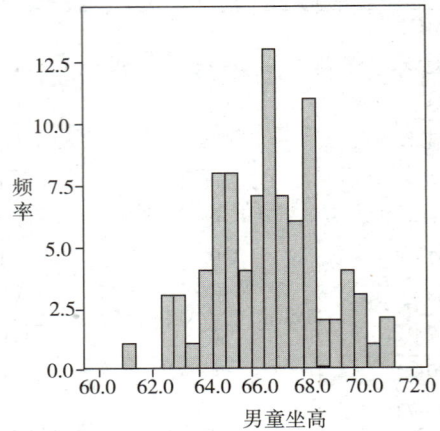

图 2-6　男童坐高数据的初步频数直方图

注意到在图 2-6 中所得的直方图的组距不是 1，因此需要对该直方图进行图形编辑。

在输出窗口中，双击分析结果中的频数直方图，即可进入图形编辑窗口【图形编辑器】，单击图形中需要改动的相应部分，即可进入相应的属性对话框进行编辑调整。

首先双击直方图中条形部分，即进入条形【属性】对话框，如图 2-7 所示，选择：

⊙定制→⊙区间宽度：1；☑用于定位的定制值：60

点击应用按钮。即可将直方图区间宽度改为 1，起点为 60。

关闭其图表编辑器后，输出窗口中最后所得的符合例题要求的男童坐高数据的频数直方图，如图 2-8 所示。

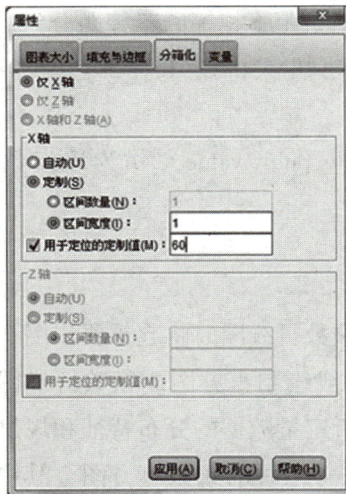

图 2-7　条形【属性】对话框

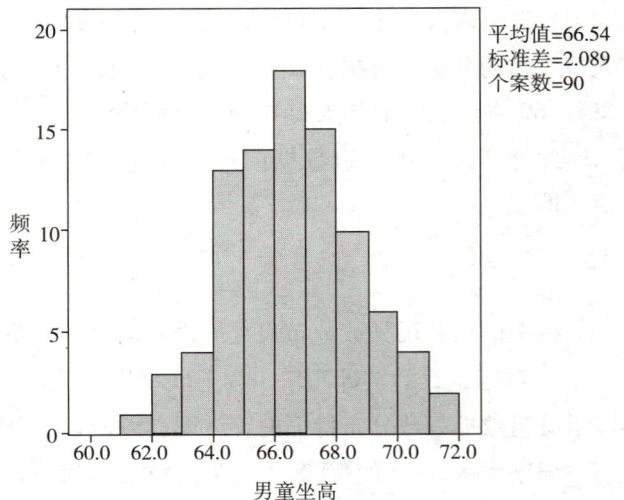

图 2-8　编辑调整后男童坐高数据的频数直方图

在直方图中，用横轴代表变量值"坐高"，纵轴代表各组男童人数即频数，用矩形面积大小表示频数多少即为频数分布直方图，如图 2-8 所示，它比频数表能更直观、更形象地描述频数分布的情况。从图 2-8 可看到横坐标约为 66.5cm 处条形最高，表示变量值围绕在 66.5 左右的最多。

第二节　数据分布统计特征的描述

前面我们通过数据整理得到的频数分布表或直方图等，可以大致了解数据分布的形状和特征，而对于数据分布的特征和规律的全面掌握和定量刻画，则需要了解反映数据分布特征不同侧面的统计指标即统计量。这里我们介绍描述数据分布的集中趋势和离散程度的常用统计量。

一、数据分布集中趋势的描述

针对不同类型的统计数据，描述数据分布集中趋势的统计量主要有均值、众数和中位数等，它们又被称为数据分布的位置度量，其中应用最多的是均值。

（一）均值

均值（mean）也称为**均数**或**算术平均值**（arithmetic mean），是全部数据的算术平均，记为 $\bar{x}$。均值是数据分布集中趋势的最主要统计量，在统计学中具有重要的地位。它适用于数值数据，不能用于定类和定序数据。均值的计算公式将根据数据形式的不同而不同。

对原始数据，设数据为 x_1，x_2，$\cdots$，x_n，均值的计算公式：

$$\bar{x} = \frac{x_1 + x_2 + \cdots + x_n}{n} = \frac{1}{n}\sum_{i=1}^{n} x_i$$

例如，对案例 2-2 中的原始数据，计算 90 名 7 岁男童坐高的均值为

$$\bar{x} = \frac{64.4 + 63.8 + \cdots + 67.6}{90} = 66.544$$

对分组整理的数据，设原始数据被分为 k 组，各组的组中值为 m_1，m_2，$\cdots$，m_k，各组观察值出现的频数分别为 f_1，f_2，$\cdots$，f_k，其中 $\sum_{i=1}^{k} f_i = n$，均值的计算公式

$$\bar{x} \approx \frac{m_1 f_1 + m_2 f_2 + \cdots + m_k f_k}{f_1 + f_2 + \cdots + f_k} \approx \frac{1}{n}\sum_{i=1}^{k} m_i f_i$$

▶▶ 实例解析

案例 2-2　根据前面表 2-2 中男童坐高的频数分布数据，试计算这 90 名男童坐高的均值。

解　计算过程如下所示

表 2-3　男童坐高数据计算表

坐高分组	组中值 m_i	频数 f_i	$m_i f_i$
61 ~	61.5	1	61.5
62 ~	62.5	3	187.5
63 ~	63.5	4	254
64 ~	64.5	13	838.5
65 ~	65.5	14	917
66 ~	66.5	18	1197
67 ~	67.5	15	1012.5
68 ~	68.5	10	685
69 ~	69.5	6	417
70 ~	70.5	4	282
71 ~ 72	71.5	2	143
合计	—	90	5995

$$\text{则} \qquad \bar{x} \approx \frac{1}{n} \sum_{i=1}^{k} m_i f_i = \frac{61.5 \times 1 + 62.5 \times 3 + \cdots + 71.5 \times 2}{90} = \frac{5995}{90} = 66.611$$

显然，该结果是前面根据原始数据计算所得均值精确值 66.544 的近似。当各组数据在组中均匀分布时，以组中值代表各组的实际观察值进行计算所得的近似结果是较为准确的（如本例），而计算量却可减少。

均值是我们进行统计分析和统计推断的基础，因为均值是一组数据的重心所在，是数据误差相互抵消的结果，同时，它还具有以下良好的数学性质。

（1）各数据与均值的离差之和为零，即 $\sum_{i=1}^{n}(x_i - \bar{x}) = 0$；

（2）各数据与其均值离差的平方和为最小值。即对任意实数 a，有

$$\sum_{i=1}^{n}(x_i - \bar{x})^2 \leqslant \sum_{i=1}^{n}(x_i - a)^2 \text{。}$$

上述性质表明，均值是误差最小的全体数据的代表值，因此当数据分布为对称或近似对称时，均值是集中趋势的最好代表值。但是当数据分布的偏斜程度较大时，均值易受数据极端值的影响，不能很好地反映数据的集中趋势，此时宜考虑使用下面将介绍的中位数等。

（二）中位数

中位数（median）是将一组数据排序后处于中间位置的值，记为 M_e。显然，中位数将全部数据等分成两部分，上下各有一半的数据值。中位数可用于定序数据和数值数据，但不能用于定类数据。

设一组数据为 $x_1, x_2, \cdots, x_n$，按从小到大顺序排列后记为 $x_{(1)}, x_{(2)}, \cdots, x_{(n)}$，则中位数为

$$M_e = \begin{cases} x_{\left(\frac{n+1}{2}\right)}, & \text{当 } n \text{ 为奇数} \\ \frac{1}{2}\left(x_{\left(\frac{n}{2}\right)} + x_{\left(\frac{n}{2}+1\right)}\right), & \text{当 } n \text{ 为偶数} \end{cases}$$

即中位数的位置 $=(n+1)/2$，当 n 为奇数时，数据的中间值取作中位数；当 n 为偶数时，两个中间值的平均值取作中位数。

例如，对案例 2-2 男童坐高数据，$n=90$ 为偶数，中位数的位置 $=(n+1)/2=45.5$，将男童坐高数据按大小排序后，两个中间值第 45、46 个数据观察值分别为 66.6、66.7，故中位数

$$M_e = \frac{66.6 + 66.7}{2} = 66.65$$

对于已分组的频数分布，一般只求中位数所在组，即累积频数超过 $n/2$（或累积频率超过 0.5）的那个最低组。例如，对于表 2-2 给出的频数分布，由表中累积频数超过 $90/2 = 45$ 的最低组为 66~ 组，则中位数所在组为 66~ 组。

中位数是典型的位置平均数，其特点是不受极端值的影响，因此，当数据分布为不对称或不平衡，特别是开口组数据或存在极端值时，中位数作为集中趋势的描述其效果比均值更切合实际，例如在描述收入的平均程度时就很合适。其不足是灵敏度和计算功能较差。

（三）众数

众数（mode）是数据中出现次数最多的观察值，用 M_o 表示。主要用于描述定性数据集中趋势，对

于定量数据，有时可能有多个众数或没有众数，意义不大。

例如，根据表 2-1 频数分布表所列出的 2010 年我国 6 岁及以上各种文化程度的人口数据中，初中教育程度的人口数最大，则 2010 年我国 6 岁及以上各种文化程度的众数是初中。而对案例 2-2 的男童坐高数据，观察值 66.8 出现次数最多，为 5 次，故男童坐高数据的众数为 66.8。

对于分组且等距的频数分布，一般只求众数所在组，即频数最大的组。例如，对于表 2-2 给出的案例 2-2 的男童坐高数据频数分布表中，频数最大的组为 66~组，故众数所在组为 66~组。

众数的特点是易理解，不受数据极端值的影响。但其灵敏度、计算功能和稳定性差，具有不惟一性，故当数据集中趋势不明显或有两个以上分布中心时不宜使用。

二、数据分布离散程度的描述

作为数据分布的另一重要特征，数据的离散程度反映了各数据观察值偏离其中心值的程度。描述数据离散程度的常用统计量有极差、方差、标准差、变异系数等，其中最重要的是方差、标准差。

（一）极差

极差（range）又称**全距**，是一组数据的最大值与最小值之差，用 R 来表示，即极差

$$R = 最大值 - 最小值$$

例如，对案例 2-2 的男童坐高原始数据，最大值 = 71.2，最小值 = 61.1，故极差

$$R = 71.2 - 61.1 = 10.1。$$

极差的特点是简单易算，但只利用了数据的两个极端值信息，不能反映中间数据的离散性，故难以准确描述数据的分散状况。

（二）分位数和四分位间距

分位数（quantile）就是将数据等分后位于等分点上的数据值。常用的分位数主要有四分位数。

四分位数（quartile）也称四分位点，是用 3 个点将已从小到大排序的全部数据四等分后在分位点上的数值。其中，第一个等分点称为**下四分位数**（lower quartile），记为 Q_1；第二个等分点就是中位数 M_e，记为 Q_2；第三个等分点称为**上四分位数**（upper quartile），记为 Q_3。

四分位数的计算与中位数相似，即先对数据进行排序，再确定其位置，然后确定其数值。对于未分组的原始数据，各四分位数的位置分别为：

$$Q_1 位置 = \frac{1}{4}(n+1)；\quad Q_2 位置 = \frac{1}{2}(n+1)；\quad Q_3 位置 = \frac{3}{4}(n+1)$$

对于分组数据，各四分位数的位置分别为：

$$Q_1 位置 = \frac{1}{4}n；\quad Q_2 位置 = \frac{1}{2}n；\quad Q_3 位置 = \frac{3}{4}n$$

当四分位数的位置不在某个数值上时，应该根据其位置，按比例分摊四分位数位置两侧数值的差值。

例如，对案例 2-2 的男童坐高数据，可计算得：

$$下四分位数 Q_1 = 65；上四分位数 Q_3 = 67.925$$

四分位间距（quartile range）或**四分位距**、**内距**是上四分位数 Q_3 与下四分位数 Q_1 之差，记为 Q_d。其计算公式为

$$Q_\mathrm{d} = Q_3 - Q_1$$

四分位间距反映了中间 50% 数据的离散程度，其数值越小，说明中间的数据越集中；数值越大，说明中间的数据越分散。它具有不受极端值影响的特点，在一定程度上克服了用极差描述数据离散程度的不足。四分位间距只适用于描述定序数据或数值数据的离散程度，而不适合于定类数据。

百分位数（percentile）是数据排序后，将数据 100 等分，位于 i（$i=1$，2，…，99）个等分点上的数据值。第 i 百分位数记为 P_i，它使得有 $i\%$ 的数据项≤该值，且有（$100-i$）% 的数据项≥该值。显然第 25 百分位数 $P25$ 就是下四分位数 Q_1，第 50 百分位数 $P50$ 就是中位数 M_e，第 75 百分位数 $P75$ 就是上四分位数 Q_3。百分位数的计算思路与四分位数一样。

（二）方差和标准差

方差（variance）是各数据观测值与均值间离差的平方和的平均，是关于定量数据离散程度的最重要的统计量，方差的平方根就是**标准差**（standard deviation）。

在统计学中，如果观察数据是研究对象的全体数据，称为**总体数据**（population data）；如果观察数据是研究对象的部分个体的数据，称为**样本数据**（sample data）。由于通常医药应用领域中进行研究的观察数据一般为样本数据，故我们给出有关样本数据的方差和标准差的定义公式。

设给定的样本数据为 x_1，x_2，…，x_n，则其方差计算公式为

$$S^2 = \frac{1}{n-1} \sum_{i=1}^{n} (x_i - \bar{x})^2$$

标准差是相应方差的平方根，其计算公式为

$$S = \sqrt{S^2} = \sqrt{\frac{1}{n-1} \sum_{i=1}^{n} (x_i - \bar{x})^2}$$

这里的方差、标准差都反映了每个数据偏离其均值的平均程度，其中标准差具有与实际观察值相同的量纲，其意义较方差更明确，故比方差更常用。

例如，对案例 2-2 的男童坐高原始数据，已知 $n=90$，均值 $\bar{x}=66.544$，故方差和标准差分别为

$$S^2 = \frac{1}{n-1} \sum_{i=1}^{n} (x_i - \bar{x})^2 = \frac{1}{89} \left[(64.4 - 66.544)^2 + \cdots + (67.6 - 66.544)^2 \right] = 4.366$$

$$S = \sqrt{S^2} = \sqrt{4.366} = 2.089$$

该结果表明，每个男童的坐高与男童的平均坐高 66.544cm 相比，平均相差约 2cm。

对于已分组的频数分布表数据，设组数为 k，而 m_1，m_2，…，m_k 为各组的组中值，f_1，f_2，…，f_k 为各组频数，且 $\sum_{i=1}^{k} f_i = n$，则其方差 S^2 和标准差 S 的计算公式分别为

$$S^2 = \frac{\sum_{i=1}^{k} (m_i - \bar{x})^2 f_i}{\sum_{i=1}^{k} f_i - 1} = \frac{1}{n-1} \sum_{i=1}^{k} (m_i - \bar{x})^2 f_i$$

$$S = \sqrt{S^2} = \sqrt{\frac{1}{n-1} \sum_{i=1}^{k} (m_i - \bar{x})^2 f_i}$$

例如，根据前面表 2-3 中的频数分布数据，我们可通过表 2-4 来计算男童坐高的方差 S^2 和标准差 S，由前面案例 2-2（续）知，均值 $\bar{x}=66.61$，则

表 2-4 男童坐高数据计算表

男童坐高分组	组中值 m_i	频数 f_i	$(m_i - \bar{x})^2 f_i$
61 ~	61.5	1	27.1441
62 ~	62.5	3	53.1723
63 ~	63.5	4	41.2164
64 ~	64.5	13	63.4933
65 ~	65.5	14	20.4974
66 ~	66.5	18	0.7938
67 ~	67.5	15	9.3615
68 ~	68.5	10	32.041
69 ~	69.5	6	46.7046
70 ~	70.5	4	57.4564
71 ~ 72	71.5	2	45.8882
合计	—	90	397.769

$$S^2 = \frac{1}{n-1} \sum_{i=1}^{k} (m_i - \bar{x})^2 f_i = \frac{1}{89} \left[(61.5 - 66.71)^2 \times 1 + \cdots + (71.5 - 66.71)^2 \times 2 \right]$$

$$= \frac{397.769}{89} = 4.469$$

$$S = \sqrt{S^2} = \sqrt{4.469} = 2.114$$

上述结果与前面根据原始数据计算所得的精确值 $S^2 = 4.366$、$S = 2.089$ 相比相差不大，而计算量却大为减少。

为化简方差等的计算，通常还可采用下列等价的简化公式

$$S^2 = \frac{1}{n-1} \left(\sum_{i=1}^{n} x_i^2 - n\bar{x}^2 \right)$$

对于已分组的频数分布数据，有

$$S^2 = \frac{1}{n-1} \left(\sum_{i=1}^{k} m_i^2 f_i - n\bar{x}^2 \right)$$

其中 m_i 为各组的组中值，$n = \sum_{i=1}^{k} f_i$。

实际计算时，通常可用计算器上的统计功能来帮助计算。对于较大数据集，往往利用电子计算机由统计软件（如 SPSS）来进行处理。

即学即练 2-1

答案解析

各样本观察值均加同一常数 c 后（　　）。

A. 均值不变，标准差改变　　　　　　　B. 均值改变，标准差不变

C. 均值和标准差两者均不变　　　　　　D. 均值和标准差 两者均改变

（三）标准化值

当求得一组数据的均值和标准差后，我们就可对该组数据进行标准化处理，即得到各数据观察值 x_i 的**标准化值**（standardized value）Z_i：

$$Z_i = \frac{x_i - \bar{x}}{S}$$

利用上列数据标准化公式，原数据集 $\{x_i\}$ 就转为均值是 0、标准差是 1 的标准化数据集 $\{Z_i\}$。

在对具有不同量纲的多个变量进行统计分析时，往往需要首先对这些变量的观察值进行标准化处理。标准化值给出了数据中各数据观察值的相对位置，即以标准差为衡量单位给出该数值偏离其均值的相对大小。一般而言，在一组数据中约有 95% 的数值，其标准化值的绝对值不超过 2；仅有 0.3% 的数值在 3 个标准差之外，这些值称为**离群点**（outlier）。

对案例 2-2 男童坐高数据，已知均值 $\bar{x} = 66.544$，样本标准差 $S = 2.089$，则其数据标准化公式为

$$Z_i = \frac{x_i - 66.544}{2.089}$$

（四）标准误

标准误（standard error）也是描述离散程度的统计量，其计算公式为：

$$S_{\bar{x}} = \frac{S}{\sqrt{n}}$$

其中 S 是数据的标准差。当我们用均值来推断估计总体均值时，标准误反映了均值偏离总体均值的平均程度，故又称为**均值的标准差**（standard deviation for mean）。

例如，对案例 2-2 的男童坐高原始数据，其标准误为

$$S_X = \frac{S}{\sqrt{n}} = \frac{2.089}{\sqrt{90}} = 0.220$$

（四）变异系数

前面介绍的方差、标准差和极差等都反映了数据分布离散程度的绝对水平，其大小与原数据的均值水平和计量单位有关。而**变异系数**（coefficient of variation）则是描述数据离散程度的相对指标，是标准差与均值之比，常用百分比表示，其计算公式为：

$$CV = \frac{S}{|\bar{x}|} \times 100\%$$

例如，对案例 2-2 的男童坐高原始数据，其变异系数为

$$CV = \frac{S}{|\bar{x}|} \times 100\% = \frac{2.089}{66.544} \times 100\% = 3.14\%$$

变异系数是无量纲的相对变异性的统计量，其大小反映了数据偏离其均值的相对偏差。在比较不同总体，特别是不同量纲的两组数据的离散程度时，通常不能用方差、标准差和极差等变异性统计量，而应该用变异系数。

例 2-1 现有某高职学院刚入学的男大学生 100 人，测得其身高的均值为 171.5cm，标准差为 8.68cm；体重的均值为 65.34kg，标准差为 5.62kg，试比较身高与体重的变异程度。

解：由于身高和体重的量纲不同，故不能直接由标准差比较，而应比较其变异系数。则

$$CV(身高) = \frac{S}{|\bar{x}|} \times 100\% = \frac{8.68}{171.5} \times 100\% = 5.06\%$$

$$CV(体重) = \frac{S}{|\bar{x}|} \times 100\% = \frac{5.62}{65.34} \times 100\% = 8.60\%$$

可见，该高职学院男生体重的变异较大，或说身高比体重更稳定。

案例 2 - 2（续二）根据案例 2 - 2 的男童坐高原始数据，利用 SPSS 计算其常用统计量结果。

【SPSS 软件应用】

在 SPSS 中，对于数据集 ＜男童坐高数据＞（图 2 - 5），选择菜单【分析】→【描述统计】→【探索】，在打开的对话框【探索】中，如图 2 - 9，选定变量：

男童坐高→因变量列表（D）

最后点击 确定，即可得男童坐高数据集的各主要统计量的结果，如图 2 - 10 中"描述"表中的"统计"所在列结果所示。

在图 2 - 10 中的"描述"表中，"统计"列给出的即为对应的统计量结果，"标准误差"列给出的为对应统计量的标准误。其中有些统计量的术语不够准确，例如"平均值"应该为"均值"、"5% 剪除后平均值"应该为"5% 截尾均值"、"标准误差"应该为"标准误"等。

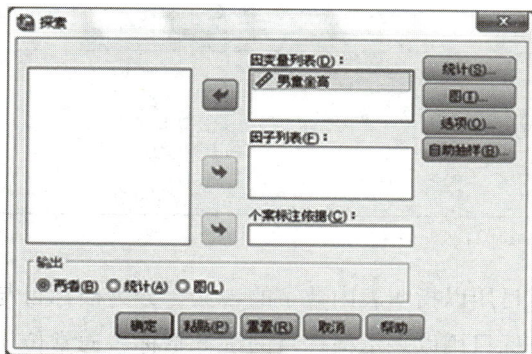

图 2 - 9　【探索】对话框

描述

			统计	标准误差
男童坐高	平均值		66.5444	.22024
	平均值的 95% 置信区间	下限	66.1068	
		上限	66.9821	
	5% 剪除后平均值		66.5488	
	中位数		66.6500	
	方差		4.366	
	标准差		2.08941	
	最小值		61.10	
	最大值		71.20	
	全距		10.10	
	四分位距		2.93	
	偏度		−0.13	.254
	峰度		−.156	.503

图 2 - 10　SPSS 对案例 2 - 2 数据计算的统计量结果

第三节　统计图表

PPT

统计图表是对统计资料进行描述的重要工具，它能使分组统计结果的对比关系和数据分布规律比用文字更加简洁清晰。统计图表的合理采用可以使统计数据资料得以准确表达，使人一目了然，容易理解，更便于数据资料的对比、分析和全面了解。

一、统计表

统计表（statistical table）是以表格的形式列出统计分析的事物及指标，用于统计结果的精确表达和对比分析。统计表结构要求简洁，一般一张表只包括一个中心内容，使数据资料具有条理性，一目了然。

📖 **知识链接**

司马迁——统计表的创建人

司马迁（公元前135～不可考），字子长，是我国两千多年前西汉时期的史学家、文学家、社会思想家。他官至太史令，继承父业，著述历史，撰写了我国第一部记传体史书《史记》（原名《太史公书》），被公认为是中国史书的典范。

司马迁对统计的贡献主要是创建了统计表，并提出了统计表的理论。他早年游历各地，了解风俗，采集传闻，进行了大量的社会调查，收集了不少经济史料和统计资料。他撰写的《史记》中共列有＜三代世表＞＜十二诸侯年表＞＜六国年表＞等10个统计表。这10个表是中国现存的第一批统计表。虽然远在我国西周时期《尚书禹贡》中已具有统计表的资料，但无统计表的编制。司马迁创建的统计表则已具备了近现代统计表的各项要素：总标题、纵栏和横栏标题、指标名称、计算单位和指标数值等。

统计表的基本结构一般由标题、标目、线条、数字四部分组成（有时附有备注），如表2-5所示。

表2-5 2019年末我国各年龄段的人口数

各年龄段	人口数（万）	百分比（%）
少年儿童（0～14岁）	24977	17.8
劳动年龄（15～59岁）	89640	64.0
老年（60岁及以上）	25388	18.2
合计	140005	100.0

＊数据来源：国家统计局《2019年国民经济和社会发展统计公报》，国家统计局官网

统计表的标题位于表的上方，简要说明表的内容。标目用以指明表内数字的含义，分为横标目与纵标目。横标目用以表示被研究的事物，位于表的左侧；纵标目用以表示横标目的统计指标，通常位于表的右上方；横、纵标目连读可以组成一句完整而通顺的话，有时横标目下方与纵标目右边可以设合计栏。统计表的线条不宜过多，除必须绘制的顶线、底线、标目线与合计上面的分隔线外，其余线条一般均省略，以突出表中数字。统计表内不宜留空格，暂缺或无记录的可用"…"表示，无数字的用"—"表示，数字为零时则填明"0"。

统计表按其横标目的分类标志的多少，可以分为简单表和复合表两类。

（1）**简单表**（simple table）：只按单一变量分组，即横标目只有一个分类标志，如表2-5是按不同年龄段分组的。

（2）**复合表**（combinative table）：按两个及两个以上变量分组，即横标目的分类标志不止一个，通常对纵标目分层列示。如表2-6是2015年我国各高等教育类型本、专科招生数与在校学生数的比较，它有两个分类标志：高等教育类型和学历，这样结合分组的统计表称为复合表。

表 2 - 6　2015 年我国各高等教育类型的学生数

高等教育类型	招生数（万人）			在校生数（万人）		
	研究生	本科	专科	研究生	本科	专科
普通高等教育	64.51	389.42	348.43	191.14	1576.69	1048.61
成人高等教育	12.79	101.47	135.28	58.75	279.34	356.60
网络高等教育	0	74.87	128.54	0	229.48	398.99

* 资料来源：国家统计局编《中国统计年鉴 2016》，中国统计出版社，2016。

二、统计图 微课2

统计图（statistical graph）是利用点、线、面等各种直观和形象的几何图形将复杂的统计数据表现出来的一种形式，其特点是简单明了、形象全面，可以直观地看出数量变化的统计特征和规律。

统计图的种类很多，其制作均可以由计算机利用统计软件（如 SAS、SPSSl 等）来完成。这里我们介绍几种常用的统计图：条形图、圆图、直方图、频数折线图、箱图、线图和时间序列图等。

（一）条形图

对定性数据或离散变量数据，通常用条形图、圆形图来反映数据的分布特征和构成比。

条形图（bar chart）是用相互间隔的等宽直条来表示各指标数值大小的图形，主要用于定性数据及离散型数值变量分布的图示。在表示定性数据的分布时，条形的长短表示各类别数据的频数或频率，图中各直条可以纵列，也可以横排，纵列时又称为垂直条形图或柱形图；横排时又叫水平条形图或带形图。前面图 2 - 4 即为 2020 年我国普查人口的文化程度的垂直条形图。

（二）圆图

圆图（pie chart）也称**饼图**，是用整个圆的面积表示研究对象总体，圆内各扇形面积来表示组成总体的各构成部分所占比例的一种统计图形，主要用来表示定性数据的构成比。

案例 2 - 1（续）　利用案例 2 - 1 给出的表 2 - 1 对应的 SPSS 数据集 <2020 年我国普查人口文化程度 >，制作我国各种文化程度的人口数的圆图。

【SPSS 软件应用】 在 SPSS 中，打开该数据集 <2020 年我国普查人口文化程度 >，选择菜单【图形】→【旧对话框】→【饼图】，在对话框【饼图】中，如图 2 - 11 所示，选定⊙个案值，点击定义。

图 2 - 11　【饼图】对话框

在打开的对话框【定义饼图】中，如图 2 - 12 所示，选定下列作图变量：

人数（亿）→分区的表征；　文化程度→⊙变量

点击确定。再对得到的圆形图进行一定的图形编辑后，即可得较好反映 2020 年我国普查人口中各种文化程度构成比的圆图，见图 2 - 13。

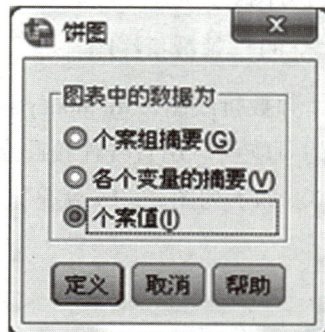

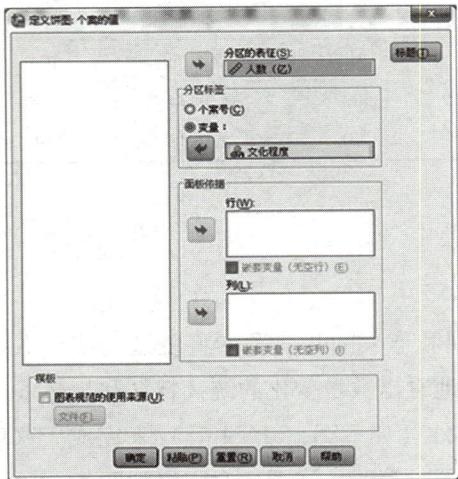

图 2-12　对话框【定义饼图】

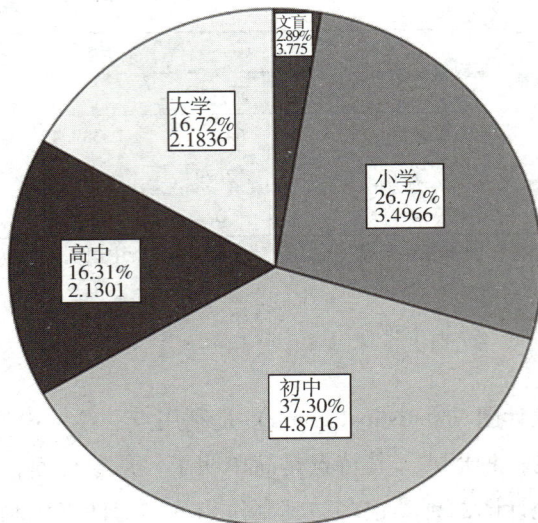

由人数（亿）加权的个案

图 2-13　2020 年我国各文化程度人口数的圆图

（三）直方图

对已分组的连续变量数据，我们通常用直方图和频数折线图来直观表示其数据分布特征。

直方图（histogram）是用一组无间隔的直条图来表示连续变量数据频数分布特征的统计图，又称**频数分布图**。直方图中，每一直条的高度表示相应组别的频数或频率（百分比），宽度则表示各组的组距。注意：直方图的各直条是连续排列，形成一密闭图形；而条形图的各直条则是分开排列。

例如，根据前面案例 2-2 的 90 名男童坐高数据，即可得到前面图 2-8 所示的男童坐高的频数分布直方图。

（四）频数折线图

频数折线图（frequency polygon）是在直方图的基础上，把直方图各组的顶部中点（即组中值与频数的对应点）用直线连接起来的统计图，为保证图形的封闭性，折线向左右两边各延伸一组，并取频数为 0。如下列图 2-14 就是案例 2-2 的男童坐高的频数折线图。

图 2-14　男童坐高数据的频数折线图

如果数据量很大且整理数据时分组组数越来越多，则组距会越来越小，此时所得的频数折线图将越来越光滑，逐渐形成一条平滑的**频数分布曲线**（frequency distribution curve）。分布曲线是反映统计量和分布规律的重要方法，在统计中起着重要作用。

（五）箱图

箱图（boxplot）又称**箱线图**、**盒状图**，是用数据的最大值、最小值、中位数和上、下四分位数这 5 个特征值制成的、反映原始数据分布状况的统计图形。如图 2 - 15 所示，箱图由一个箱子和两条线段组成，其中箱子两端边线分别是下四分位数 Q_1 和上四分位数 Q_3，箱子中间竖线是中位数，连线两端分别是除异常值外的最大值和最小值，异常值则另外标记。

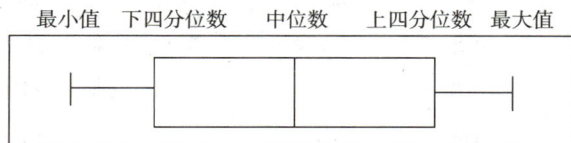

图 2 - 15　简单箱图与其分布 5 个特征值

箱图中箱子的长度是四分位间距，整个箱子包括了中间 50% 样本的数值分布范围。箱子越大，数据的变异程度越大。如果中间竖线即中位数在箱子的中点，表明分布对称，否则不对称。异常值是指与箱子边线的距离超过四分位间距（箱子长度）1.5 倍的数据值，用"○"表示，超过 3 倍的为极端值，用"＊"表示。通过箱图，不仅可以反映一组数据分布的特征，还可用于多组数据分布特征的比较。

利用 SPSS 软件由案例 2 - 2 的男童坐高数据，选择菜单【分析】→【描述统计】→【探索】，选定变量：男童坐高→因变量列表（D），点击 确定 后即可得到男童坐高数据的箱图见图 2 - 16。

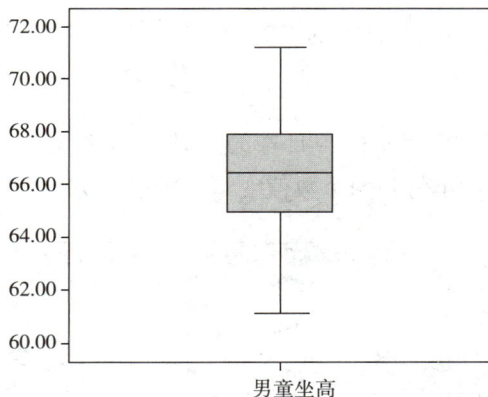

图 2 - 16　案例 2 - 2 的男童坐高数据的箱图

（六）线图和时间序列图

线图（ling plot）又称**折线图**，是在平面坐标上用折线反映数量变化特征和规律的统计图。当横轴指标为时间变量时，又称为**时间序列图**（time sequence plot）。线图形式简单易懂，尤其在同一图上进行多组现象比较时应用更广。

GDP 是国内生产总值（Gross Domestic Product）的缩写，是衡量一个国家的经济规模和发展水平最重要的指标。下列表 2 - 7 是 1978 年即我国改革开放以来，中国 GDP 与日本 GDP 的统计数据（单位：万亿美元），根据该表数据就可制作自 1978 年以来反映两国 GDP 变化趋势和差异的时间序列图，如图 2 - 20 所示。

表 2－7　1978～2019 年中国与日本的 GDP（单位：万亿美元）

年份	中国 GDP	日本 GDP	年份	中国 GDP	日本 GDP	年份	中国 GDP	日本 GDP
1978	0. 149	1. 01	1992	0. 427	3. 91	2006	2. 75	4. 53
1979	0. 178	1. 06	1993	0. 445	4. 45	2007	3. 55	4. 52
1980	0. 191	1. 11	1994	0. 564	4. 91	2008	4. 59	5. 04
1981	0. 195	1. 22	1995	0. 735	5. 45	2009	5. 10	5. 23
1982	0. 205	1. 13	1996	0. 864	4. 83	2010	6. 09	5. 70
1983	0. 231	1. 24	1997	0. 962	4. 41	2011	7. 55	6. 16
1984	0. 260	1. 32	1998	1. 03	4. 03	2012	8. 53	6. 20
1985	0. 310	1. 40	1999	1. 09	4. 56	2013	9. 57	5. 16
1986	0. 301	2. 08	2000	1. 21	4. 89	2014	10. 48	4. 85
1987	0. 273	2. 53	2001	1. 34	4. 30	2015	11. 06	4. 39
1988	0. 312	3. 07	2002	1. 47	4. 12	2016	11. 23	4. 92
1989	0. 348	3. 05	2003	1. 66	4. 45	2017	12. 31	4. 87
1990	0. 361	3. 13	2004	1. 96	4. 82	2018	13. 89	4. 95
1991	0. 383	3. 58	2005	2. 29	4. 76	2019	14. 34	5. 08

＊数据来源：快易理财网 https：//www. kylc. com/

例 2－2　根据 1978～2019 年中国与日本的 GDP 数据（表 2－7），制作其对应的时间序列图。

【SPSS 软件应用】

首先根据表 2－7 的 1978～2019 年中国与日本的 GDP 数据建立对应的 SPSS 数据集 <中国与日本 GDP 数据>，包括一个定序变量：年份和两个数值变量：中国 GDP 和日本 GDP。如图 2－17 所示。

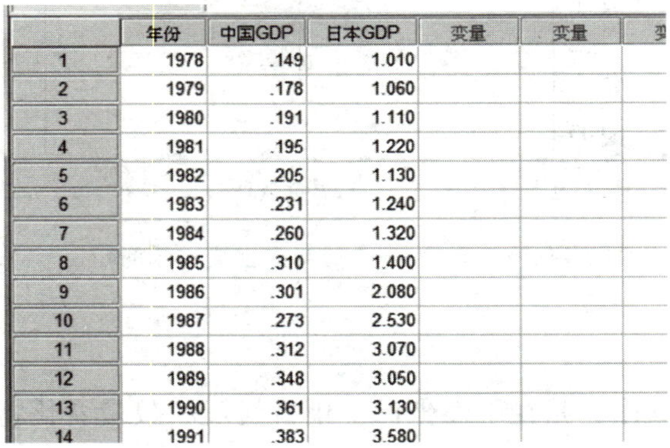

	年份	中国GDP	日本GDP	变量	变量	变
1	1978	.149	1.010			
2	1979	.178	1.060			
3	1980	.191	1.110			
4	1981	.195	1.220			
5	1982	.205	1.130			
6	1983	.231	1.240			
7	1984	.260	1.320			
8	1985	.310	1.400			
9	1986	.301	2.080			
10	1987	.273	2.530			
11	1988	.312	3.070			
12	1989	.348	3.050			
13	1990	.361	3.130			
14	1991	.383	3.580			

图 2－17　数据集 <中国与日本 GDP 数据>

在 SPSS 中，打开该数据集，选择菜单【图形】→【旧对话框】→【折线图】，在对话框【折线图】中，如图 2－18 所示，选定【多线】，并选定⊙单个个案的值，点击定义。

在打开的对话框【定义多线折线图】中，如图 2－19 所示，选定作图变量：

中国 GDP、日本 GDP→折线表示；　年份→⊙变量

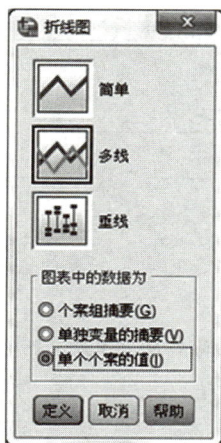

图 2 – 18　【折线图】对话框

图 2 – 19　对话框【定义多线折线图】

点击 确定 。由此即可得自 1978 ~ 2019 年中国 GDP 和日本 GDP 变化趋势和差异的时间序列图，在图形编辑器中点击添加标记的图标 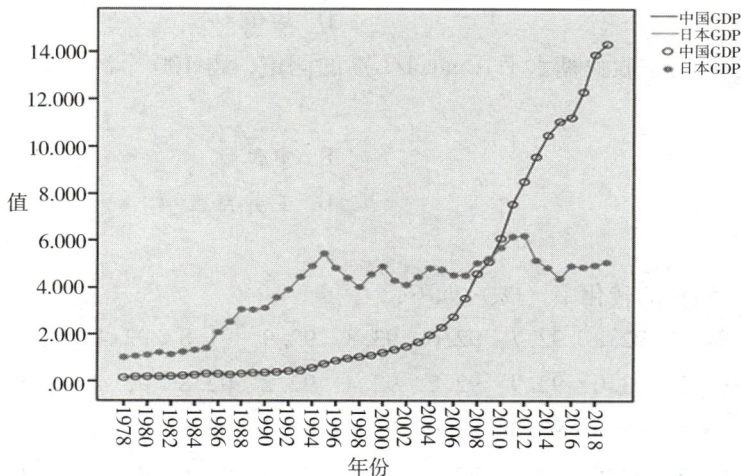，所得图形结果如图 2 – 20 所示。

图 2 – 20　1978 ~ 2019 年中国 GDP 与日本 GDP 的时间序列图

　　该时间序列图形象地反映了改革开放 40 年来，中国经济实现了长期快速增长，创造了中国经济发展的世界奇迹。而与日本 GDP 同期的变化趋势相比，中国 GDP 从 1978 年仅为日本 GDP 的 14.7% 发展到今天的是其近 3 倍，充分体现了我国社会主义制度的优越性。

　　统计图还有多种，其中散点图将在第 7 章介绍，其他还有茎叶图、环形图、雷达图、统计地图、人口金字塔图、股价走势图等，这里就不一一介绍，需要时可参阅有关参考书。

目标检测

答案解析

一、填空题

1. 统计数据可以分为_____数据、_____数据、_____数据等三类，其中_____数据、_____数据属于定性数据。

2. 常用于表示定性数据整理结果的统计图有_____、_____；而_____、_____、_____等是专用于表示定量数据的特征和规律的统计图。

3. 描述数据集中趋势的常用测度值主要有_____、_____和_____等，其中最重要的是_____；描述数据离散程度的常用测度值主要有_____、_____、_____、_____等，其中最重要的是_____、_____。

二、选择题

1. 关于标准差，以下错误的选项是（　　）。

    A. 反映样本观察值的离散程度   B. 度量了数据偏离均值的大小

    C. 反映了均值代表性的好坏   D. 不会小于均值

2. 比较腰围和体重两组数据变异度大小宜采用（　　）。

    A. 变异系数   B. 方差

    C. 极差   D. 标准差

3. 各样本观察值同乘以一个绝对值不为 1 的常数 C 后，下列统计量不变的是（　　）。

    A. 标准差   B. 变异系数

    C. 中位数   D. 均值

4. 对 100 名糖尿病患者进行空腹血糖水平（mmol/L）的测定，得 100 个测定值，反映其集中趋势的最佳指标是（　　）。

    A. 标准差   B. 中位数

    C. 均值   D. 变异系数

三、练习题

1. 在某药合成过程中，测得的转化率（%）如下：

    94.3 92.8 92.7 92.6 93.3 92.9 91.8 92.4 93.4 92.6

    92.2 93.0 92.9 92.2 92.4 92.2 92.8 92.4 93.9 92.0

    93.5 93.6 93.0 93.0 93.4 94.2 92.8 93.2 92.2 91.8

    92.5 93.6 93.9 92.4 91.8 93.8 93.6 92.1 92.0 90.8

（1）取组距为 0.5，最低组下限为 90.5，试作出频数分布表；

（2）根据频数分布表的分组数据，计算均值和标准差。

2. 在某次实验中，用洋地黄溶液分别注入 10 只家鸽内，直至动物死亡，将致死量折算至原来洋地黄叶粉的重量，其数据记录为（单位：mg/kg）

    97.3 91.3 102 129 92.8 98.4 96.3 99.0 89.2 90.1

试计算该组数据的均值、中位数、方差、标准差、极差、标准误和变异系数。

3. 已知某年某城市居民家庭月人均支出分组数据如下表所示

按月人均支出分组（元）	家庭户数占总户数的百分比（%）
200 以下	1.5
200 ~	18.2
500 ~	46.8
800 ~	25.3
1000 以上	8.2
合计	100

（1）试计算该市平均每户月人均支出的均值和标准差；

（2）指出其家庭月人均支出的中位数与众数所在组；

（3）制作家庭月人均支出的条形图。

四、上机实训题

1. 根据《中华人民共和国 2020 年国民经济和社会发展统计公报》，在 2020 年我国的国内生产总值 1015986 亿元中，第一产业为 77754 亿元，第二产业为 384255 亿元，第三产业为 553977 亿元，试用 SPSS 来绘制 2020 年我国的国内生产总值各产业产值的条形图和圆形图（饼图）。

2. 对本章练习题第 1 题的转化率数据

（1）用 SPSS 计算其常用描述统计量；

（2）取组距为 0.5，最低组下限为 90.5，用 SPSS 作出其频数分布表和直方图。

书网融合……

知识回顾　　微课 1　　微课 2　　习题

第三章 参数估计

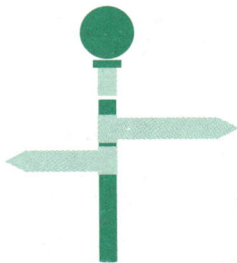

数理统计研究的目的在于探索揭示总体的统计规律性。例如，某公司研制了一种治疗冠心病的新药进行临床试验，现要考察该新药对冠心病患者治疗的有效率是多少。显然不可能对所有的冠心病患者都用该药进行一一治疗，而是抽取一部分冠心病患者作为样本进行临床治疗，然后根据该药对这部分冠心病患者治疗有效的比例来推断该药对所有冠心病患者治疗的有效率。那么应该抽取多少患者，这些患者应满足什么条件才能有代表性？

本章将介绍数理统计的一些基本概念，并介绍抽样分布、参数估计等内容。

学习目标

1. **掌握** 参数的点估计法；正态总体的均值、二项分布总体率的区间估计。
2. **熟悉** 总体、样本、统计量、点估计与区间估计的概念。
3. **了解** χ^2 分布、t 分布、F 分布及其特性；几个常用统计量的抽样分布；估计量的优良性。学会熟练运用 SPSS 求总体均值、方差等的点估计值；求正态总体均值的置信区间。

统计推断（statistical inference）是数理统计的重要内容，即利用样本数据来估计和推断总体的统计规律性。统计推断包括抽样分布、参数估计和假设检验等内容。

如果知道总体所服从的分布函数，就能够完全描述总体的概率分布状况。但在实际问题中我们很难知道总体所服从的分布函数。一般是知道总体服从的分布类型，但不知道总体分布中的参数，我们可以根据样本信息，构造样本函数即统计量，来估计总体中的未知参数，从而能够确定总体分布的具体形式，这种运用样本对总体参数的估计，我们称之为**参数估计**（parameter estimation）。用来估计总体未知参数的统计量称为**估计量**（estimate）。

实例分析

案例 3–1（药品有效期） 要检验某药厂生产的一批药品是否符合质量标准，一般是从这批药品中随机抽取一部分样品进行检验，并根据样品的检验数据对该批药品的质量指标做出统计推断。例如已知某批药品的有效期服从正态分布 $N(\mu,\sigma^2)$，其中 μ 和 σ^2 未知。现从该批药品中随机抽取 5 个样品进行储存试验，得到有效期分别为（单位：天）

$$1050 \quad 1100 \quad 1120 \quad 1250 \quad 1280$$

问题 如何由这些样品的有效期的值来估计未知参数 μ 和 σ^2 的值？

上列案例表明，当总体的个体数很多时，或者总体的范围难以确定时，我们只能从中抽取一部分个体进行调查，以此来推断所研究的总体的状况和规律，即进行由样本的部分信息来推断总体的统计规律性的统计推断。

本章在讨论参数估计之前，首先介绍总体、样本和统计量等基本概念，以及常用的抽样分布。

第一节　统计量 微课 1

PPT

一、总体与样本

我们把统计所要研究对象的全体称为**总体**（population）。总体中的每一个单元称为**个体**（individual）。例如，我们要研究某地 12 岁男孩的健康状况，总体就是该地区全体 12 岁男孩，而每一个 12 岁男孩都是总体中的一个个体。在数理统计中，我们一般是对总体的一个或者几个数量指标进行研究。例如，研究 12 岁男孩的健康状况，可以研究他们的身高、体重、肺活量等。这些数量指标就是随机变量 X，这样对总体的研究实际上就归结为对总体的数量指标 X 的研究，也就是研究随机变量 X 的分布函数和数字特征。所以我们通常把这些数量指标称为总体 X。而总体 X 的数字特征即总体的特征指标称为总体的**参数**（parameter）。

为了探索总体的统计规律性，需要对总体中的个体进行试验，但由于总体包含的个体数量往往很多，或试验具有破坏性，故我们不可能对总体中的每个个体进行试验。通常的做法是从总体中抽取一部分个体作为样本，构造样本函数，利用样本带来的信息，来对总体的统计规律性进行推断。

我们把从总体 X 中抽取的部分个体 $X_1, X_2, \cdots, X_n$ 称为样本。样本中所含的个体数 n 称为**样本容量**（sample size）。

例如，在研究某地 12 岁男孩的身高时，随机抽取 50 名男孩，测量其身高，这 50 名男孩的身高就构成一个样本，样本容量就是 50。

为了使样本对于总体具有充分的代表性，从总体中抽取样本必须是随机的，每个个体都有相同的概率被抽到，同时，每次抽取个体时必须是独立的，而且样本中的每个个体应与总体具有相同的分布。这样的样本我们称为简单随机样本。

定义 3-1　设 $X_1, X_2, \cdots, X_n$ 是来自总体 X 的样本。如果 $X_1, X_2, \cdots, X_n$ 相互独立，而且每一个个体都与总体 X 具有相同的分布，则称样本 $X_1, X_2, \cdots, X_n$ 为总体 X 的**简单随机样本**（simple random sample），简称**样本**（sample）。

由于 $X_1, X_2, \cdots, X_n$ 是从总体 X 中随机抽取的，因此是 n 个随机变量；而在一次具体的抽样后，得到的是 n 个具体的观测值 $x_1, x_2, \cdots, x_n$，称为一组样本值。

为方便起见，在不致引起混淆的情况下，我们赋予 $x_1, x_2, \cdots, x_n$ 双重含义：在泛指任一次抽取的结果时，$x_1, x_2, \cdots, x_n$ 表示 n 个随机变量（样本）；在具体的一次抽取之后，$x_1, x_2, \cdots, x_n$ 表示 n 个具体的数值（样本值）。我们称之为**样本的两重性**。

简单随机样本 $x_1, x_2, \cdots, x_n$ 应具有：

（1）**代表性**：随机变量 x_i（$i=1, 2, \cdots, n$）与总体 X 具有相同的分布。

（2）**独立性**：$x_1, x_2, \cdots, x_n$ 相互独立。

也就是说，简单随机样本 $x_1, x_2, \cdots, x_n$ 作为随机变量是独立分布的。

二、统计量

样本是总体的代表和反映,是对总体进行统计推断的依据。但我们在抽取样本后,一般不能直接利用样本进行推断,而是对样本进行加工和处理,收集样本带来的信息,也就是根据问题研究的需要,构造样本的函数。这样的样本函数我们称之为统计量。

定义 3-2 设 x_1,x_2,$\cdots$,x_n 是来自总体 X 的样本。如果 $f(x_1,x_2,\cdots,x_n)$ 是 x_1,x_2,$\cdots$,x_n 的连续函数,而且不含任何未知参数,则称样本函数 $f(x_1,x_2,\cdots,x_n)$ 为**统计量**(statistics)。

根据定义,统计量完全依赖于样本 x_1,x_2,$\cdots$,x_n,不应含有分布的任何未知参数。例如,对于总体 X 的一个样本 x_1,x_2,$\cdots$,x_n,若总体的均值 μ 未知,方差 σ^2 已知,则 $\dfrac{1}{\sigma^2}\displaystyle\sum_{i=1}^{n} x_i^2$ 是统计量,而 $\displaystyle\sum_{i=1}^{n} (x_i - \mu)^2$ 就不是统计量。

设 x_1,x_2,$\cdots$,x_n 是总体 X 的样本,则常用的样本统计量有

样本均值(mean): $\bar{x} = \dfrac{1}{n}\displaystyle\sum_{i=1}^{n} x_i$

样本方差(variance): $S^2 = \dfrac{1}{n-1}\displaystyle\sum_{i=1}^{n} (x_i - \bar{x})^2$

样本标准差(standard deviation): $S = \sqrt{\dfrac{1}{n-1}\displaystyle\sum_{i=1}^{n} (x_i - \bar{x})^2}$

样本变异系数(coefficient of variation): $CV = \dfrac{S}{|\bar{x}|} \times 100\%$

样本标准误(standard error): $S_{\bar{x}} = \dfrac{S}{\sqrt{n}}$

以上统计量分别刻画了样本的集中趋势和离散趋势,并可分别用于估计总体的相应参数,即总体的均值 μ、方差 σ^2、标准差 σ、变异系数 CV 和标准误。

第二节 抽样分布

PPT

在统计推断中,常利用总体的样本构造出合适的统计量,并使其服从或近似服从已知的分布。除在概率论中提到的分布外,本节再介绍几个在统计学中常用的统计分布:χ^2 分布、t 分布、F 分布。统计学中把统计量服从的分布通称为**抽样分布**(sampling distribution)。

一、常用统计分布

(一)分位数

定义 3-3 设随机变量 X 的分布函数为 $F(x)$,对给定的实数 $\alpha(0 < \alpha < 1)$,若实数 F_α 满足

$$P\{X > F_\alpha\} = \alpha$$

则称 F_α 为随机变量 X 分布的**上侧 α 分位数**(分位数也称为临界值)。

若实数 $F_{\alpha/2}$ 满足

$$P\{|X| > F_{\alpha/2}\} = \alpha$$

则称 $F_{\alpha/2}$ 为随机变量 X 分布的**双侧 α 分位数（或临界值）**。

例如，对于标准正态随机变量 X 和给定的 $\alpha(0<\alpha<1)$，称满足

$$P\{X>Z_\alpha\}=\int_{Z_\alpha}^{+\infty}\varphi(x)\,\mathrm{d}x=\alpha$$

的数 Z_α 为标准正态分布的上侧 α 分位数（或上侧 α 临界值）。

称满足

$$P\{|X|>Z_{\alpha/2}\}=\int_{-\infty}^{-Z_{\alpha/2}}\varphi(x)\,\mathrm{d}x+\int_{Z_{\alpha/2}}^{+\infty}\varphi(x)\,\mathrm{d}x=\alpha$$

的数 $Z_{\alpha/2}$ 为标准正态分布的双侧 α 分位数（双侧 α 临界值）。

标准正态分布的上侧 α 分位数和双侧 α 分位数的图示分别见图 3-1 和图 3-2。

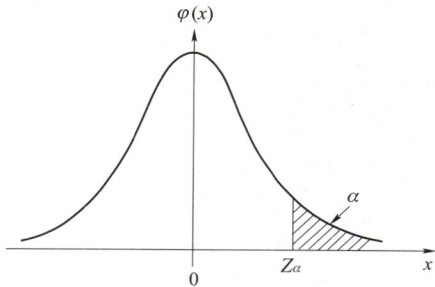

图 3-1　标准正态分布的上侧 α 分位数　　　图 3-2　标准正态分布的双侧 α 分位数

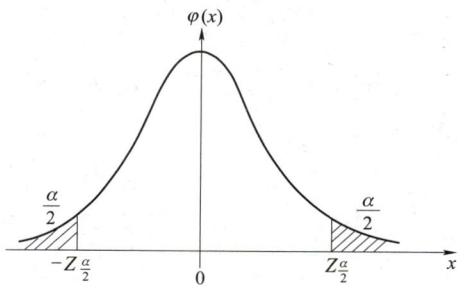

通常，直接求解分位数很困难，对常用的统计分布，可利用附录中的常用统计表查得分位数的值。

例如，在标准正态分布中，对于给定的 $\alpha=0.05$，由

$$P\{X>Z_{0.05}\}=1-P\{X\leqslant Z_{0.05}\}=1-\Phi(Z_{0.05})=0.05$$

得

$$\Phi(Z_{0.05})=1-0.05=0.95$$

查标准正态分布表（附表3）即可得到分位数 $Z_{0.05}=1.645$ 的值。

同理，由 $\Phi(Z_{0.025})=1-0.025=0.975$，查表得双侧分位数 $Z_{0.025}=1.96$。

另外，分位数 Z_α 和 $Z_{\alpha/2}$ 也可以在标准正态分布的双侧分位数表（附表4）中查得。

（二）χ^2 分布

定义 3-4　设随机变量 $X_1,X_2,\cdots,X_n$ 相互独立，且都服从标准正态分布 $N(0,1)$，则称

$$\chi^2=X_1^2+X_2^2+\cdots+X_n^2$$

服从自由度为 n 的 χ^2（**卡方**）**分布**（Chi-square distribution），并记为 $\chi^2\sim\chi^2(n)$。其中 n 称为**自由度**（degrees of freedom，简记为 df），表示上式右端所包含的独立变量的个数。

$\chi^2(n)$ 分布密度函数很复杂，在此从略。其密度曲线的图形如图 3-3 所示，其形状与自由度 n 的取值有关。从图 3-3 中可以看出，$\chi^2(n)$ 分布是不对称的偏态分布，而且只在第一象限取值，随着 n 的增大曲线逐渐趋于对称。实际上，当 $n\to\infty$ 时，$\chi^2(n)$ 分布的极限分布为正态分布。

χ^2 分布的数学期望与方差为：$E(\chi^2)=n$，$D(\chi^2)=2n$。

设 $\chi^2\sim\chi^2(n)$，对于给定的 $\alpha(0<\alpha<1)$，称满足

$$P\{\chi^2>\chi_\alpha^2(n)\}=\int_{\chi_\alpha^2(n)}^{+\infty}\chi^2(x)\,\mathrm{d}x=\alpha$$

的数 $\chi_\alpha^2(n)$ 为 χ^2 分布的上侧 α 分位数（或上侧 α 临界值）。如图 3-4 所示。

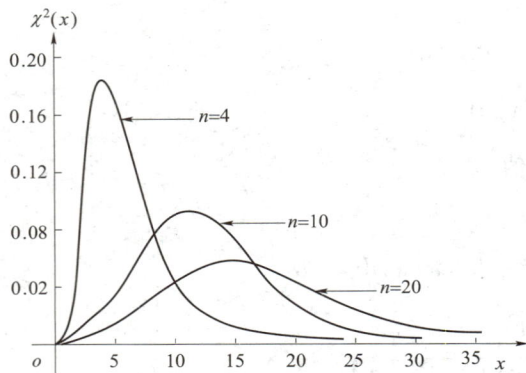

图 3-3 $\chi^2(n)$ 分布的密度曲线图

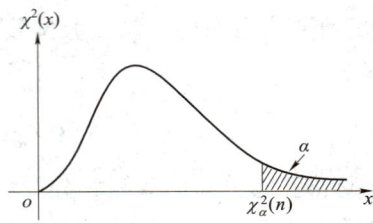

图 3-4 $\chi^2(n)$ 分布的上侧 α 分位数

对于不同的 n 和 α，分位数 $\chi^2_\alpha(n)$ 的值已经编制成 χ^2 分布表（附表 5）供查用。

例如，查表得

$$\chi^2_{0.05}(10) = 18.307, \quad \chi^2_{0.99}(12) = 3.571 \, .$$

χ^2 分布表中只列出了 $n \leq 45$ 时 $\chi^2_\alpha(n)$ 相应的值。当自由度 n 充分大时，有

$$\sqrt{2\chi^2} \overset{\text{近似}}{\sim} N(\sqrt{2n-1}, 1)$$

因此，对于 $n > 45$，近似地有

$$\chi^2_\alpha(n) \approx \frac{1}{2}(Z_\alpha + \sqrt{2n-1})^2$$

其中 Z_α 是标准正态分布 $N(0,1)$ 的上侧 α 临界值。

例如，当 $\alpha = 0.05$，$n = 50$ 时，有

$$\chi^2_{0.05}(50) \approx \frac{1}{2}(Z_{0.05} + \sqrt{2 \times 50 - 1})^2 = \frac{1}{2}(1.64 + \sqrt{99})^2 = 67.163 \, .$$

（三）t 分布

定义 3-5 设随机变量 $X \sim N(0,1)$，随机变量 $Y \sim \chi^2(n)$，且 X 与 Y 相互独立，则称随机变量

$$T = \frac{X}{\sqrt{Y/n}}$$

服从自由度为 n 的 t 分布（t distribution）或**学生分布**（student distribution），记为 $T \sim t(n)$。

t 分布的密度函数比较复杂，此处从略。t 分布的密度曲线图形如图 3-5 所示。

从图 3-5 中可以看到，t 分布的密度曲线与标准正态曲线类似，是以纵轴为对称轴的"钟形"曲线，而且随着自由度 n 的逐渐增大，t 分布逐渐接近于标准正态分布 $N(0,1)$。

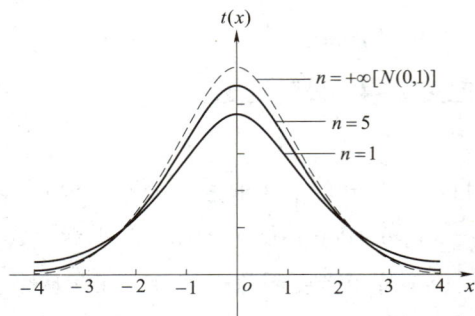

图 3-5 t 分布的密度曲线图

实际上可以证明，当 $n \to \infty$ 时，t 分布的极限分布就是标准正态分布。因此，对于大样本（$n \geq 30$）情形，t 分布可用标准正态分布近似。

对于给定的 $\alpha(0 < \alpha < 1)$，称满足

$$P\{T > t_\alpha(n)\} = \int_{t_\alpha(n)}^{+\infty} t(x)\,\mathrm{d}x = \alpha$$

的数 $t_\alpha(n)$ 为 $t(n)$ 分布的上侧 α 分位数（或上侧 α 临界值）。

称满足

$$P\{|T| > t_{\alpha/2}(n)\} = \int_{-\infty}^{-t_{\alpha/2}(n)} t(x)\,\mathrm{d}x + \int_{t_{\alpha/2}(n)}^{+\infty} t(x)\,\mathrm{d}x = \alpha$$

的数 $t_{\alpha/2}(n)$ 为 $t(n)$ 分布的双侧 α 分位数（或双侧 α 临界值）。

对不同的 α 与 n，t 分布的上侧 α 分位数可从 t 分布表（附表6）中查得。

例如，查表可得 $t_{0.05}(10) = 1.8125$，$t_{0.05/2}(8) = t_{0.025}(8) = 2.3060$。

对于较大的 α 值，可由 t 分布的对称性得到

$$t_\alpha(n) = -t_{1-\alpha}(n)。$$

当 $n > 45$ 时，就用标准正态分布 $N(0,1)$ 的分位数 Z_α 来近似 $t_\alpha(n)$，即

$$t_\alpha(n) \approx Z_\alpha。$$

例如，当 $\alpha = 0.05$，$n = 8$ 时，直接查附表6得：$t_{0.05}(8) = 1.8595$。

当 $\alpha = 0.95$，$n = 8$ 时，$t_{0.95}(8) = -t_{1-0.95}(8) = -t_{0.05}(8) = -1.8595$。

当 $\alpha = 0.05$，$n = 50$ 时，$t_{0.05}(50) \approx Z_{0.05} = 1.645$。

知识链接

戈塞特与 t 分布

W. S. 戈塞特（Willia Sealy Gosset，1876~1937）是小样本统计理论和方法的开创者，推断统计学的先驱。在牛津大学攻读化学和数学毕业后在酿酒厂担任酿造化学技师，从事统计和实验工作。

1905 年，戈塞特利用酒厂里大量的小样本数据发表了第一篇论文《误差法则在酿酒过程中的应用》。经过多年的潜心研究，戈塞特终于在 1908 年以"Student"的笔名在《生物统计学》杂志发表了著名论文《均值的可能误差》，提出了一种统计量的抽样分布——t 分布，引入了小样本估计。因此，t 分布又被称为"Student（学生）分布"。

戈塞特在 1907~1937 年间发表了 22 篇统计学论文，引入了均值、方差、方差分析、样本等概率统计的一些基本概念和术语，研究与建立了相关系数的抽样分布、泊松分布应用中的样本误差问题等，被现代数理统计学的主要奠基人 R. A. 费希尔誉为"统计学中的法拉第"。

（四）F 分布

定义 3-6　设随机变量 $X \sim \chi^2(n_1)$，$Y \sim \chi^2(n_2)$，且 X 与 Y 相互独立，则称随机变量

$$F = \frac{X/n_1}{Y/n_2}$$

服从自由度为 (n_1, n_2) 的 F 分布（F distribution），记为 $F \sim F(n_1, n_2)$。其中 n_1 称为第一自由度，n_2 称为第二自由度。

F 分布的密度函数很复杂，在此从略。随机变量 F 的概率密度函数的图形如图 3-6 所示，也是一条高峰偏向左侧的曲线，而且只在第一象限取值。

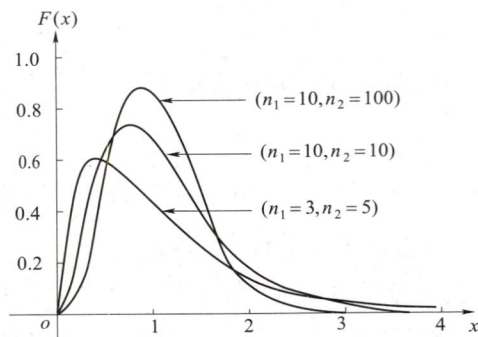

图 3-6 F 分布的密度曲线图

对于给定的 $\alpha(0 < \alpha < 1)$，称满足

$$P\{F > F_\alpha(n_1, n_2)\} = \int_{F_\alpha(n_1, n_2)}^{+\infty} F(x)\,\mathrm{d}x = \alpha$$

的数 $F_\alpha(n_1, n_2)$ 为 $F(n_1, n_2)$ 分布的上侧 α 分位数（或上侧 α 临界值），如图 3-7 所示。

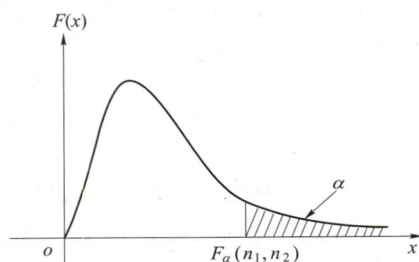

图 3-7 F 分布的上侧 α 分位数

如果已知 α 和自由度 (n_1, n_2)，就可以利用 F 分布表（附表 7）得到 $F_\alpha(n_1, n_2)$。

由定义 3-6 知，若 $F \sim F(n_1, n_2)$，则 $\dfrac{1}{F} \sim F(n_2, n_1)$。

$F(n_1, n_2)$ 分布的 α 分位数有如下性质

$$F_{1-\alpha}(n_1, n_2) = \frac{1}{F_\alpha(n_2, n_1)}。$$

由于附表 7 中只能查到 α 较小时的分位数 $F_\alpha(n_1, n_2)$。利用上述公式，就可以用 F 分布表中对应于 $\alpha = 0.10, 0.05, 0.025, \cdots$ 的 F 分布的临界值 $F_\alpha(n_1, n_2)$，来求得相应于 $\alpha = 0.90, 0.95, 0.975, \cdots$ 的 F 分布的临界值。

例如，查表得 $F_{0.05}(10, 15) = 2.54$，则有

$$F_{0.95}(15, 10) = F_{1-0.05}(15, 10) = \frac{1}{F_{0.05}(10, 15)} = \frac{1}{2.54} = 0.3937。$$

二、抽样分布

在多数情形下，统计量服从正态分布或以正态分布为渐近分布。为此，下面重点介绍正态总体的几个常用的抽样分布。

（一）单个正态总体的抽样分布

定理 3-1 设总体 $X \sim N(\mu, \sigma^2)$，$X_1, X_2, \cdots, X_n$ 为取自 X 的一个样本，$\bar{x}$ 为该样本的样本均值，则有

$$\bar{x} = \frac{1}{n} \sum_{i=1}^{n} X_i \sim N\left(\mu, \frac{\sigma^2}{n}\right)$$

从而有
$$Z = \frac{\bar{x} - \mu}{\sigma / \sqrt{n}} \sim N(0,1) \text{（证明略）}$$

例 3-1　从正态总体 $N(1,4)$ 中抽取容量为 16 的样本。试求样本均值 $\bar{x}$ 落在区间 $(0,2)$ 上的概率。

解：因为 $\mu = 1$，$\sigma^2 = 4$，$n = 16$，则有

$$Z = \frac{\bar{x} - \mu}{\sigma / \sqrt{n}} = \frac{\bar{x} - 1}{1/2} \sim N(0,1)$$

所以 $P\{0 < \bar{x} < 2\} = P\left\{-2 < \frac{\bar{x}-1}{1/2} < 2\right\} = \Phi(2) - \Phi(-2) = 2\Phi(2) - 1 = 0.9545$

如果总体不服从正态分布或分布未知，只要样本容量 n 充分大（ $n \geqslant 30$ ），由下列中心极限定理可知，其样本均值 $\bar{x}$ 的极限分布为正态分布，即有：

定理 3-2 中心极限定理（central limit theorem）若总体 X 的均值 μ 和方差 σ^2 有限，则当样本容量 n 充分大（ $n \geqslant 30$ ）时，不管总体服从什么分布，其样本均值 $\bar{x}$ 近似服从均值为 μ，方差为 $\frac{\sigma^2}{n}$ 的正态分布，即：

$$\bar{x} = \frac{1}{n} \sum_{i=1}^{n} X_i \overset{\text{近似}}{\sim} N\left(\mu, \frac{\sigma^2}{n}\right)$$

从而有
$$Z = \frac{\bar{x} - \mu}{\sigma / \sqrt{n}} \sim N(0,1) \text{（证明略）}$$

例 3-2　从均值 $\mu = 18$ 和方差 $\sigma^2 = 16$ 的总体中随机抽取样本容量为 64 的样本，试求样本均值 $\bar{x}$ 落在 17 到 19 之间的概率。

解：因为样本容量 $n = 64$ 为大样本情形，则由中心极限定理，不论总体服从什么分布，其样本均值 $\bar{x}$ 近似服从均值是 $\mu = 18$、方差是 $\frac{\sigma^2}{n} = \frac{16}{64} = \frac{1}{4}$ 的正态分布，即

$$\bar{x} \overset{\text{近似}}{\sim} N\left(18, \frac{1}{4}\right)$$

故所求概率为

$$P(17 \leqslant \bar{x} \leqslant 19) = F(19) - F(17) = \Phi\left(\frac{19-18}{1/2}\right) - \Phi\left(\frac{17-18}{1/2}\right)$$

$$= \Phi(2) - \Phi(-2) = 2\Phi(2) - 1 = 0.9545$$

定理 3-3　设总体 $X \sim N(\mu, \sigma^2)$，$x_1, x_2, \cdots, x_n$ 为取自 X 的一个样本，$\bar{x}$ 与 S^2 为该样本的样本均值与样本方差，则有

$$\chi^2 = \frac{(n-1)S^2}{\sigma^2} \sim \chi^2(n-1)$$

并且样本均值 $\bar{x}$ 与样本方差 S^2 相互独立（证明略）。

定理 3-4　设总体 $X \sim N(\mu, \sigma^2)$，$X_1, X_2, \cdots, X_n$ 为取自 X 的一个样本，$\bar{x}$ 与 S^2 为该样本的样本均值与样本方差，则有

$$T = \frac{\bar{x} - \mu}{S / \sqrt{n}} \sim t(n-1) \text{（证明略）}。$$

（二）两个正态总体的抽样分布

定理 3 – 5 设 $X \sim N(\mu_1, \sigma_1^2)$ 与 $Y \sim N(\mu_2, \sigma_2^2)$ 是两个相互独立的正态总体，又设 $X_1, \cdots, X_{n_1}$ 和 $Y_1, \cdots,$ Y_{n_2} 分别是来自两个总体 X 和 Y 的样本，其样本均值和样本方差分别为 $\overline{X}$、$\overline{Y}$ 和 S_1^2、S_2^2，则有

（1）$Z = \dfrac{(\overline{X} - \overline{Y}) - (\mu_1 - \mu_2)}{\sqrt{\dfrac{\sigma_1^2}{n_1} + \dfrac{\sigma_2^2}{n_2}}} \sim N(0, 1)$

（2）$F = \dfrac{S_1^2 / \sigma_1^2}{S_2^2 / \sigma_2^2} \sim F(n_1 - 1, n_2 - 1)$

（3）当 $\sigma_1^2 = \sigma_2^2 = \sigma^2$ 时，

$$T = \frac{(\overline{X} - \overline{Y}) - (\mu_1 - \mu_2)}{S_p \sqrt{\dfrac{1}{n_1} + \dfrac{1}{n_2}}} \sim t(n_1 + n_2 - 2)$$

其中 S_p^2 为 S_1^2 与 S_2^2 的加权平均，即 $S_p^2 = \dfrac{(n_1 - 1)S_1^2 + (n_2 - 1)S_2^2}{n_1 + n_2 - 2}$（证明略）。

> **即学即练 3 – 1**
>
> 设总体 $X \sim N(\mu, \sigma^2)$，$X_1, X_2, \cdots, X_n$ 为来自总体 X 的一个样本，其中 $\overline{X}$，S^2 分别为其样本均值和样本方差，则下列选项**错误**的是（　　）。
>
> A. $\overline{X}$ 与 S^2 相互独立　　　　 B. $\dfrac{\overline{X} - \mu}{\sigma / \sqrt{n}} \sim N(0, 1)$
>
> 答案解析
>
> C. $\dfrac{\overline{X} - \mu}{S / \sqrt{n}} \sim t(n - 1)$　　　　 D. $\dfrac{(n - 1)S}{\sigma^2} \sim \chi^2(n - 1)$

第三节　参数的点估计

PPT

参数估计是统计推断的基本问题之一，它一般包括点估计和区间估计两种类型。这里先介绍参数的点估计。

一、参数的点估计

参数的**点估计**（point estimate）就是用随机抽样得到的样本构造的统计量 $\hat{\theta} = \hat{\theta}(X_1, X_2, \cdots, X_n)$，对总体的未知参数 θ 所做的一个数值点的估计。

如果用统计量 $\hat{\theta} = \hat{\theta}(X_1, X_2, \cdots, X_n)$ 来估计总体的未知参数 θ，则称 $\hat{\theta} = \hat{\theta}(X_1, X_2, \cdots, X_n)$ 为 θ 的**估计量**（estimate）。估计量作为样本统计量是一个随机变量。而对应于样本的一组具体取值 $x_1, x_2, \cdots, x_n$，估计量 $\hat{\theta}$ 的相应取值 $\hat{\theta}(x_1, x_2, \cdots, x_n)$ 称为总体参数 θ 的一个**估计值**（estimate value）。同一个估计量，

当样本取不同值时所得到的估计值往往是不相同的。以后在不致混淆时，估计量 $\hat{\theta} = \hat{\theta}(X_1, X_2, \cdots, X_n)$ 与估计值 $\hat{\theta}(x_1, x_2, \cdots, x_n)$ 都称为 θ 的估计，并都简记为 $\hat{\theta}$。

参数点估计的方法主要有矩估计法、最大似然估计法和最小二乘法等。我们只介绍最常用的矩估计法。**矩**（moment）是统计学中以均值为基础定义的数字特征。我们常见的均值就是一阶原点矩，方差是二阶中心矩。

所谓**矩估计法**（moment method of estimation），就是利用样本矩来估计总体矩的估计法。最常用的矩估计法是用样本均值 $\bar{x}$ 来估计总体的均值 μ，用样本方差 S^2 来估计总体的方差 σ^2，即有：

$$\hat{\mu} = \bar{x} = \frac{1}{n}\sum_{i=1}^{n} x_i, \quad \hat{\sigma}^2 = S^2 = \frac{1}{n-1}\sum_{i=1}^{n}(x_i - \bar{x})^2, \quad \hat{\sigma} = S = \sqrt{\frac{1}{n-1}\sum_{i=1}^{n}(x_i - \bar{x})^2}.$$

▶▶ 实例解析

利用矩估计法，我们就可解决案例 3-1 的问题，即求解 μ 和 σ^2 的点估计值。

案例 3-1 解 由药品有效期的实测值 1050，1100，1120，1250，1280 计算得：

样本均值：$\bar{x} = \frac{1}{n}\sum_{i=1}^{5} x_i = 1160$，样本方差：$S^2 = \frac{1}{n-1}\sum_{i=1}^{5}(x_i - \bar{x})^2 = 9950$。

故 μ 的点估计值为 $\hat{\mu} = \bar{x} = 1160$，$\sigma^2$ 的点估计值为 $\hat{\sigma}^2 = S^2 = 9950$。

【SPSS 软件应用】

首先建立对应的 SPSS 数据集＜药品有效期＞，包括一个数值变量：有效期。如图 3-8 所示。

在 SPSS 中，打开该数据集，选择菜单

【分析】→【描述统计】→【描述】，

在对话框【描述统计】中选定：有效期→变量（V）；点击【选项】，保留已选项，再选定：☑方差，点击 继续，再点击 确定。

即可得如图 3-9 所示的药品有效期数据的常用样本统计量，包括均值、方差、标准差等估计值。

	有效期	变
1	1050	
2	1100	
3	1120	
4	1250	
5	1280	

图 3-8 数据集＜药品有效期＞

描述统计

	个案数	最小值	最大值	平均值	标准差	方差
有效期	5	1050	1280	1160.00	99.750	9950.000
有效个案数（成列）	5					

图 3-9 案例 3-1 的【描述统计】输出结果

故 μ 的点估计值为 $\hat{\mu} = \bar{x} = 1160$，$\sigma^2$ 的点估计值为 $\hat{\sigma}^2 = S^2 = 9950$。

例 3-3 已知某药品的质量指标 X 服从指数分布，其密度为

$$f(x) = \begin{cases} \lambda e^{-\lambda x}, & x \geq 0 \\ 0, & x < 0 \end{cases}$$

试用矩估计法求未知参数 λ 的点估计量。

解：先求 X 的总体均值

$$\mu = E(X) = \int_{-\infty}^{+\infty} x f(x)\,dx = \int_0^{+\infty} x\lambda e^{-\lambda x}\,dx = \frac{1}{\lambda}$$

则

$$\lambda = \frac{1}{E(X)} = \frac{1}{\mu}$$

是总体均值 μ 的函数，故用样本均值 $\overline{X}$ 替代总体均值 μ 即可得 λ 的矩估计量

$$\hat{\lambda} = \frac{1}{\hat{\mu}} = \frac{1}{\overline{X}}$$

二、估计量的优良性

估计量 $\hat{\theta} = \hat{\theta}(x_1, x_2, \cdots, x_n)$ 只是总体参数 θ 的一个估计，而且对同一个参数 θ，可能有多个可供选择的估计量，那么如何判断估计量的优劣呢？通常我们有以下三个评价标准：无偏性、有效性和一致性。

（一）无偏性

若选取的统计量的估计值是以被估计未知参数的真值为中心分布的，那么用它求估计值时，就可以避免系统误差的影响。

定义 3-7 如果 $\hat{\theta} = \hat{\theta}(x_1, x_2, \cdots, x_n)$ 是 θ 的估计量，且 $E(\hat{\theta}) = \theta$，则称估计量 $\hat{\theta}$ 是参数 θ 的**无偏估计量**（unbiased estimate）。

无偏估计的意义是：用 $\hat{\theta}$ 去估计未知参数 θ，对于不同的样本，$\hat{\theta}$ 取不同的值，但平均而言等于未知参数 θ。

即学即练 3-2

答案解析

设总体 $X \sim N(\mu, \sigma^2)$，$x_1, x_2, \cdots, x_n$ $(n \geq 3)$ 是来自总体 X 的简单样本，则下列估计量中，不是总体参数 μ 的无偏估计的是（　　）。

A. $\overline{x}$　　　　　　　　　　B. $x_1 + x_2 + \cdots + x_n$

C. $0.1(6x_1 + 4x_n)$　　　　　D. $x_1 + x_2 - x_3$

例 3-4 设 $x_1, x_2, \cdots, x_n$ 是来自总体 X 的一个样本，证明样本均值 $\overline{x} = \frac{1}{n}\sum_{i=1}^n x_i$ 是总体均值 μ 的一个无偏估计量。

证： $E(\overline{x}) = E\left(\frac{1}{n}\sum_{i=1}^n x_i\right) = \frac{1}{n}E\left(\sum_{i=1}^n x_i\right) = \frac{1}{n}\sum_{i=1}^n E(x_i) = \frac{1}{n}\sum_{i=1}^n E(X) = E(X) = \mu$

即样本均值 $\bar{x} = \dfrac{1}{n}\sum\limits_{i=1}^{n}x_i$ 是总体均值 μ 的一个无偏估计量。

同理可以证明：样本方差 $S^2 = \dfrac{1}{n-1}\sum\limits_{i=1}^{n}(x_i - \bar{x})^2$ 是总体方差 σ^2 的无偏估计量。

（二）有效性

在满足无偏性的估计量中，应选择方差最小的。因为方差小的估计量作出的估计值，其波动也小。

定义 3 - 8　设 $\hat{\theta}_1$ 和 $\hat{\theta}_2$ 都是 θ 的无偏估计量，若 $D(\hat{\theta}_1) < D(\hat{\theta}_2)$，则称 $\hat{\theta}_1$ 比 $\hat{\theta}_2$ 更**有效**（effective）。

例 3 - 5　设 $x_1, x_2, \cdots, x_n$ 是来自总体 X 的一个样本，证明样本均值 $\bar{x} = \dfrac{1}{n}\sum\limits_{i=1}^{n}x_i$ 比总体均值 μ 的另一个无偏估计量 x_i 更有效。

证：因为 x_i 与 X 服从同一分布，所以

$$E(x_i) = \mu, \quad D(x_i) = \sigma^2$$

即 x_i 是 μ 的无偏估计量。

又因为

$$E(\bar{x}) = \mu, \quad D(\bar{x}) = \frac{\sigma^2}{n}$$

所以，只要 $n > 1$，就有　　$D(\bar{x}) = \dfrac{\sigma^2}{n} < D(x_i) = \sigma^2$

因此，$\bar{x}$ 比 x_i 更有效。

第四节　参数的区间估计 微课2

PPT

点估计是利用一个样本值去求得总体参数 θ 的一个估计值（近似值），对了解参数 θ 的大小有一定的参考价值。但是点估计最大的缺点是无法提供估计结果的可靠性和精确度。

本节将介绍另一种应用广泛的方法，就是参数的**区间估计**（interval estimation），它是用区间的形式估计出未知参数 θ 所在的范围，并且给出了该区间包含参数 θ 的概率，解决了参数估计的可靠度和精度问题。

一、区间估计的概念

定义 3 - 9　设 θ 是总体 X 的一个未知参数，如果对于给定的 $\alpha(0 < \alpha < 1)$，由样本 $x_1, x_2, \cdots, x_n$ 确定的两个统计量 $\hat{\theta}_1 = \hat{\theta}_1(x_1, x_2, \cdots, x_n)$ 和 $\hat{\theta}_2 = \hat{\theta}_2(x_1, x_2, \cdots, x_n)$ 满足

$$P\{\hat{\theta}_1 < \theta < \hat{\theta}_2\} = 1 - \alpha$$

则称随机区间 $(\hat{\theta}_1, \hat{\theta}_2)$ 为 θ 的置信度为 $1 - \alpha$ 或 $100(1 - \alpha)\%$ 的**置信区间**（confidence interval），$\hat{\theta}_1$，$\hat{\theta}_2$ 分别称为**置信下限**（confidence lower limit）和**置信上限**（confidence upper limit），α 称为显著性水平，$1 - \alpha$ 称为**置信度**或**置信水平**（confidence level）。

虽然 θ 是总体的一个未知参数，但 θ 是一个常数，并不具备随机性。但是置信区间却是随机的，因

为 $\overset{\wedge}{\theta}_1 = \overset{\wedge}{\theta}_1(x_1, x_2, \cdots, x_n)$ 和 $\overset{\wedge}{\theta}_2 = \overset{\wedge}{\theta}_2(x_1, x_2, \cdots, x_n)$ 是两个不依赖于 θ 的随机变量。如果进行一次抽样，就可以得到一个置信区间 $(\overset{\wedge}{\theta}_1, \overset{\wedge}{\theta}_2)$ ，如果重复抽样，就可以得到很多这样的置信区间。但并不是每个置信区间都包含参数 θ 的真值。置信度 $1 - \alpha$ 就表示，在重复抽样得到的所有置信区间中，包含 θ 的区间约占其中的 $100(1 - \alpha)\%$ ，而不含 θ 的区间约占其中的 $100\alpha\%$ 。例如，如果 $1 - \alpha = 0.95$ ，就表示 100 次抽样中大约有 95 个区间包含 θ 真值，而约有 5 个区间不包含 θ 真值，即 $(\overset{\wedge}{\theta}_1, \overset{\wedge}{\theta}_2)$ 包含参数 θ 的可靠性为 95%。

二、正态总体均值的区间估计

正态总体均值 μ 的区间估计分为两种情形：方差 σ^2 已知和方差 σ^2 未知。

（一）方差已知时总体均值的区间估计

设 x_1，x_2，$\cdots$，x_n 为来自正态总体 $N(\mu, \sigma^2)$ 的一个样本，$\bar{x}$ 和 S^2 分别是样本均值和样本方差。现考察 σ^2 已知时正态总体均值 μ 的区间估计。

由于样本均值 $\bar{x}$ 是总体均值 μ 的无偏估计，而方差 σ^2 已知，所以我们选择统计量

$$Z = \frac{\bar{x} - \mu}{\sigma / \sqrt{n}} \sim N(0,1)$$

对于给定的置信水平 $1 - \alpha$，查标准正态分布分位数表（附表4），得到临界值 $Z_{\alpha/2}$，使得

$$P\{|Z| < Z_{\alpha/2}\} = 1 - \alpha （图 3 - 10）。$$

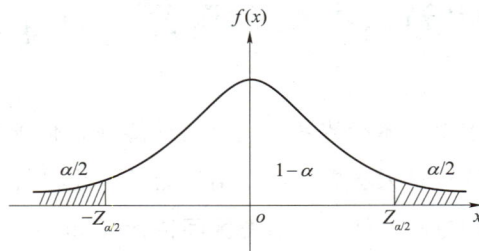

图 3 - 10　标准正态分布的双侧临界值

即

$$P\left\{\left|\frac{\bar{x} - \mu}{\sigma / \sqrt{n}}\right| < Z_{\alpha/2}\right\} = 1 - \alpha$$

或

$$P\left\{\bar{x} - Z_{\alpha/2}\frac{\sigma}{\sqrt{n}} < \mu < \bar{x} + Z_{\alpha/2}\frac{\sigma}{\sqrt{n}}\right\} = 1 - \alpha$$

故总体均值 μ 的置信水平为 $1 - \alpha$ 的置信区间为

$$\left(\bar{x} - Z_{\alpha/2}\frac{\sigma}{\sqrt{n}}, \quad \bar{x} + Z_{\alpha/2}\frac{\sigma}{\sqrt{n}}\right)$$

也可简记为 $\bar{x} \pm Z_{\alpha/2}\frac{\sigma}{\sqrt{n}}$ 。

例 3 - 6　某车间用一台包装机包装葡萄糖，设包装机包装的糖重服从方差为 $\sigma^2 = 0.015^2$ 的正态分布。现从某天生产的葡萄糖中随机抽取 9 袋，测得糖重（单位：kg）为：

0.497　0.508　0.518　0.524　0.494　0.511　0.513　0.519　0.515

试求：（1）葡萄糖重均值 μ 的点估计；（2）葡萄糖重均值 μ 的 95% 的置信区间。

解：由题意知，葡萄糖重 $X \sim N(\mu, 0.015^2)$。

（1）由抽样数据计算得

$$\bar{x} = \frac{1}{9}(0.497 + 0.508 + \cdots + 0.515) = 0.511$$

则所求均值 μ 的点估计为：$\hat{\mu} = \bar{x} = 0.511$。

（2）对于 $1 - \alpha = 0.95$，则有 $\alpha = 0.05$，查标准正态分布分位数表（附表4）得临界值：

$$Z_{\alpha/2} = Z_{0.05/2} = Z_{0.025} = 1.96$$

又已知 $\sigma = 0.015$，$n = 9$，故

$$\bar{x} \pm Z_{\alpha/2} \frac{\sigma}{\sqrt{n}} = 0.511 \pm 1.96 \frac{0.015}{\sqrt{9}} = 0.511 \pm 0.0098$$

即（0.5012，0.5208）。故葡萄糖重的均值 μ 的 95% 置信区间为（0.5012，0.5208）。

在统计计算中，由于 α 一般取 0.1、0.05 和 0.01 三个数，所以下面三个值应该熟记：

$$Z_{0.05} = 1.645，Z_{0.025} = 1.96，Z_{0.005} = 2.58。$$

即学即练 3－3

设总体 $X \sim N(\mu, \sigma^2)$，σ 已知，$x_1, x_2, \cdots, x_n$ 为来自总体 X 的一个样本，则置信区间 $\bar{x} \pm 1.96 \frac{\sigma}{\sqrt{n}}$ 的含义是（　　）。

A. 95% 的总体均值在此范围内　　　B. 样本均值的 95% 置信区间

C. 95% 的样本均值在此范围内　　　D. 总体均值的 95% 置信区间

答案解析

对于非正态总体，由中心极限定理可知，当样本容量 n 足够大（$n \geqslant 30$）时，其样本均值 $\bar{x}$ 近似服从正态分布 $N\left(\mu, \frac{\sigma^2}{n}\right)$，而

$$Z = \frac{\bar{x} - \mu}{\sigma/\sqrt{n}} \sim N(0,1)\text{（近似）}$$

所以，此时非正态总体均值 μ 的置信度为 $1 - \alpha$ 的置信区间仍可表示为：

$$\left(\bar{x} - Z_{\alpha/2} \frac{\sigma}{\sqrt{n}}, \quad \bar{x} + Z_{\alpha/2} \frac{\sigma}{\sqrt{n}}\right) \quad \text{或} \quad \bar{x} \pm Z_{\alpha/2} \frac{\sigma}{\sqrt{n}}$$

（二）方差未知时总体均值的区间估计

由于总体方差 σ^2 未知，用 σ^2 的无偏估计量——样本方差 S^2 代替 σ^2，可得到统计量

$$T = \frac{\bar{x} - \mu}{S/\sqrt{n}} \sim t(n-1)$$

对于给定的置信度 $1 - \alpha$ 和自由度 $n - 1$，查 t 分布分位数表（附表6），可得到临界值 $t_{\alpha/2}(n-1)$，

使得

$$P\{|T| < t_{\alpha/2}(n-1)\} = 1 - \alpha \ (\text{图} 3-11)$$

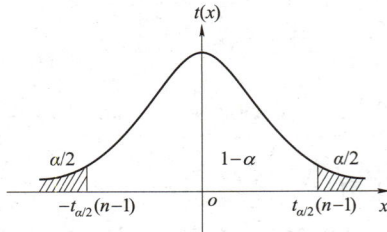

图 3-11 t 分布的双侧临界值

即
$$P\left\{\left|\frac{\bar{x} - \mu}{S/\sqrt{n}}\right| < t_{\alpha/2}(n-1)\right\} = 1 - \alpha$$

或
$$P\left\{\bar{x} - t_{\alpha/2}\frac{S}{\sqrt{n}} < \mu < \bar{x} + t_{\alpha/2}\frac{S}{\sqrt{n}}\right\} = 1 - \alpha$$

故总体均值 μ 的置信水平为 $1 - \alpha$ 的置信区间为

$$\left(\bar{x} - t_{\alpha/2}\frac{S}{\sqrt{n}}, \quad \bar{x} + t_{\alpha/2}\frac{S}{\sqrt{n}}\right)$$

也可简记为 $\bar{x} \pm t_{\alpha/2}\dfrac{S}{\sqrt{n}}$。

例 采用尾容积测压法测得大白鼠的血压（kPa）如下：

15.6　16.9　18.8　14.3　14.7　15.2　15.3　17.1　16.9　16.3

试求大白鼠血压总体均值的 90% 置信区间。

解：由大白鼠血压数据的计算可得到：

$$\bar{x} = \frac{1}{n}\sum_{i=1}^{n}X_i = 16.11, \ S^2 = \frac{1}{n-1}\left(\sum_{i=1}^{n}X_i^2 - n\bar{X}^2\right) = 1.834, \ S = \sqrt{S^2} = 1.354$$

又对于 $1 - \alpha = 0.95$，$\alpha = 0.05$，而自由度 $df = n - 1 = 9$，查 t 分布表（附表 6）得临界值：$t_{\alpha/2}(n-1) = t_{0.025}(9) = 2.262$。

则
$$\bar{x} \pm t_{\alpha/2}\frac{S}{\sqrt{n}} = 16.11 \pm 2.262 \times \frac{1.354}{\sqrt{10}} = 16.11 \pm 0.969$$

故所求大白鼠血压总体均值的 95% 置信区间为（15.141，17.079）。

【SPSS 软件应用】

首先建立对应的 SPSS 数据集 <大白鼠血压数据>，包括一个数值变量：血压，如图 3-12 所示。

在 SPSS 中，打开该数据集，选择菜单

【分析】→【描述统计】→【探索】

在对话框【探索性】中选定：血压→因变量列表（D）；点击选项【统计量】，在【探索：统计】对话框中，如图 3-13 所示，设定：☑描述（D）　平均值的置信区间（C）：90　%

	血压	
1	15.60	
2	16.90	
3	18.80	
4	14.30	
5	14.70	
6	15.20	
7	15.30	
8	17.10	
9	16.90	
10	16.30	
11		

图 3 – 12 <大白鼠血压数据>

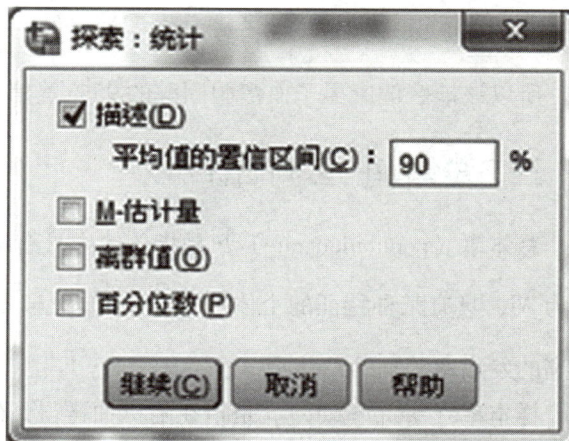

图 3 – 13 【探索：统计】对话框

点击 继续 ，最后点击 确定 。即可得如图 3 – 14 所示的大白鼠血压的常用描述统计量，包括均值的 90% 的置信区间下限和上限。

描述

			统计	标准误差
血压	平均值		16.1100	.42829
	平均值的 90% 置信区间	下限	15.3249	
		上限	16.8951	
	5% 剪除后平均值		16.0611	
	中位数		15.9500	

图 3 – 14 【探索：统计】输出的常用描述统计量

由图 3 – 14 结果知，所求大白鼠血压平均值的 90% 置信区间为 （15.3249，16.8951）。

对于正态总体大样本（$n \geq 30$）情形，由于 t 分布的极限分布为标准正态分布，故总体均值 μ 的 $(1 - \alpha)100\%$ 置信区间可用下列公式近似得到：

$$\left(\bar{x} - Z_{\alpha/2} \frac{S}{\sqrt{n}}, \ \bar{x} + Z_{\alpha/2} \frac{S}{\sqrt{n}} \right) 或 \bar{x} \pm Z_{\alpha/2} \frac{S}{\sqrt{n}} 。$$

对于方差 σ^2 未知的非正态总体，可以证明，在大样本（$n \geq 30$）情形下，有：

$$Z = \frac{\bar{x} - \mu}{S/\sqrt{n}} \sim N(0,1) （近似）$$

因此可得到非正态总体均值 μ 的 $(1 - \alpha)100\%$ 置信区间：

$$\left(\bar{x} - Z_{\alpha/2} \frac{S}{\sqrt{n}}, \ \bar{x} + Z_{\alpha/2} \frac{S}{\sqrt{n}} \right) 或 \bar{x} \pm Z_{\alpha/2} \frac{S}{\sqrt{n}}$$

例 3 – 8 对某地 144 名健康男子血清胆固醇进行测定，所得数据的样本均值为 $\bar{x} = 181.46$ ，样本标准差为 $S = 32.82$ ，试求该地区健康男子血清胆固醇的 95% 置信区间。

解：已知 $\bar{x} = 181.46$ ，$S = 32.82$ ，而且 $n = 144$ 为大样本情形。

对于 $1 - \alpha = 0.95$ ，则 $\alpha = 0.05$ ，查标准正态分布分位数表可得临界值：$Z_{\alpha/2} = 1.96$ 。

则所求置信区间为：

$$\bar{x} \pm Z_{\alpha/2} \frac{S}{\sqrt{n}} = 181.46 \pm 1.96 \times \frac{32.82}{\sqrt{144}} = 181.46 \pm 5.36$$

所以该地区健康男子血清胆固醇的95%置信区间为（176.10，186.82）。

三、总体率的区间估计

总体率（population rate）P 是指总体中具有某种特征的个体占总体中全部个体的比率。如果总体容量为 N ，具有某种特征的个体数为 M ，则 $P = \dfrac{M}{N}$ 。例如，全部药品中合格品的比率，某地区吸烟者中肺癌的发病率等均为总体率。

样本率（sample rate）p 是指在随机抽样得到的样本中具有该特征的个体占样本全部个体的比率。如果样本容量为 n ，其中具有某种特征的个体数为 m ，则 $p = \dfrac{m}{n}$ 。

如果知道了总体率，对我们的生产实践活动会有很重要的指导作用。但在实际应用中，总体率往往是未知的。由于样本率 p 是总体率 P 的无偏估计量，所以在实际应用中，我们一般利用样本率 p 来估计总体率 P 。

（一）大样本情形时总体率的置信区间（正态近似法）

假设样本容量为 n ，其中具有某种特征的个体数为 m ，那么 m 是一个服从二项分布的随机变量。由于 $p = \dfrac{m}{n}$ ，所以 p 也是一个服从二项分布的随机变量，且可求得

$$E(p) = P , D(p) = \frac{P(1-P)}{n}$$

因此，当样本容量 n 充分大（ $n \geqslant 30$ ）且 $np > 5$ 和 $n(1-p) > 5$ 都成立时，由中心极限定理可知：

$$p \sim N\left(P, \frac{P(1-P)}{n}\right)（近似）$$

由于总体率 P 未知，而样本率是总体率的无偏估计量，所以我们可以用样本率 p 作为总体率 P 的估计值，即有：

$$\hat{P} = p = \frac{m}{n}$$

当 n 充分大时，用样本率 p 代替总体率 P 计算样本率的方差得：

$$D(p) = \frac{P(1-P)}{n} \approx \frac{p(1-p)}{n}$$

则有

$$p \sim N\left(P, \frac{p(1-p)}{n}\right)（近似）$$

从而有

$$Z = \frac{p-P}{\sqrt{\dfrac{p(1-p)}{n}}} \sim N(0,1)（近似）$$

对于给定的置信度 $1-\alpha$ ，查标准正态分布分位数表（附表4），得到临界值 $Z_{\alpha/2}$ ，使得

$$P\{|Z| < Z_{\alpha/2}\} = 1 - \alpha$$

$$P\left\{-Z_{\alpha/2} < \frac{p-P}{\sqrt{\dfrac{p(1-p)}{n}}} < Z_{\alpha/2}\right\} = 1 - \alpha ,$$

即
$$P\left\{ p - Z_{\alpha/2}\sqrt{\frac{p(1-p)}{n}} < P < p + Z_{\alpha/2}\sqrt{\frac{p(1-p)}{n}} \right\} = 1 - \alpha 。$$

故大样本情形下总体率 P 的 $1 - \alpha$ 置信区间为：

$$\left(p - Z_{\alpha/2}\sqrt{\frac{p(1-p)}{n}}, \ p + Z_{\alpha/2}\sqrt{\frac{p(1-p)}{n}} \right),$$

或简记为 $p \pm Z_{\alpha/2}\sqrt{\dfrac{p(1-p)}{n}}$。

例 3 – 9　从一批针剂中随机抽取 100 瓶，发现有 10 瓶不合格。试估计这批针剂不合格率的 95% 的置信区间。

解：已知 $n = 100$，样本率为 $p = \dfrac{10}{100} = 0.1$。

对给定的 $1 - \alpha = 0.95$，$\alpha = 0.05$，查标准正态分布分位数表得：$Z_{\alpha/2} = Z_{0.025} = 1.96$。

则有　　$p \pm Z_{\alpha/2}\sqrt{\dfrac{p(1-p)}{n}} = 0.1 \pm 1.96 \times \sqrt{\dfrac{0.1(1-0.1)}{100}} = 0.1 \pm 0.0588$

故这批针剂不合格率的 95% 置信区间为（0.0412，0.1588）。

（二）小样本情形时总体率的置信区间（查表法）

如果样本容量 n 不够大时，就不宜采用上述正态近似法，而应该采用查表法。

当具有某种特征的个体的总体率为 P 时，在总体中随机抽取 n 个个体，其中具有该特征的个体数 m 是服从二项分布的随机变量。为求总体率 P 的置信区间，可根据二项分布的分布函数进行精确计算。由于计算工作非常复杂，实际应用时，我们将计算结果制作成二项分布 p 的置信区间表（附表8）。只要根据 $1 - \alpha$，n，m，就可从表中查得总体率 P 的 $1 - \alpha$ 的置信区间。

例 3 – 10　给 10 只同品系的动物分别注射某种药物，结果有 4 只死亡，试求总体死亡率的 95% 的置信区间。

解：因为 $n = 10$，$m = 4$，$1 - \alpha = 0.95$，查附表8得 $1 - \alpha = 0.95$ 的置信区间下、上限分别为：0.122 和 0.738。

故总体死亡率的 95% 的置信区间为（0.122，0.738）。

目标检测

答案解析

一、填空题

1. 总体 $X \sim N(\mu, \sigma^2)$，其中 μ、σ^2 为已知参数，$x_1, x_2, \cdots, x_n$ 为来自总体 X 的一个样本，$\bar{x}$、S^2 分别为样本均值和样本方差，且相互独立，则样本均值 $\bar{x} \sim$＿分布，统计量 $\dfrac{\bar{x} - \mu}{\sigma/\sqrt{n}} \sim$ ＿＿＿＿＿＿ 分布，统计量 $\dfrac{\bar{x} - \mu}{S/\sqrt{n}} \sim$ ＿＿＿＿＿＿ 分布，统计量 $\dfrac{(n-1)S^2}{\sigma^2} \sim$ ＿＿＿＿＿ 分布（以上均需写出分布的表达式如 $N(\mu, \sigma^2)$）。

2. 估计量优劣的主要评判标准是＿＿＿＿＿、＿＿＿＿＿。

3. 总体的均值和方差的点估计值分别是＿＿＿＿＿ 和 ＿＿＿＿＿。

二、选择题

1. 设总体 $X \sim N(\mu, 1)$，其中 μ 为未知参数，X_1，X_2，$\cdots$，X_n 为来自总体 X 的一个样本，记 $\bar{X} = \dfrac{1}{n}\sum\limits_{i=1}^{n} X_i$，则（　　）不是统计量。

A. $\bar{X}$ 　　　　　　　　　　B. $\dfrac{1}{n}\sum\limits_{i=1}^{n}(X_i - \bar{X})^2$

C. $\min\limits_{1 \leqslant i \leqslant n}(X_i)$ 　　　　　　D. $\dfrac{1}{n}\sum\limits_{i=1}^{n}(X_i - \mu)^2$

2. 样本统计量的概率分布被称为（　　）。

A. 抽样分布 　　　　　　　　B. 样本分布

C. 总体分布 　　　　　　　　D. 正态分布

3. 假设总体为均匀分布，从该总体中抽取容量为100的样本，则样本均值的分布（　　）。

A. 服从均匀分布 　　　　　　B. 近似正态分布

C. 可能服从正态分布 　　　　D. 无法确定

4. 设总体 $X \sim N(\mu, \sigma^2)$，$x_1, x_2, \cdots, x_n$ 为来自总体 X 的一个样本，则（　　）。

A. $\bar{x} \sim N(\mu, \sigma^2)$ 　　　　　　B. $\bar{x} \sim N\left(\mu, \dfrac{\sigma^2}{n}\right)$

C. $\bar{x} \sim N\left(\dfrac{\mu}{n}, \sigma^2\right)$ 　　　　　D. $\bar{x} \sim N\left(\dfrac{\mu}{n}, \dfrac{\sigma^2}{n}\right)$

三、练习题

1. 在总体 $N(52, 6.3^2)$ 中随机抽取一容量为36的样本，求样本均值 $\bar{x}$ 落在50.8到53.8之间的概率。

2. 查表求下列各分位数（或临界值）。

（1）$\chi^2_{0.01}(10)$，$\chi^2_{0.95}(16)$；

（2）$t_{0.10}(4)$，$t_{0.99}(10)$，$t_{0.975}(60)$；

（3）$F_{0.99}(10, 9)$，$F_{0.10}(28, 2)$，$F_{0.05}(10, 8)$。

3. 已知某批灯泡寿命 $X \sim N(\mu, \sigma^2)$，今从中抽取4只进行寿命试验，测得数据如下：（单位：小时）

$$1502 \quad 1453 \quad 1367 \quad 1650$$

试求参数 μ 和 σ^2 的点估计值。

4. 设 $x_1, x_2, \cdots, x_n$ 为来自总体 $N(\mu, \sigma^2)$ 的一个样本，已知总体方差 $\sigma^2 = 9$。

（1）若样本容量 $n = 25$，$\bar{x} = 10$，求 μ 的95%的置信区间。

（2）要使上面 μ 的95%的置信区间的长度 $L \leqslant 1$，样本容量 n 最小取多少？

5. 逍遥丸崩解时间服从正态分布，从同一批号随机抽取5丸作崩解试验，测得崩解时间分别为（单位：分钟）

$$21 \quad 18 \quad 20 \quad 16 \quad 15$$

试求该批药丸崩解时间总体均值 μ 的置信度为99%的置信区间。

6. 已知某地120名正常成人脉搏均数为73.2（次/分钟），标准差为8.1（次/分钟），试估计该地正常成人脉搏总体均值的95%的置信区间。

7. 在一批中成药片中，随机抽取25片检查，称得平均片重0.5（克），标准差0.08（克）。如果已知药片的重量服从正态分布，试求该药片平均片重的置信度为90%置信区间。

8. 测定某种溶液的水分（%），由 16 次测定值计算得到样本均值 $\bar{x} = 0.452$，$S^2 = 0.037^2$。假定被测总体服从正态分布。求总体均值 μ 的 95% 的置信区间。

9. 调查某地蛲虫感染情况，随机抽样调查了 270 人，其中感染人数为 106 人。试估计该地蛲虫感染率 P 的 95% 置信区间。

10. 某新药的毒理研究中，用 15 只小白鼠作急性毒性实验，死亡 3 只，估计该药急性致死率的 95% 置信区间。

四、上机实训题

1. 对本章练习题第 2 题的分位数利用 SPSS 软件中的统计函数来计算其结果。

2. 对本章练习题第 5 题利用 SPSS 软件来计算相应总体均值的 99% 置信区间。

书网融合……

| 知识回顾 | 微课 1 | 微课 2 | 习题 |

学习引导

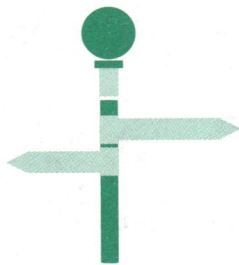

假设检验（test of hypothesis）亦称**显著性检验**（test of statistical significance），是先假设后检验，即先对总体的参数或分布形式等提出一个统计假设，再构造对应的检验统计量利用样本数据信息来判断原假设是否合理，从而决定是否接受原假设，其内容可以分为参数检验和非参数检验两种，是统计推断的重要组成部分。

参数检验（parametric test）是关于分布类型已知的总体对其未知参数（如均值、方差、总体率等）所作的假设检验，而**非参数检验**（nonparametric test）主要包括总体分布形式未知、随机变量独立性等非参数的假设检验。在后面第六章还将讨论有关相关系数的检验、回归方程的显著性检验等假设检验问题。

本章主要介绍有关正态总体的均值、二项分布的总体率等的参数假设检验问题。

学习目标

1. **掌握** 单样本的正态总体均值的检验；两独立样本、两配对样本的正态总体均值比较的检验。
2. **熟悉** 假设检验的概念与基本原理。
3. **了解** 假设检验的基本步骤；大样本情形的总体率的检验。

学会熟练运用 SPSS 进行正态总体均值的参数假设检验的运算。

显然，这批药片的平均药物含量就是总体参数 μ，案例 4-1 即为正态总体均值 μ 的参数假设检验问题。

第一节　假设检验的基本思想

PPT

本节我们以单个正态总体的均值检验为背景，介绍假设检验的基本思想和一般步骤。

一、假设检验的基本思想 微课 1

在假设检验中，通常将所要进行检验的假设称为**原假设**或**零假设**（null hypothesis），用 H_0 表示；而将原假设的对立面称为**备择假设**或**对立假设**（alternative hypothesis），用 H_1 表示。

实例分析

案例 4 – 1（药物含量）　某药片的药物含量服从正态分布 $N(\mu, \sigma^2)$，历史数据表明 $\mu = 50.3$ 克，$\sigma^2 = 1.8^2$。现从生产线上随机抽取 10 片药片，分析得到其药物含量为：

$$51.3 \quad 50.8 \quad 48.7 \quad 52.7 \quad 53.0 \quad 48.6 \quad 52.7 \quad 49.5 \quad 52.1 \quad 52.1$$

问题　若方差不变，问该生产线的药片的平均药物含量是否为 50.3 克（$\alpha = 0.05$）？

显然，上述案例中这批药片的平均药物含量就是总体参数 μ，案例 4 – 1 即为正态总体均值 μ 的参数假设检验问题。

在案例 4 – 1 中，原假设为 H_0：$\mu = 50.3$；备择假设为 H_1：$\mu \neq 50.3$。

而由 10 个样本值计算可得其平均重量 $\bar{x} = 51.15$（克），则样本均值与 $\mu_0 = 50.3$ 的差 $|\bar{x} - \mu_0| = 0.85$。凭直觉我们知道：如果 H_0：$\mu = 50.3$ 成立，$|\bar{x} - \mu_0|$ 应该比较小，产生这种差异的原因是由抽样的随机性引起的随机误差；如果 H_0：$\mu = 50.3$ 不成立，$|\bar{x} - \mu_0|$ 应该比较大，产生这种差异的原因主要是系统误差，所以我们可以根据 $|\bar{x} - \mu_0|$ 的大小来考虑推断 H_0 是否成立，即当 $|\bar{x} - \mu_0| < \lambda$，则接受 H_0；当 $|\bar{x} - \mu_0| \geqslant \lambda$，则拒绝 H_0。

那么如何寻找一个合适的数 λ 呢？

当方差 σ^2 已知时，在原假设 H_0 成立的条件下，考虑 μ 的估计量 $\bar{x}$ 的抽样分布，有

$$\bar{x} \sim N\left(\mu_0, \frac{\sigma^2}{n}\right)$$

故可以取

$$Z = \frac{\bar{x} - \mu_0}{\sigma / \sqrt{n}} \sim N(0, 1)$$

作为检验统计量。

对于给定的一个小概率 α（$0 < \alpha < 1$），可查正态分布分位数表（附表 4）得到分位数 $Z_{\alpha/2}$，使得

$$P\{|Z| \geqslant Z_{\alpha/2}\} = \alpha（对应地，有 P\{Z \geqslant Z_{\alpha/2}\} = \alpha/2）（参见后面的图 4 – 1）$$

解不等式 $|Z| \geqslant Z_{\alpha/2}$，即 $|\dfrac{\bar{x} - \mu_0}{\sigma / \sqrt{n}}| \geqslant Z_{\alpha/2}$，有

$$|\bar{x} - \mu_0| \geqslant Z_{\alpha/2} \frac{\sigma}{\sqrt{n}}$$

这里 $Z_{\alpha/2} \dfrac{\sigma}{\sqrt{n}}$ 就是所求的数 λ。

因此，如果 $|\bar{x} - \mu_0| < \lambda$，则接受 H_0；如果 $|\bar{x} - \mu_0| \geqslant \lambda$，则拒绝 H_0。

从理论上讲，随机事件

$$A = \{|\bar{x} - \mu_0| \geqslant Z_{\alpha/2} \frac{\sigma}{\sqrt{n}}\} = \{|Z| \geqslant Z_{\alpha/2}\}$$

是个概率为 α 的小概率事件。一个小概率事件在一次试验中几乎不可能发生，如取 $\alpha = 0.05$，意味着 20 次抽样中事件 A 大概只发生一次。如果在一次抽样中小概率事件 A 居然发生了，我们就认为导出矛盾，就有理由认为原假设 H_0 是错误的，从而拒绝 H_0；如果小概率事件 A 没有发生，我们就认为没有导出矛

盾，则接受 H_0。

>> **实例解析**

利用上述原理，对给定的 $\alpha=0.01$，我们就可求解案例 4-1 的问题。

案例 4-1 解 由已知及计算得

$$\bar{x}=51.15,\ \mu_0=50.3,\ \sigma^2=1.8^2$$

则检验统计量 Z 的观测值为

$$z=\frac{\bar{x}-\mu_0}{\sigma/\sqrt{n}}=\frac{51.15-50.3}{1.8/\sqrt{10}}=1.493$$

再对给定的 $\alpha=0.05$，由正态分布分位数表（附表4）查得：$Z_{\alpha/2}=Z_{0.025}=1.96$。

由于 $|z|=1.493<1.96$，即小概率事件在一次抽样试验中没有发生，故没有导出矛盾，所以可接受原假设 H_0：$\mu=50.3$，即认为这批药片的平均药物含量与 50.3 无显著性差异。

在上述推理过程中，为了检验原假设 H_0 是否正确，首先假定 H_0 成立，在 H_0 成立的条件下根据抽样理论和样本信息进行推断，如果得到矛盾的结论，就推翻原假设 H_0，否则，则接受原假设 H_0。这个推断过程就是所谓的概率性质的反证法，应用的原理是"小概率事件在一次试验中几乎不可能发生"的**小概率原理**（small probability principle）。

在假设检验中，我们将事先给定的小概率 α 称为**显著性水平**（significance level）；将拒绝 H_0 还是接受 H_0 的界限值称为**临界值**（critical value）；将拒绝原假设 H_0 的区域称为**拒绝域**（region of rejection），而将接受 H_0 的区域称为**接受域**（region of acceptance）。

例如在案例 4-1 中，检验的显著性水平 $\alpha=0.05$，临界值 $Z_{\alpha/2}=1.96$，拒绝域为 $\{|Z|\geq 1.96\}$。

如图 4-1 所示，如果由样本值所得到的检验统计量的值落在拒绝域中，则认为原假设 H_0 不成立，则拒绝原假设 H_0；否则，则接受原假设 H_0。

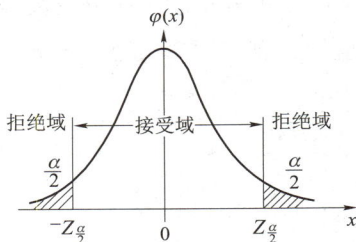

图 4-1 假设检验的拒绝域和接受域

二、假设检验的一般步骤

综上所述，我们可得到进行假设检验的一般步骤：

（1）建立原假设 H_0 和备择假设 H_1（**假设**）；

（2）确定检验统计量及其分布，并由给定样本值计算检验统计量的值；若用统计软件还可计算对应的概率 P 值（**统计量**）；

（3）根据显著性水平 α，查表求出临界值并确定拒绝域（**查表**）；

（4）作出判断：若统计量的值落在拒绝域内，或者 P 值 $< \alpha$，则拒绝原假设 H_0，接受备择假设 H_1；否则，就接受原假设 H_0（**判断**）。

上述步骤中，选择合适的假设是前提，而构造正确的统计量是关键。值得注意的是假设检验中选用的统计量与参数估计中的统计量在形式上是一致的，每一个区间估计法都对应一个假设检验法，这一点请读者在学习过程中认真体会。

上述通过比较统计量与临界值的大小来作出结论的方法称为**临界值法**（critical value method），而在论文或专著中常采用 P **值法**（P value method）。P **值**（P value）就是原假设 H_0 成立时观察到的试验差别是由随机误差引起的概率，如图 4-2 所示，根据 P 值与显著性水平 α 的比较就可作出对 H_0 的判断，而无需去查表获得临界值后再作判断，即当 $P \leqslant \alpha$ 时拒绝 H_0，当 $P > \alpha$ 时接受 H_0。P 值的大小与显著性水平 α 无关，所以使用 P 值法更加灵活，但其计算要求较高。一般计算机统计软件中（如 SAS、SPSS 等）都能计算 P 值，故可用 P 值法，而一般统计教材都采用查统计表的临界值法。

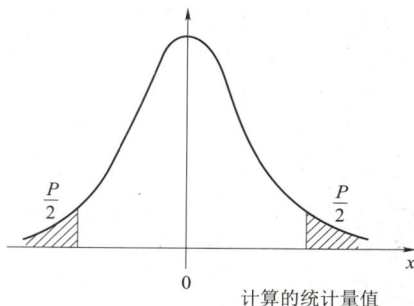

图 4-2　假设检验（双侧）的 P 值示意图

三、假设检验的两类错误 ⓔ 微课2

"买 2 元彩票竟中了几百万"这种事件发生的概率不到千万分之一，但确实在我们的生活中发生了，这说明：由于抽样的随机性，小概率事件有时会碰巧发生。而假设检验是根据小概率原理进行推理的，使得假设检验有可能发生以下两类错误。

第一类错误（typy Ⅰ error）：当原假设 H_0 为真时，拒绝 H_0，此类错误又称**拒真**错误。发生第一类错误的概率就是显著性水平 α，即 $P\{$拒绝 $H_0 \mid H_0$ 为真$\} = \alpha$。

第二类错误（typy Ⅱ error）：当原假设 H_0 为假时，接受 H_0，此类错误又称**取伪**错误。发生第二类错误的概率一般记为 β，即 $P\{$接受 $H_0 \mid H_0$ 为假$\} = \beta$。

当样本容量 n 确定时，犯两类错误的概率不可能同时减少，减少其中一个往往会增加另外一个。只有将样本容量 n 增大时，才能同时减少犯两类错误的概率。所以在制定检验法则时，通常先限制犯第一类错误的概率 α，再适当增加样本容量来减少犯第二类错误的概率 β。

而 α 的选定，往往由该问题所涉及的各方协商决定，一般要看犯两类错误的后果而定。如在质量检验中，犯第一类错误会拒绝高质量的产品，这时生产方将遭受损失（生产风险），对于成本高、价格昂贵的商品，这时 α 应取得小些；犯第二类错误会接受低质量的产品，使用方会遭受损失，有时会造成严重的医疗事故（使用风险），对于药品的检验，这时 α 应取得大些。两类错误的比较见表 4-1。

表 4-1　假设检验中两类错误的比较

	第一类错误	第二类错误
实际情况	H_0 为真	H_0 为假
统计结论	拒绝 H_0	接受 H_0
犯错误的概率	α	β
举例（药品生产）	将合格品当作次品	将次品当作合格品

一般选取 $\alpha = 0.05$，或 0.01、0.1。如果 $\alpha < 0.05$ 时拒绝 H_0，称为 μ 与 μ_0 有显著性差异；如果 $\alpha < 0.01$ 时拒绝 H_0，称为 μ 与 μ_0 有极显著性差异。

我们应该注意，统计学中所谓的"显著性差异"与日常生活中所说的"有显著不同"其含义是不一样的。例如日常所说的两种药的药效有极显著的不同，是指一种药物的药效要比另一种药物高得多，而在统计学中所说的两种药的药效有极显著性差异，是指作出拒绝 H_0 这个结论的可靠性在 99% 以上，判断出错（犯第一类错误）的可能性小于 1%。

即学即练 4-1

在假设检验的问题中，显著性水平 α 的意义是（　　）。

A. 原假设 H_0 成立，经检验不能拒绝的概率

B. 原假设 H_0 成立，经检验被拒绝的概率

C. 原假设 H_0 不成立，经检验不能拒绝的概率

D. 原假设 H_0 不成立，经检验被拒绝的概率

答案解析

第二节　单样本的正态总体均值检验

PPT

在医药研究中经常通过抽样来检验药品的某个指标（如重量、药物含量、溶出度等）是否达到指定要求，这就需要进行单个总体的参数假设检验，本节主要介绍单样本的正态总体均值检验。

一、方差已知时单样本正态总体的均值检验

设单个样本 X_1，$\cdots$，X_n 来自正态总体 $N(\mu, \sigma^2)$，方差 σ^2 已知，需对总体均值 μ 进行检验。根据上一节的内容，检验步骤为：

（1）建立原假设 H_0：$\mu = \mu_0$；备择假设 H_1：$\mu \neq \mu_0$。

（2）在 H_0：$\mu = \mu_0$ 成立时，构造检验统计量

$$Z = \frac{\bar{x} - \mu_0}{\sigma / \sqrt{n}} \sim N(0,1)$$

并计算检验统计量 Z 的观测值 z，用统计软件还可求得其对应概率 P 值。

（3）对于给定的显著性水平 α，查 $N(0, 1)$ 分位数表（附表4），得到临界值 $Z_{\alpha/2}$，使得

$$P\{|Z| \geqslant Z_{\alpha/2}\} = \alpha \text{（对应地，有 } P\{Z \geqslant Z_{\alpha/2}\} = \alpha/2\text{）（图4-3）。}$$

（4）统计判断：当 $|z| > Z_{\alpha/2}$ 时，或者 P 值 $< \alpha$，拒绝 H_0，接受 H_1，即认为 μ 与 μ_0 有显著差异；

当 $|z| \leqslant Z_{\alpha/2}$ 时，或者 P 值 $\geqslant \alpha$，接受 H_0，认为 μ 与 μ_0 无显著差异。

该检验运用服从标准正态分布 $N(0, 1)$ 的检验统计量 Z，故称为 Z 检验（Z test）或 U 检验（U test）。

在上述检验中，原假设是 H_0：$\mu = \mu_0$，而备择假设 H_1：$\mu \neq$

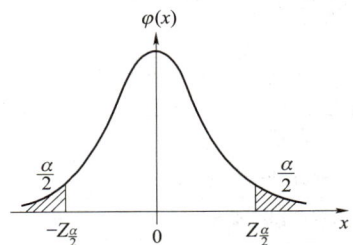

图 4-3　标准正态分布的双侧临界值

μ_0则等价于$\mu < \mu_0$或$\mu > \mu_0$，即不论$\mu < \mu_0$还是$\mu > \mu_0$均拒绝原假设$\mu = \mu_0$，相应的两个拒绝域为 $\{Z < -Z_{\alpha/2}\}$ 和 $\{Z > Z_{\alpha/2}\}$，这对应于图 4 – 3 中的两个拒绝域，分别在分布曲线区域两侧的尾部，每侧占$\alpha/2$，我们将这种检验称为**双侧检验**（2 – tailed test）。

例 4 – 1 某药厂长期生产八珍益母丸，规定标准为每丸重 9（克）。本月份开始使用一台新购置的联合制丸机，设该机生产的丸重 X 服从正态分布，根据经验知其方差 $\sigma^2 = 0.25$。为检验该机工作是否正常，从产品中随机抽取 100 丸，称得丸重均值 $\bar{x} = 9.11$（克），问制丸机工作是否正常（$\alpha = 0.05$）？

解： 应检验 H_0：$\mu = 9$；H_1：$\mu \neq 9$。

由题意可知：$\sigma^2 = 0.25$，$n = 100$，$\mu_0 = 9$，$\bar{x} = 9.11$。

则检验统计量 Z 的值为

$$z = \frac{\bar{x} - \mu_0}{\sigma / \sqrt{n}} = \frac{9.11 - 9}{0.5 / \sqrt{100}} = 2.2$$

对于给定的 $\alpha = 0.05$，查 $N(0, 1)$ 分位数表（附表 4），得到临界值：$Z_{\alpha/2} = Z_{0.025} = 1.96$。

因为 $|z| = 2.2 > 1.96$，所以拒绝 H_0，接受 H_1，即在 0.05 的显著水平下，认为新制丸机所制药丸的平均重量与 9（克）之间有显著性差异，即制丸机的工作不正常。

此时接受域为 $\{|Z| < Z_{\alpha/2}\}$，即：

$$\left| \frac{\bar{x} - \mu_0}{\sigma / \sqrt{n}} \right| < Z_{\alpha/2}，从而 \bar{x} - Z_{\alpha/2} \frac{\sigma}{\sqrt{n}} < \mu_0 < \bar{x} + Z_{\alpha/2} \frac{\sigma}{\sqrt{n}}$$

其中 $\left(\bar{x} - Z_{\alpha/2} \dfrac{\sigma}{\sqrt{n}}, \ \bar{x} + Z_{\alpha/2} \dfrac{\sigma}{\sqrt{n}} \right)$ 正是参数 μ 的置信度为 $1 - \alpha$ 的**置信区间**。换句话说，如果 μ_0 落在上述区间中，则接受 H_0，否则就拒绝 H_0。假设检验和区间估计得到了一致的结论。

二、方差未知时单样本正态总体的均值检验

实际应用中，正态总体的方差 σ^2 通常是未知的，故我们常用 t 检验法来进行其均值检验。

设单个样本 $X_1, \cdots, X_n$ 来自正态总体 $N(\mu, \sigma^2)$，其中 σ^2 未知。要检验原假设 H_0：$\mu = \mu_0$ 是否成立。

此时 $Z = \dfrac{\bar{X} - \mu_0}{\sigma / \sqrt{n}}$ 因为含有未知参数 σ，不能作为 μ 的检验统计量。由于样本方差

$$S^2 = \frac{1}{n-1} \sum_{i=1}^{n} (X_i - \bar{X})^2$$

是总体方差 σ^2 的无偏估计，所以可用 S 代替 σ，在原假设 H_0：$\mu = \mu_0$ 成立时得到统计量

$$T = \frac{\bar{X} - \mu_0}{S / \sqrt{n}} \sim t(n-1)$$

故用 T 代替 Z 作为检验统计量即可。

检验步骤为：

（1）建立原假设 H_0：$\mu = \mu_0$；备择假设 H_1：$\mu \neq \mu_0$。

（2）在 H_0：$\mu = \mu_0$ 成立时，构造检验统计量

$$T = \frac{\bar{X} - \mu_0}{S / \sqrt{n}} \sim t(n-1)$$

并由样本值计算 T 检验统计量的观测值 t；

（3）对于给定的显著性水平 α，由 t 分布表（附表6）查得临界值 $t_{\alpha/2}(n-1)$，使得

$$P\{|T| \geqslant t_{\alpha/2}\} = \alpha（图4-4）$$

（4）当 $|t| \geqslant t_{\alpha/2}$ 时，拒绝 H_0，接受 H_1，即认为 μ 与 μ_0 有显著差异；当 $|t| < t_{\alpha/2}$ 时，接受 H_0，认为 μ 与 μ_0 无显著差异。

上述检验法运用服从 t 分布的统计量 T，所以称为 t **检验法**（t test）。

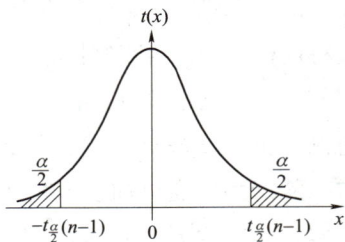

图4-4 t 分布的双侧临界值

例4-2 已知采用尾容积测压法测得大白鼠的血压（kPa）与例3-7相同：

15.6　16.9　18.8　14.3　14.7　15.2　15.3　17.1　16.9　16.3

设大白鼠的血压服从正态分布，试检验大白鼠血压的总体均值与15是否有显著差异（$\alpha = 0.05$）？

解：由于总体方差未知，故用 T 检验法来检验总体的均值。

应检验 H_0：$\mu = 15$；H_1：$\mu \neq 15$。

由题中数据及计算得：$n = 10$，$\mu_0 = 15$。

$$\bar{x} = \frac{1}{n}\sum_{i=1}^{n}x_i = 16.11, \quad S^2 = \frac{1}{n-1}\left(\sum_{i=1}^{n}x_i^2 - n\bar{x}^2\right) = 1.834, \quad S = \sqrt{S^2} = 1.354。$$

则检验统计量 T 的值为

$$t = \frac{\bar{x} - \mu_0}{S/\sqrt{n}} = \frac{16.11 - 15}{1.354/\sqrt{10}} = 2.592。$$

对于给定的 $\alpha = 0.05$ 和自由度 $n-1 = 4$，查 t 分布表（附表6），得到临界值

$$t_{\alpha/2}(n-1) = t_{0.025}(10) = 2.2281，$$

因为 $|t| = 2.592 > t_{\alpha/2}(10) = 2.2281$，所以拒绝 H_0，接受 H_1，即认为大白鼠血压的总体均值 μ 与15有显著差异。

【SPSS 软件应用】

在 SPSS 中，单样本的正态总体均值检验可通过菜单【分析】→【比较平均值】→【单样本 T 检验】的途径加以实现。

在 SPSS 中，打开例3-7中建立的 SPSS 数据集＜大白鼠血压数据＞（见第三章图3-12），包括一个数值变量：血压。选择菜单【分析】→【比较平均值】→【单样本 T 检验】，在对话框【单样本 T 检验】中，如图4-5所示，选定：

血压→检验变量（T）；检验值（V）：[15]

点击 [确定]。即可得如图4-6所示的 t 检验的 SPSS 输出结果。

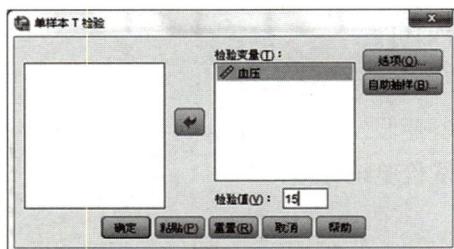

图4-5 【单样本 T 检验】对话框

单样本统计

	个案数	平均值	标准差	标准误差平均值
血压	10	16.1100	1.35438	.42829

单样本检验

	检验值 = 15					
	t	自由度	显著性（双尾）	平均值差值	差值95%置信区间	
					下限	上限
血压	2.592	9	.029	1.11000	.1411	2.0789

图 4-6　单样本 t 检验的 SPSS 输出结果

图 4-6 的 SPSS 输出结果中，在"单样本统计"表中给出了检测数据的样本均值 16.11、样本标准差 1.35438 和样本标准误 0.42829。在"单样本检验"表中，给出了 t 检验统计量的值 $t = 2.592$，而检验概率 P 值即"显著性（双尾）" $= 0.029$。

因为对显著水平 $\alpha = 0.05$，$P = 0.029 < 0.05$，所以拒绝 H_0，即在 0.05 的显著水平上，认为大白鼠血压的总体均值 μ 与 15 有显著差异。

t 检验法适用于总体方差未知时正态总体均值的检验。当样本容量 n 增大时，t 分布趋近于标准正态分布 $N(0,1)$，故大样本情形（$n \geqslant 30$）时，近似地有

$$Z = \frac{\overline{X} - \mu_0}{S / \sqrt{n}} \sim N(0,1) \quad （渐近）$$

此时总体方差未知时正态总体均值的检验也可用近似 Z 检验法即可。

另外利用中心极限定理原理，大样本情形（$n \geqslant 30$）时，其样本均值将近似服从正态分布，故非正态总体的均值检验也可用 T 检验或者近似 Z 检验法进行。

三、假设检验中的单侧检验

实际假设检验中，有时我们更关心总体均值 Z 是否大于 μ_0 或小于 μ_0。例如有一种具有降压作用的药物给一组原发性高血压患者服用后，其平均血压只会降低，不会升高，这时被检验的假设为 H_0：$\mu = \mu_0$ 及 H_1：$\mu < \mu_0$。此时检验的拒绝域将对应于图 4-7 中分布曲线区域单侧的尾部，这类假设检验称为**单侧检验**（one-side test）。而前面讨论的检验的原假设是 H_0：$\mu = \mu_0$，其备择假设 H_1：$\mu \neq \mu_0$ 则等价于 $\mu < \mu_0$ 或 $\mu > \mu_0$，即不论 $\mu < \mu_0$ 还是 $\mu > \mu_0$ 均拒绝原假设 $\mu = \mu_0$，这对应于如前面的图 4-4 中所示的两个拒绝域，分别在分布曲线区域两侧的尾部，每侧占 $\alpha/2$，这类检验称为**双侧检验**（two-side test）。

单侧检验主要有以下两种情形。

原假设 H_0：$\mu = \mu_0$，备择假设 H_1：$\mu < \mu_0$——左侧检验（图 4-7）；

原假设 H_0：$\mu = \mu_0$，备择假设 H_1：$\mu > \mu_0$——右侧检验（图 4-8）。

▶▶ **实例分析**

　　案例 4-1（续）　在案例 4-1 中如果改进了生产过程，该生产线上的药片的平均药物含量不会减少，数据同案例 4-1，试问生产过程的改进是否会显著提高平均药物含量？

解： 依题意，应进行单侧检验

$$H_0: \mu = 50.3; \quad H_1: \mu > 50.3。$$

由题中条件得 $\bar{x} = 51.15$，$\mu_0 = 50.3$，$\sigma^2 = 1.5^2$。

则检验统计量 Z 的观测值为

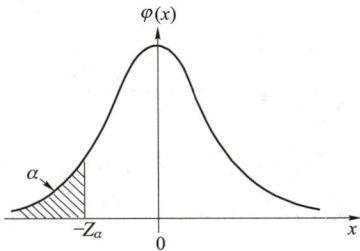

图 4-7 左侧检验的拒绝域

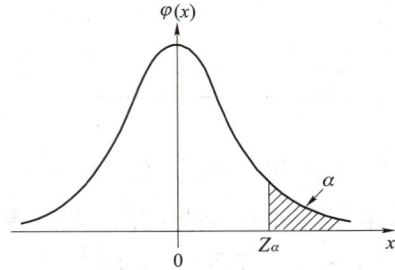

图 4-8 右侧检验的拒绝域

$$z = \frac{\bar{x} - \mu_0}{\sigma / \sqrt{n}} = \frac{51.15 - 50.3}{1.5 / \sqrt{10}} = 1.792。$$

对于给定的 $\alpha = 0.05$，查 $N(0, 1)$ 表（附表4）查得单侧临界值：$Z_\alpha = Z_{0.05} = 1.65$。

由于 $z = 1.792 > 1.65$，所以拒绝 $H_0: \mu = 50.3$，接受 $H_1: \mu > 50.3$，即认为生产过程的改进提高了平均药物含量。

由案例 4-1 和案例 4-1（续）发现，同一组数据，双侧检验时（案例 4-1）的结论为接受 H_0，μ 与 μ_0 无显著性差异；而单侧检验时（案例 4-1（续））的结论为拒绝 H_0，μ 与 μ_0 有显著性差异，因此单侧检验较双侧检验更易得出差异有统计意义的结论（即拒绝 H_0），显著性检验的效果更好。实际上，对同一个 z 值或 t 值来说，单侧检验的 P 值仅为双侧检验的 P 值的一半。那么实际试验中到底用单侧检验还是双侧检验呢？我们说，如果事先已知或根据专业知识确定 $\mu \leq \mu_0$ 或 $\mu \geq \mu_0$，就用单侧检验，否则一般情形用双侧检验。

从案例 4-1（续）的解题过程还可以看出，单侧检验与双侧检验的主要步骤类似，只是在备择假设、临界值和拒绝域上有差异，我们用表 4-2 加以比较。

表 4-2 双侧检验与单侧检验的差异

检验假设			统计量	临界值	拒绝域
双侧	$H_0: \mu = \mu_0$	$H_1: \mu \neq \mu_0$	$Z = \dfrac{\bar{X} - \mu_0}{\sigma / \sqrt{n}}$	$Z_{\alpha/2}$	$\mid z \mid > Z_{\alpha/2}$
单侧		$H_1: \mu > \mu_0$（或 $H_1: \mu < \mu_0$）		Z_α	$z > Z_\alpha$（或 $z < -Z_\alpha$）

例 4-3 某种内服药有使患者血压升高的副作用。已知原来的药使血压升高幅度 X 服从均值为 20 的正态分布，现研制出一种新药，并观测了 10 名服用新药的患者血压，记录其血压升高幅度的平均值为 17.4，标准差是 2.2，问是否可以认为新药的副作用显著小于原来的药（$\alpha = 0.05$）？

解： 由于总体方差未知，需用 t 检验法，且为单侧检验。应检验

$$H_0: \mu = 20; \quad H_1: \mu < 20。$$

由题意可得：$n = 10$，$\mu_0 = 20$，$\bar{x} = 17.4$，$S = 2.2$。

则检验统计量 T 的值为

$$t = \frac{\bar{x} - \mu_0}{S/\sqrt{n}} = \frac{17.4 - 20}{2.2/\sqrt{10}} = -3.74$$

对于给定的 $\alpha = 0.05$ 和自由度 $n-1 = 9$，查 t 分布表（附表6），得到临界值

$$t_\alpha(n-1) = t_{0.05}(9) = 1.83$$

因为 $t = -3.74 < -t_{0.05}(9) = -1.83$，故拒绝 H_0，接受 H_1，即可以认为新药的副作用显著小于原来的药。

第三节　两独立样本的均值比较检验

除了上节介绍的有关单个总体的假设检验问题外，在医药研究中还经常遇到两种处理之间的比较问题，如临床上比较新药和旧药对治疗某种疾病的效果，在动物身上做比较试验来鉴定使用和不使用某种药物的区别，在制药工业中比较两种工艺间的优劣。根据两组数据之间是否独立，常进行不同的试验设计：成组设计和配对设计。本节先介绍成组设计对应的两独立样本的均值比较检验。

试验时如果将试验对象随机地分成两组，一组作为对照组，另一组作为试验组，或者给两组作不同的处理，观察同一个指标的变化，这样的设计中两个样本相互独立，我们称之为**成组设计**（two - group design），这里要求两个总体都是正态分布。

设总体 $X \sim N(\mu_1, \sigma_1^2)$，总体 $Y \sim N(\mu_2, \sigma_2^2)$，$X$ 与 Y 相互独立，$X_1, \cdots, X_{n_1}$ 与 $Y_1, \cdots, Y_{n_2}$ 是分别来自总体 X 和 Y 的相互独立样本，其样本均值、样本方差分别为 $\bar{X}$、S_1^2 和 $\bar{Y}$、S_2^2，其中：

$$\bar{X} = \frac{1}{n_1}\sum_{i=1}^{n_1} X_i, \quad S_1^2 = \frac{1}{n_1-1}\sum_{i=1}^{n_1}(X_i - \bar{X})^2;$$

$$\bar{Y} = \frac{1}{n_2}\sum_{i=1}^{n_2} Y_i, \quad S_2^2 = \frac{1}{n_2-1}\sum_{i=1}^{n_2}(Y_i - \bar{Y})^2。$$

一、方差齐性检验

方差相等（或无显著差异）的总体称为具有方差齐性的总体，因此检验两个（或多个）总体方差是否相等的检验又称为**方差齐性检验**（homogeneity test of variance）。

（一）两个正态总体的方差齐性检验

现考察两个正态总体方差的齐性检验，即检验原假设

$$H_0: \sigma_1^2 = \sigma_2^2$$

是否成立，对此，由抽样分布理论（见第3章定理3-5）知，

$$F = \frac{S_1^2/\sigma_1^2}{S_2^2/\sigma_2^2} \sim F(n_1-1, n_2-1)$$

在原假设 $H_0: \sigma_1^2 = \sigma_2^2$ 成立时，即可得到检验统计量

$$F = \frac{S_1^2}{S_2^2} \sim F(n_1 - 1, n_2 - 1)$$

由此即可进行两个正态总体的方差齐性检验。上述检验运用服从 F 分布的检验统计量 F，故称为 F 检验（F test）。

下面给出用 F 检验法进行两个正态总体的方差齐性检验步骤。

（1）建立原假设 H_0：$\sigma_1^2 = \sigma_2^2$；备择假设 H_1：$\sigma_1^2 \neq \sigma_2^2$。

（2）在原假设 H_0 成立时，构造检验统计量

$$F = \frac{S_1^2}{S_2^2} \sim F(n_1 - 1, n_2 - 1)$$

并由样本值计算 F 检验统计量的值，用统计软件还可求得其对应概率 P 值；

（3）对于给定显著性水平 a，由 F 分布表（附表7）查得临界值

$$F_{1-\alpha/2}(n_1 - 1, n_2 - 1) \text{ 和 } F_{\alpha/2}(n_1 - 1, n_2 - 1)$$

使得 $\quad P(F < F_{1-\alpha/2}) = \alpha/2$ 且 $P(F > F_{\alpha/2}) = \alpha/2$（图4-9）

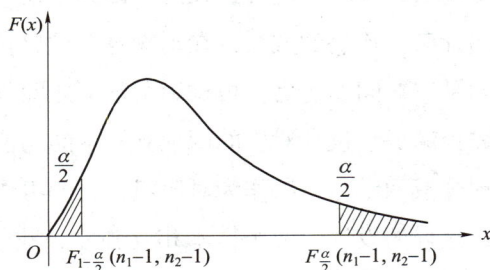

图 4 - 9 F 分布的双侧临界值

由 F 分布的特性，总有

$$F_{1-\alpha/2}(n_1 - 1, n_2 - 1) < 1 < F_{\alpha/2}(n_1 - 1, n_2 - 1)$$

为简化计算，实际处理时，总取较大的样本方差作分子 S_1^{*2}，使得 $F = S_1^{*2}/S_2^{*2} > 1$，此时只需查得右临界值 $F_{\alpha/2}(n_1 - 1, n_2 - 1)$ 即可。当 $F > F_{\alpha/2}(n_1 - 1, n_2 - 1)$，就可拒绝 H_0，否则，则接受 H_0。

（4）统计判断：当 $F \geqslant F_{\alpha/2}$ 时，或 P 值 $< \alpha$ 时，拒绝 H_0，认为 σ_1^2 与 σ_2^2 的差异有显著性；当 $F < F_{\alpha/2}$ 时，或 P 值 $> \alpha$ 时，接受 H_0，认为 σ_1^2 与 σ_2^2 的差异无显著性。

注意：在上述检验中，只需查右临界值 $F_{\alpha/2}(n_1 - 1, n_2 - 1)$ 就够了，而在书后附表7中也只能查到 $F_{\alpha/2}(n_1 - 1, n_2 - 1)$ 的值。有时如需计算左临界值 $F_{1-\alpha/2}(n_1 - 1, n_2 - 1)$，则可利用下列公式进行：

$$F_{1-\alpha/2}(n_1 - 1, n_2 - 1) = \frac{1}{F_{\alpha/2}(n_2 - 1, n_1 - 1)}$$

即学即练 4-2

答案解析

下列关于假设检验的有关结论正确的是（　　　）。

A. 检验中显著性水平 α 是犯"以真为假"的错误（即第一类错误）的概率

B. 进行假设检验时，选取的检验统计量不能包含总体分布中的任何参数

C. 用 Z 检验法进行两个总体均值的比较检验时，要求方差相等

D. 统计软件作假设检验时一般给出 P 值，若 $P > \alpha$，则在 α 水平下拒绝 H_0

▶ 实例分析

例 4 - 4 某药厂为了比较研究中的新配方与已上市药片配方的 15 分钟溶出度，分别抽取 10 个样本进行检测，得到数据如表 4 - 3，假设两种配方的溶出度均服从正态分布，问研究中的新配方与已上市药片原配方的 15 分钟溶出度的方差是否有显著差异（$\alpha = 0.05$）？

表 4 - 3　已上市配方与研究中的新配方的溶出度

配方	15 分钟溶出度									
已上市药片原配方 x	78	67	75	69	69	85	83	86	74	85
研究中的新配方 y	78	83	67	69	74	69	86	72	70	71

解　根据题意，应检验 $H_0: \sigma_1^2 = \sigma_2^2$，$H_1: \sigma_1^2 \neq \sigma_2^2$（双侧）。

由题意及数据计算得：$n_1 = n_2 = 10$，$\overline{X} = 77.1$，$S_1^2 = 54.096$，$\overline{Y} = 73.9$，$S_2^2 = 40.986$。

则 F 检验统计量的值：

$$F = \frac{S_1^2}{S_2^2} = \frac{54.096}{40.986} = 1.320 > 1,$$

对显著性水平 $\alpha = 0.05$，查 F 分布表（附表 7）得

$$F_{\alpha/2}(n_1 - 1, n_2 - 1) = F_{0.025}(9, 9) \approx 4.03。$$

因 $F = 1.32 < F_{0.025}(9, 9) \approx 4.03$，$P > 0.05$，故接受 H_0，即认为这两种配方的溶出度的方差无显著差异。

对于成组设计的均值比较问题，实际解题时，应先进行两个总体的方差齐性检验，然后根据方差是否相等采用相应的均值比较检验方法。

（二）多个总体的方差齐性检验

在 SPSS 等统计软件应用中，对于多个总体的方差齐性检验一般用下面介绍的列文（Levene）检验法，而且所检验的数据资料可以不要求具有正态性。

设有从 K 个总体中独立随机抽取的 K 个样本 $\{x_{in_1}, x_{in_2}, \cdots, x_{in_i}\}$，其样本均值为 $\overline{X}_i$，$i = 1, \cdots, K$。其中 n_i 为各样本的样本容量，且有 $n_1 + n_2 + \cdots + n_K = N$。

应检验的假设为：

$H_0: \sigma_1^2 = \sigma_2^2 = \cdots = \sigma_K^2 = \sigma^2$，即各总体方差相等；$H_1$：各总体方差不全相等。

在 H_0 成立的条件下，列文（Levene）检验统计量

$$F = \frac{(N - K) \sum_{i=1}^{K} n_i (\overline{Z}_i - \overline{Z})^2}{(K - 1) \sum_{i=1}^{K} \sum_{j=1}^{n_i} (Z_{ij} - \overline{Z}_i)^2} \sim F(K - 1, N - K)$$

其中 $Z_{ij} = |x_{ij} - X^*|$（X^* 可根据数据资料选择下列三者之一：第 i 个样本的样本均值 $\overline{X}_i$、中位数 Me_i 和截除 10% 样本量后的样本均值 $\overline{X'}_i$），（$i = 1, 2, \cdots, K; j = 1, 2, \cdots, n_i$）。

列文（Levene）检验的计算量较大，一般都借助统计软件来计算 Levene 统计量的值和对应的概率 P

值。对给定的显著性水平 α，若 P 值 $<\alpha$，就拒绝 H_0，接受 H_1，即认为多个总体的方差齐性成立；否则，则认为多个总体的方差齐性不成立。

二、方差已知时两独立样本的均值比较检验

对两独立样本的正态总体均值的假设检验，即检验原假设

$$H_0: \mu_1 = \mu_2$$

也就是检验 $H_0: \mu_1 - \mu_2 = 0$ 是否成立。

当总体方差 σ_1^2、σ_2^2 已知时，由抽样分布理论知

$$Z = \frac{\overline{X} - \overline{Y} - (\mu_1 - \mu_2)}{\sqrt{\dfrac{\sigma_1^2}{n_1} + \dfrac{\sigma_2^2}{n_2}}} \sim N(0, 1)$$

在原假设 $H_0: \mu_1 = \mu_2$ 成立时，即得到检验统计量

$$Z = \frac{\overline{X} - \overline{Y}}{\sqrt{\dfrac{\sigma_1^2}{n_1} + \dfrac{\sigma_2^2}{n_2}}} \sim N(0,1)$$

由此即可用 Z 检验法进行检验。

方差已知时两独立样本的均值比较的 Z 检验的步骤为：

（1）建立原假设 $H_0: \mu_1 = \mu_2$；备择假设 $H_1: \mu_1 \neq \mu_2$。

（2）在 $H_0: \mu_1 = \mu_2$ 成立时，构造检验统计量

$$Z = \frac{\overline{X} - \overline{Y}}{\sqrt{\dfrac{\sigma_1^2}{n_1} + \dfrac{\sigma_2^2}{n_2}}} \sim N(0,1)$$

并由样本值计算 Z 检验统计量的观测值 z，用统计软件还可求得其对应概率 P 值。

（3）对于给定的 α，查 $N(0,1)$ 临界值表（附表4），得到临界值 $Z_{\alpha/2}$，使得

$$P\{|Z| > Z_{\alpha/2}\} = \alpha$$

（4）统计判断：当 $|z| > Z_{\alpha/2}$ 时，或 P 值 $<\alpha$ 时，拒绝 H_0，接受 H_1，即认为 μ_1 与 μ_2 有显著差异；当 $|z| \leq Z_{\alpha/2}$ 时，或 P 值 $\geq \alpha$ 时，接受 H_0，认为 μ_1 与 μ_2 无显著差异。

对于大样本情形，即两个样本容量 n_1、n_2 都足够大（>30），即使方差未知，也可分别用样本方差 S_1^2、S_2^2 近似代替未知的 σ_1^2、σ_2^2，得检验统计量

$$Z = \frac{\overline{X} - \overline{Y}}{\sqrt{\dfrac{S_1^2}{n_1} + \dfrac{S_2^2}{n_2}}} \sim N(0,1)$$

由此仍可以用上述 Z 检验法来进行检验。

例 4 - 5 研究中成药显微定量法，按一定的程序镜检六味地黄丸中茯苓的菌丝数，检测 75 次，得菌丝数的均值 $\overline{X} = 56.5$，方差 $S_1^2 = 9.4$，镜检熟地的棕色核状物数，检测 65 次，得棕色核状物数的均值 $\overline{Y} = 65$，方差 $S_2^2 = 5.5$，假设这两组数据对应的总体均服从正态分布，问六味地黄丸中菌丝数与棕

色核状物数有无显著差异（$\alpha = 0.01$）？

解：由题意应检验 H_0：$\mu_1 = \mu_2$；H_1：$\mu_1 \neq \mu_2$。

由题中条件知 $n_1 = 75$，$\overline{X} = 56.5$，$S_1^2 = 9.4$；$n_2 = 65$，$\overline{Y} = 65$，$S_2^2 = 5.5$。

本例属于大样本情形，故可用 Z 检验法进行检验。

则
$$z = \frac{\overline{X} - \overline{Y}}{\sqrt{\dfrac{S_1^2}{n_1} + \dfrac{S_2^2}{n_2}}} = \frac{56.5 - 65}{\sqrt{\dfrac{9.4}{75} + \dfrac{5.5}{65}}} = -18.55$$

对 $\alpha = 0.01$，查 $N(0,1)$ 分位数表（附表4），得到临界值 $Z_{\alpha/2} = Z_{0.005} = 2.58$。

因 $|z| = 18.55 > Z_{\alpha/2} = 2.58$，拒绝 H_0，接受 H_1，即认为六味地黄丸中菌丝数与棕色核状物数有极显著差异（$\alpha = 0.01$）。

三、方差未知时两独立样本的均值比较检验

对于小样本情形，我们仅考虑 $\sigma_1^2 = \sigma_2^2 = \sigma^2$ 的情形。当 $\sigma_1^2 \neq \sigma_2^2$，检验较为复杂，读者可参考有关参考文献。

当总体方差 σ_1^2、σ_2^2 未知但相等时（$\sigma_1^2 = \sigma_2^2 = \sigma^2$），应如何合理地估计有两组样本时的 σ^2 呢？虽然两组的样本方差 S_1^2、S_2^2 都可以估计 σ^2，当然也可以用它们的简单平均来估计 σ^2，但这是不合理的，样本大的样本方差对 σ^2 的贡献要大，反之，样本小的样本方差对 σ^2 的贡献要小。因此合理的方法是对 S_1^2、S_2^2 用加权平均，权就是样本方差中的自由度，即用

$$S_p^2 = \frac{(n_1 - 1)S_1^2 + (n_2 - 1)S_2^2}{n_1 + n_2 - 2}$$

估计 σ^2，其中 S_p^2 也称为两组样本的**合并方差**，特别地，当 $n_1 = n_2$ 时，$S_p^2 = \dfrac{S_1^2 + S_2^2}{2}$。

因此由

$$Z = \frac{\overline{X} - \overline{Y}}{\sqrt{\dfrac{\sigma_1^2}{n_1} + \dfrac{\sigma_2^2}{n_2}}} = \frac{\overline{X} - \overline{Y}}{\sigma \sqrt{\dfrac{1}{n_1} + \dfrac{1}{n_2}}} \sim N(0,1)$$

用 S_p 来代替 σ，有

$$T = \frac{\overline{X} - \overline{Y}}{S_p \sqrt{\dfrac{1}{n_1} + \dfrac{1}{n_2}}} \sim t(n_1 + n_2 - 2)$$

由此进行相应的 T 检验即可。

检验步骤为：

（1）建立原假设 H_0：$\mu_1 = \mu_2$；备择假设 H_1：$\mu_1 \neq \mu_2$。

（2）在 H_0：$\mu_1 = \mu_2$ 成立时，构造检验统计量

$$T = \frac{\overline{X} - \overline{Y}}{S_p \sqrt{\dfrac{1}{n_1} + \dfrac{1}{n_2}}} \sim t(n_1 + n_2 - 2)$$

并由样本值计算 T 检验统计量的观测值 t，用统计软件还可求得其对应概率 P 值；

（3）对于给定的 α，查 t 分布表（附表6），得到临界值 $t_{\alpha/2}(n_1+n_2-2)$，使得

$$P\{\,|T|\geq t_{\alpha/2}\,\}=\alpha$$

（4）统计判断：当 $|t|>t_{a/2}(n_1+n_2-2)$ 时，或 P 值 $<\alpha$ 时，拒绝 H_0，即认为 μ_1 与 μ_2 有显著差异；当 $|t|\leq t_{a/2}(n_1+n_2-2)$ 时，或 P 值 $\geq\alpha$ 时，接受 H_0，认为 μ_1 与 μ_2 无显著差异。

实例解析

例 4-4（续） 对前面例 4-4 中两种不同配方的溶出度数据，已知条件不变，试检验这两种不同配方的溶出度有没有显著差异（$\alpha=0.05$）？

解 根据例 4-4 的解，本题属于方差未知但相等时的均值检验（小样本），所以用 T 检验法进行检验。

应检验 H_0：$\mu_1=\mu_2$；H_1：$\mu_1\neq\mu_2$。

由样本值计算得：$\overline{X}=77.1$，$S_1^2=54.1$；$\overline{Y}=73.9$，$S_2^2=41.0$。

则　　　$S_p^2=(S_1^2+S_2^2)/2=(54.1+41.0)/2=47.55$，$S_p=\sqrt{47.55}=6.9$。

又检验统计量 T 的值

$$T=\frac{\overline{X}-\overline{Y}}{S_p\sqrt{\dfrac{1}{n_1}+\dfrac{1}{n_2}}}=\frac{77.1-73.9}{6.9\sqrt{\dfrac{1}{10}+\dfrac{1}{10}}}=1.04$$

对给定的 $\alpha=0.05$，查 t 分布表（附表6），得临界值

$$t_{\alpha/2}(n_1+n_2-2)=t_{0.025}(18)=2.10$$

因 $|t|=1.04<t_{0.025}(18)=2.10$，则接受 H_0，认为两种配方的溶出度无显著差异。

【SPSS 软件应用】

在 SPSS 中，两独立样本的均值比较检验可通过菜单【分析】→【比较平均值】→【独立样本 T 检验】的途径加以实现。

在 SPSS 中，对例 4-4 的数据，将两种不同配方的溶出度数据录入同一观测变量"灌流流速"中，是数值变量；同时设置分组变量"组别"，输入 1 和 2，分别代表数据来自原配方和新配方，是名义变量；所建 SPSS 数据集<不同配方的溶出度>见图 4-10。

在 SPSS 中，打开该数据集，选择菜单

【分析】→【比较平均值】→【独立样本 T 检验】

在对话框【独立样本 T 检验】中，如图 4-11 所示，选定：

溶出度→检验变量（T）；配方种类→分组变量（G）

点击选项【定义组（D）】，在对话框【定义组】中，如图 4-12，设定两组在组别变量中的取值：

⊙使用指定值（U）／组1：输入 $\boxed{1}$ ；　组2：输入 $\boxed{2}$

点击 $\boxed{继续}$，最后点击 $\boxed{确定}$，即可得如图 4-13 所示的两独立样

	溶出度	配方种类	
1	78	1	
2	67	1	
3	75	1	
4	69	1	
5	69	1	
6	85	1	
7	83	1	
8	86	1	
9	74	1	
10	85	1	
11	78	2	
12	83	2	
13	67		

图 4-10　数据集<不同配方的溶出度>

本 T 检验的 SPSS 输出结果。

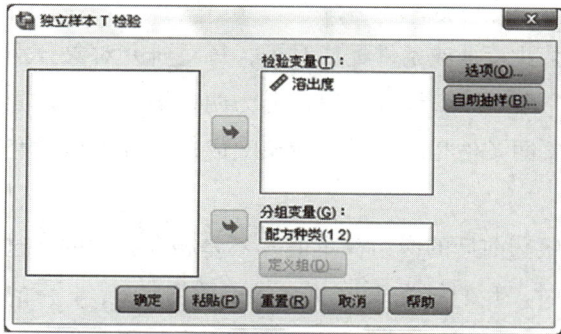

图 4-11　对话框【单样本 T 检验】

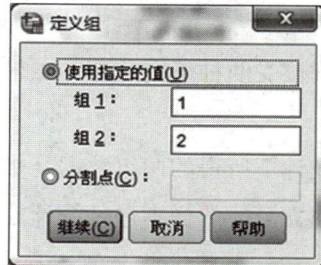

图 4-12　对话框【定义组】

组统计

	配方种类	个案数	平均值	标准差	标准误差平均值
溶出度	原配方	10	77.10	7.355	2.326
	新配方	10	73.90	6.402	2.025

独立样本检验

		Levene 方差等同性检验		平均值等同性 t 检验						
		F	显著性	t	自由度	显著性（双尾）	平均值差值	标准误差差值	差值 95% 置信区间	
									下限	上限
溶出度	假定等方差	.667	.425	1.038	18	.313	3.200	3.084	-3.279	9.679
	不假定等方差			1.038	17.664	.313	3.200	3.084	-3.287	9.687

图 4-13　两独立样本 T 检验的 SPSS 输出结果

图 4-13 的输出结果中首先给出的"组统计"表，给出了两组灌流流速的样本均值分别是 77.10 和 73.90，其数值大小有一定差异。

在"独立样本检验"表中给出了这两组独立样本的 T 检验结果，可通过以下两步完成。

（1）两总体方差是否相等（方差齐性）的 Levene 检验：在"Levene 方差等同性检验"中，Levene 统计量的观察值 $F=0.667$，对应的概率 P 值即"显著性" $=0.425>\alpha=0.05$，因此认为两总体的方差无显著差异，即方差齐性成立。

（2）两总体均值是否相等的检验：现由（1）Levene 的 F 检验结果（Levene 方差相等性检验）知两总体方差齐性成立，因此应看第一行（假定等方差）的 T 检验结果。此时，t 统计量的观测值 $t=1.038$，对应的概率 P 值"显著性（双尾）"$=0.313>\alpha=0.05$，故接受 H_0，即认为两种不同配方的溶出度的均值无显著差异。

第四节　两配对样市的均值比较检验

PPT

在前面讨论的成组设计的 t 检验中，我们实际上是假设了来自这两个正态总体的样本是相互独立的。但实际情况不总是这样，有时两组数据资料是成对出现并且是相互关联的。例如为了考察一种降血压药的效果，测试了 n 位高血压患者服药前后的血压为 $x_1, \cdots, x_n$ 与 $y_1, \cdots, y_n$，其中（x_i，y_i）是同一位患者服药前后的血压，此时的试验设计称为配对设计。

所谓**配对设计**（paired design），就是把研究对象按某些特征或条件配成对子，每对研究对象分别施加两种不同的处理方法，然后比较两种处理结果的差异。配对试验设计一般可分为两种情况，一是同一受试对象分别接受两种不同处理，二是两个同质受试对象即条件相同的受试对象配成对子分别接受两种不同的处理。

在配对设计下所得的两组数据（如 n 位高血压患者服药前后的两组样本值）不是相互独立的，这不能看作两个独立总体的样本进行统计处理。作配对比较时，我们将先求出配对对子数据（x_i，y_i）的差值 d_i（$= x_i - y_i$），并将这些差值 d 看成是一个新的总体的随机样本，而差值的变化可以理解为大量、微小、独立的随机因素综合作用的结果。如果此差值 d 服从正态分布 $N(\mu_d, \sigma_d^2)$，其中 μ_d 是差值 d 的总体均值，σ_d^2 是差值 d 的总体方差，那么在配对设计下，检验两种结果是否有显著性差异，就相当于检验差值 d 的总体均值 μ_d 是否为零，即原假设为

$$H_0: \mu_d = 0$$

从而把配对（x，y）比较归结为当 σ_d^2 未知时各对数值的差值 d 的单个正态总体均值的分析，这可用前面介绍的 t 检验来解决，其检验统计量为

$$T = \frac{\bar{d} - \mu_d}{S_d / \sqrt{n}} = \frac{\bar{d}}{S_d / \sqrt{n}}$$

其中 $\bar{d}$ 为差值 d 的样本均值，S_d 是差值 d 的样本标准差，n 为配对对子数。

检验步骤为：

（1）建立原假设 $H_0: \mu_d = 0$；备择假设 $H_1: \mu_d \neq 0$。

（2）在 $H_0: \mu_d = 0$ 成立时，构造检验统计量

$$T = \frac{\bar{d}}{S_d / \sqrt{n}} \sim t(n-1)$$

并由样本值计算 T 检验统计量的观测值 t，用统计软件还可求得其对应概率 P 值。

（3）对于给定的显著性水平 α，由 t 分布表（见附表6）查得临界值 $t_{\alpha/2}(n-1)$，使得

$$P\{|T| \geq t_{\alpha/2}\} = \alpha。$$

（4）当 $|t| > t_{\alpha/2}$，或 P 值 $< \alpha$ 时，拒绝 H_0，接受 H_1，认为两配对比较的总体均值间有显著差异；当 $|t| \leq t_{\alpha/2}$，或 P 值 $\geq \alpha$ 时，接受 H_0，认为两配对比较的总体均值间无显著差异。

上述高血压患者服药前后的血压数据来自于同一个受试对象，这种配对也称为**自身配对**，如对同一个受试对象治疗前后的某些生理指标（如体重、血压、白细胞等）进行测量。除此以外，还有另外一种配对的形式——**同源配对**，此时数据来自于同一窝或胎的两个个体。例如动物实验中把遗传和环境上差别较小的同窝的小白鼠作为试验对象，药物分析中将样本一分为二，分别采用药典法和二阶导数法测定维生素 B_6 的含量，它们都属于同源配对。配对比较时，同一个对子中一个对象施行甲处理，另一个施行乙处理。这样的好处在于可以减少个性差异，提高试验效率。

即学即练 4 –3

关于假设检验，下面说法正确的是（　　）。

A. 单侧检验优于双侧检验

B. 若 $P > \alpha$，则接受 H_0 犯错误的可能性很小

C. 采用配对 t 检验还是两独立样本 t 检验是由试验设计方案所决定的

D. 检验显著性水平 α 只能取 0.05

答案解析

例 4 –6　将同窝别、同性别、同体重的大白鼠配成 8 对，并把每对大白鼠随机分到正常饲料组和真菌污染饲料组进行配对试验，饲养一个月后测得两组体重如表 4 –4，假定大白鼠的体重均服从正态分布，问真菌污染饲料对大白鼠体重有无影响（$\alpha = 0.05$）？

表 4 –4　不同饲料组大白鼠体重

编号	1	2	3	4	5	6	7	8
正常饲料组 x	98	72	96	79	108	85	69	77
真菌污染组 y	87	72	81	73	91	65	70	62
差值 $d = x - y$	11	0	15	6	17	20	-1	15

解：根据题意本例为同源配对设计问题，应检验假设

$$H_0: \mu_d = 0; \quad H_1: \mu_d \neq 0。$$

由样本数据的差值计算得：$n = 8$，$\bar{d} = 10.375$，$S_d = 7.891$。

则检验统计量 T 的值为

$$T = \frac{\bar{d}}{S_d / \sqrt{n}} = \frac{10.375}{7.891 / \sqrt{8}} = 3.719$$

对于给定的 $\alpha = 0.05$ 和自由度 $n - 1 = 7$，查 t 分布表（附表 6），得到临界值

$$t_{\alpha/2}(n-1) = t_{0.025}(7) = 2.365$$

因为 $|t| = 3.719 > t_{\alpha/2}(7) = 2.365$，所以拒绝 H_0，接受 H_1，即认为真菌污染饲料对大白鼠体重有显著性影响。

【SPSS 软件应用】

在 SPSS 中，两配对样本的均值比较检验可通过菜单【分析】→【比较平均值】→【配对样本 T 检验】的途径加以实现。

首先建立对应的 SPSS 数据集 <两饲料组大白鼠体重>，包括两个配对的数值变量：正常组体重、真菌组体重，如图 4 –14 所示。

在 SPSS 中，打开该数据集，选择菜单【分析】→【比较平均值】→【成对样本 T 检验】，在对话框【成对样本 T 检验】中，如图 4 –15 所示，选定：

正常组体重→成对变量（V）：Variable 1；　真菌组体重→成对变量（V）：Variable 2

点击 确定 。即可得如图 4 –16 所示的配对样本 t 检验的 SPSS 主要输出结果。

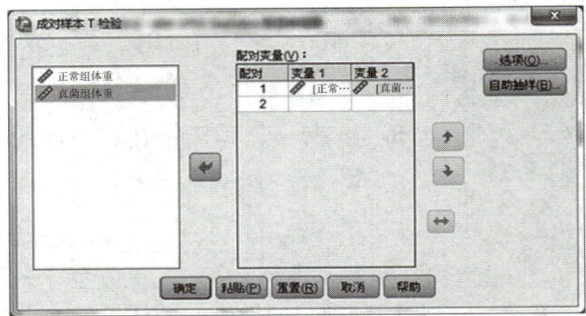

图 4-14 数据集 < 两饲料组大白鼠体重 >

图 4-15 对话框【成对样本 T 检验】

配对样本检验

		配对差值					t	自由度	显著性（双尾）
		平均值	标准差	标准误差平均值	差值 95% 置信区间				
					下限	上限			
配对 1	正常组体重 – 真菌组体重	10.3750	7.89100	2.78989	3.77796	16.97204	3.719	7	.007

图 4-16 配对样本 t 检验的 SPSS 主要输出结果

图 4-16 给出了 SPSS 主要输出结果。在其"配对样本检验"表中，给出了配对样本 t 检验统计量的值 $t = 3.719$，对应检验概率 P 值即"显著性（双尾）" = 0.007。

因为对显著水平 $\alpha = 0.05$，$P = 0.007 < 0.05$，所以拒绝 H_0，接受 H_1，即在 0.05 的显著水平上，认为两不同饲料组大白鼠体重结果有显著差异，即认为真菌污染饲料对大白鼠体重有显著性影响。

目标检测

答案解析

一、填空题

1. 从正态总体 $N(\mu, \sigma^2)$（μ，σ^2 未知）中随机抽取容量为 n 的一组样本，其样本均值和标准差分别为 $\bar{x}$，S，现要检验假设 H_0：$\mu = 2.5$，H_1：$\mu > 2.5$，则应该用_____检验法，检验统计量为_____；如取 $\alpha = 0.05$，则临界值为_____，拒绝域为_____。

2. 用 P 值法进行假设检验时，若 $P < \alpha$，则结论应当是_____H_0。

3. 假设检验中，要同时减少犯两类错误的概率 α 与 β，只有增加_____。

二、选择题

1. 在假设检验中，用 α 和 β 分别表示犯第一类错误和第二类错误的概率，则当样本容量一定时，下列说法正确的是（　　）。

   A. 减小 α 时，β 往往减小
   B. 增大 α 时，β 往往增大
   C. 减小 α 时，β 往往增大
   D. 无法确定

2. 两样本均值比较的 t 检验，其差异显著时，P 越小，说明（　　）。

A. 两样本均值差别越大

B. 两总体均值差别越大

C. 越有理由认为两总体均值不同

D. 越有理由认为两样本均值不同

3. 检验两个相互独立正态总体的方差 σ_1^2 与 σ_2^2 是否有显著差异时，可用（　　）。

A. u 检验法

B. t 检验法

C. χ^2 检验法

D. F 检验法．

4. 对正态总体的均值 μ 进行假设检验时，如果在显著水平 0.05 下接受 H_0：$\mu = \mu_0$，那么在显著水平 0.01 下，下列结论中正确的是（　　）。

A. 不接受 H_0 也不拒绝 H_0

B. 可能接受 H_0 也可能拒绝 H_0

C. 必接受 H_0

D. 必拒绝 H_0

三、练习题

1. 已知某药品的指标服从标准差 $\sigma = 0.8$ 的正态分布 $N(\mu, \sigma^2)$，现抽取一组容量为 9 的样本，其样本均值 $\bar{x} = 2$，试检验 H_0：$\mu = 3$ 是否成立（$\alpha = 0.01$）？

2. 正常人的脉搏平均 72 次/min，现医生测得 10 例慢性四乙基铅中毒患者的脉搏（次/min）如下：

$$54 \quad 67 \quad 68 \quad 78 \quad 70 \quad 66 \quad 67 \quad 70 \quad 65 \quad 69$$

设该脉搏数服从正态分布，试问四乙基铅中毒患者和正常人的脉搏有无显著性差异（$\alpha = 0.05$）？

3. 某种药液中的某成分含量（%）服从正态分布，现由其 10 个样本观测值算出 $\bar{x} = 0.452$，$S = 0.037$，试检验假设 H_0：$\mu = 0.5$ 是否成立（$\alpha = 0.10$）？

4. 有人研究一种减少室性早搏的药物，为 10 名患者静脉注射 2 mg/kg 的剂量后一定时间内每分钟室性早搏次数减少值分别为

$$0 \quad 7 \quad -2 \quad 14 \quad 15 \quad 14 \quad 6 \quad 16 \quad 19 \quad 26$$

假定该早搏次数减少值服从正态分布，试判断药物是否确实有效（$\alpha = 0.05$）？

5. 某医院用新药与常规药物治疗婴幼儿贫血，将 16 名贫血儿随机分为两组，分别接受两种药物治疗，测得血红蛋白增加量（g/L）见下表。假定该血红蛋白增加量均服从正态分布，试问新药与常规药的疗效有无差别（$\alpha = 0.05$）？

两种药物治疗下测得血红蛋白增加量（g/L）

新药组	24	36	25	14	26	34	23	30
常规药组	14	18	20	15	22	24	21	25

6. 由实验求得洋地黄对 10 只家鸽和 10 只豚鼠的致死量的均值为 $\bar{x} = 98.3$（毫克/千克）和 $\bar{y} = 129.0$（毫克/千克），标准差分别为 $S_x = 11.51$ 和 $S_y = 20.63$。假设这两组数据对应的总体均服从正态分布，而且方差相等，试问洋地黄对家鸽和豚鼠的致死量有无极显著性差异（$\alpha = 0.01$）？

7. 某医院试验中药青兰在改变兔脑血流图方面的作用，对 5 只兔子分别测得用药前后的数据如下表所示。

兔号	1	2	3	4	5
给药前	4.0	2.0	5.0	6.0	5.0
给药后	4.5	3.0	6.0	8.0	5.5

假设这两组数据对应的总体均服从正态分布，试判断青兰有无改变兔脑血流图的作用（$\alpha = 0.05$）？

四、上机实训题

1. 对本章练习题第 2 题的脉搏数据，用 SPSS 来检验四乙基铅中毒患者和正常人的脉搏有无显著性差异（$\alpha = 0.05$）？

2. 对本章练习题第 5 题利用 SPSS 软件来检验新药与常规药的疗效有无差别（$\alpha = 0.05$）？

3. 对本章练习题第 7 题利用 SPSS 软件来检验青兰有无改变兔脑血流图的作用（$\alpha = 0.05$）？

书网融合……

| 知识回顾 | 微课 1 | 微课 2 | 习题 |

学习引导

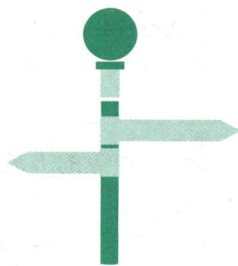

前面我们讨论了两个正态总体均值的比较检验法，而在生产实践和科学实验中，还需分析一个或多个因素对试验结果的指标是否有显著性影响的问题。例如，在新药开发中，需要研究比较不同的反应温度、反应时间、催化剂种类等因素对药品的质量和收率的影响，而每个因素往往选定多种不同的状态条件考察其试验结果是否有显著性差异。如何解决这类可归结为多个正态总体的均值是否有显著差异的比较检验问题呢？

本章介绍方差分析的基本思想和原理，利用方差分析法进行单因素方差分析和两因素方差分析等内容。

学习目标

1. **掌握**　运用方差分析法进行单因素方差分析。
2. **熟悉**　方差分析的基本思想和原理、基本步骤。
3. **了解**　方差分析的基本概念，运用方差分析法进行两因素方差分析。
学会熟练运用 SPSS 进行单因素和两因素方差分析的操作运算。

方差分析法是由英国统计学家 R. A. Fisher 于 1923 年最先提出的可同时比较多个正态总体均值是否有显著差异的基本统计分析方法，用于考察各因素对试验结果是否有显著影响。

实例分析

案例 5 – 1　考查某药不同剂量对骨质指标 CTARD 的影响，对 24 例患者随机分为三组，分别给予不同剂量药物，而后测得数据结果如表 5 – 1 所示。

表 5 – 1　不同剂量药物下的骨质指标 CTARD

	A 组（低剂量）	B 组（中剂量）	C 组（高剂量）
指标数	36. 53	38. 73	55. 90
	44. 32	39. 58	50. 85
	33. 81	45. 14	55. 71
	44. 52	36. 14	47. 48
	43. 80	32. 79	52. 26
	27. 32	32. 10	40. 94

	A 组（低剂量）	B 组（中剂量）	C 组（高剂量）
指标数	44.19	47.56	55.50
	37.12	53.74	42.54
平均指标	38.95	40.72	50.15

讨论 该药不同剂量对骨质指标 CTARD 的影响是否不同？

如何判断该药不同剂量对骨质指标 CTARD 的影响，我们自然联想到利用上一章所讲的两个正态总体的均值比较的 t 检验法来解决此问题，但如果用 t 检验法进行，则需要进行 $C_3^2 = 3$ 次两两比较检验，计算较繁琐，而且犯第一类错误的概率为 $1 - (1 - \alpha)^3$，当 $\alpha = 0.05$ 时为 0.1426。如果 7 组不同剂量比较，则需进行 21 次试验，犯错概率将达到 0.6594！这是难以接受的。

英国统计学家 R. A. Fisher 于 1923 年最先提出了可同时比较多个正态总体均值是否相等的方差分析法，该法首先应用于生物和农业田间试验，以后逐渐在许多科学研究领域得到成功的应用。

第一节　单因素方差分析 微课 1

PPT

一、方差分析的基本概念

方差分析（analysis of variance，ANOVA）是对试验数据进行多个正态总体均值比较的一种基本统计分析方法，它是对全部样本数据的差异（方差）进行分解，将某种因素下各组数据之间可能存在的因素所造成的系统性误差，与随机抽样所造成的随机误差加以区分比较，以推断该因素对试验结果的影响是否显著。

在方差分析中，我们将衡量试验结果的标志称为**试验指标**（experiment indicator），而将影响试验结果的条件称为**因素**（factor），将因素在试验中所处的不同状态称为该因素的**水平**（level）。受试对象、试验指标和试验因素就构成了试验的三要素。

方差分析的目的就是探讨不同因素不同水平之间试验指标的差异，从而考察各因素对试验结果是否有显著影响。而只考察一个影响条件即因素的试验称为**单因素试验**（one factor trial），相应的方差分析称为**单因素方差分析**（one - way analysis of variance）。在试验中考察多个因素的试验的方差分析称为**多因素方差分析**（multi - way analysis of variance）。这里我们主要介绍单因素的方差分析。

下面我们通过案例 5 - 1 的分析来介绍方差分析的基本概念和基本方法。显然案例 5 - 1 是一个单因素方差分析问题，其受试对象为患者，试验指标为骨质指标 CTARD，考察的因素是该药的剂量，该药的高、中、低三个不同剂量对应于因素的 3 个水平。若将服用不同剂量的患者的骨质指标看成来自不同总体的样本，则案例 5 - 1 可归结为关于三个总体的均值比较问题。

二、单因素方差分析的基本原理

实际上，由表 5 - 1 可知，因素的每个水平（不同剂量）下各次试验的骨质指标有所不同，这些骨质指标数据的差异可认为是由随机因素引起的随机误差，即每个水平下的骨质指标可以看成来自同一个总体的样本，3 个水平（剂量）对应于 3 个相互独立的正态总体：X_1、X_2、X_3。由于试验中除了所考虑的骨质指标外，其他条件都大致相同，故可认为各总体的方差是相等的，即有

$$X_i \sim N(\mu_i, \sigma^2), \quad i = 1, 2, 3$$

其次，不同水平（不同剂量）的骨质指标平均值也不同，这些平均值的差异到底是由随机因素引起的随机误差，还是因为剂量不同而造成的系统性误差呢？因 μ_i（$i = 1$，2，3）代表各水平下的骨质指标对应的总体均值，为此，我们应检验

$$H_0: \mu_1 = \mu_2 = \mu_3$$

是否成立。如果拒绝 H_0，就可认为不同水平（不同剂量）下的骨质指标确实有显著差异，即某药不同剂量对骨质指标有显著影响；否则，则认为不同水平（不同剂量）下骨质指标的差异只是由随机误差造成的。

因此，要由总体的随机样本值来检验各总体均值间有无显著差异，而进行方差分析的前提条件是：

（1）**独立性**　各总体的样本为相互独立的随机样本；

（2）**正态性**　各总体服从正态分布；

（3）**方差齐性**　各总体的方差相等。

一般地，我们设因素 A 有 k 个水平

$$A_1, \quad A_2, \quad \cdots, \quad A_k$$

为考察 A 因素对试验结果是否有显著影响，现对每个水平 A_j 各自独立地进行 n_j 次重复试验（$j = 1$，2，$\cdots$，k），其试验结果列于表 5 - 2。

表 5 - 2　方差分析数据结构表

水平（组别）	A_1	A_2	$\cdots$	A_k
试验结果 x_{ij}	x_{11} x_{21} $\vdots$ $x_{n_1 1}$	x_{12} x_{22} $\vdots$ $x_{n_2 2}$	$\cdots$ $\cdots$ $\cdots$	x_{1k} x_{2k} $\vdots$ $x_{n_k k}$
平均值 $\bar{x}_j$	$\bar{x}_1$	$\bar{x}_2$	$\cdots$	$\bar{x}_k$

其中

$$\bar{x}_j = \frac{1}{n_j} \sum_{i=1}^{n_j} x_{ij}, \quad j = 1, \ 2, \ \cdots, \ k$$

是 A_j 水平下（第 j 组组内）观测值的样本均值，又称组内平均值。

此时，各个水平 A_j（$j = 1$，2，$\cdots$，k）下的样本 $x_{1j}, \cdots, x_{n_j}$ 来自具有相同方差 σ^2，均值分别为 μ_j（$j = 1$，2，$\cdots$，k）的正态总体 X_j，μ_j、σ^2 是未知参数，且不同水平 A_j 下的样本之间相互独立。

单因素方差分析的目的就是考察因素 A 的不同水平对应的试验结果总体 X_1，X_2，$\cdots$，X_k 的均值是否有显著差异，即需要检验

原假设　$H_0: \mu_1 = \mu_2 = \cdots = \mu_k$；

备择假设 $H_1: \mu_1$，μ_2，$\cdots$，μ_k 不全相等。

方差分析法与其他假设检验一样，也要在原假设 H_0 成立时，构造适当的检验统计量，再进行统计推断。为此，我们考察**总离差平方和**（sum of square of total deviations）或**总变差**（total deviations）：

$$SS_T = \sum_{j=1}^{k} \sum_{i=1}^{n_j} (x_{ij} - \bar{x})^2$$

其中 $\bar{x} = \dfrac{1}{n} \sum_{j=1}^{k} \sum_{i=1}^{n_j} x_{ij}, n = \sum_{j=1}^{k} n_j$。总离差平方和 SS_T 是全体数据 x_{ij} 与总均值 $\bar{x}$ 之间的离差平方和，反映了全部数据总的变异程度。如果原假设 H_0 成立，各组数据可看成是来自同一个正态总体的一组样本观察值，而 SS_T 只表示由随机因素引起的差异；如果 H_0 不成立，则 SS_T 除了包含由随机因素引起的差异外，还将包含因素 A 的各个不同水平作用所引起的差异。

为此我们对总离差平方和 SS_T 进行分解，有

$$SS_T = \sum_{j=1}^{k} \sum_{i=1}^{n_j} (x_{ij} - \bar{x})^2 = \sum_{j=1}^{k} \sum_{i=1}^{n_j} \left[(\bar{x}_j - \bar{x}) + (x_{ij} - \bar{x}_j) \right]^2$$

$$= \sum_{j=1}^{k} \sum_{i=1}^{n_j} (\bar{x}_j - \bar{x})^2 + \sum_{j=1}^{k} \sum_{i=1}^{n_j} (x_{ij} - \bar{x}_j)^2$$

现在分别记 $SS_A = \sum_{j=1}^{k} \sum_{i=1}^{n_j} (\bar{x}_j - \bar{x})^2$、$SS_E = \sum_{j=1}^{k} \sum_{i=1}^{n_j} (x_{ij} - \bar{x}_j)^2$，则

$$SS_T = SS_A + SS_E$$

其中 SS_A 表示组与组之间各总体平均值的不同所产生的离差平方和，它既包括了随机因素的差异，也包括由 A 因素的不同水平作用所造成的系统因素的差异，故称之为**因素平方和**（sum of square factor）或**组间平方和**（sum of square between groups）。SS_E 表示同一样本组内即各水平对应总体所取的样本内部的离差平方和，是重复试验而产生的随机因素的误差，故称之为**误差平方和**（sum of square error）或**组内平方和**（sum of square within groups）。

此时，SS_T，SS_A，SS_E 的**自由度**（degree of freedom）分别为 $n-1$，$k-1$，$n-k$，记为

$$df_T = n - 1, \quad df_A = k - 1, \quad df_E = n - k$$

并有

$$df_T = df_A + df_E$$

在原假设 H_0 成立时，我们有

$$F = \frac{SS_A/(k-1)}{SS_E/(n-k)} = \frac{MS_A}{MS_E} \sim F(k-1, n-k)$$

其中

$$MS_A = SS_A/(k-1), \quad MS_E = SS_E/(n-k)$$

分别称为**因素均方**（mean square factor）或**组间均方**（mean square between groups）和**误差均方**（mean square error）或**组内均方**（mean square within groups）。当因素均方与误差均方之比值 F 很大时，说明因素 A 引起的变异明显超过了随机因素所引起的差异，即可认为因素 A 对试验结果有显著影响，从而拒绝 H_0。

为此取上述 F 为检验统计量，对给定显著水平 α，查 F 分布表，得临界值 $F_\alpha(k-1, n-k)$，使得

$$P\{F > F_\alpha(k-1, n-k)\} = \alpha$$

当 F 值 $> F_\alpha(k-1, n-k)$，拒绝 H_0，认为在显著水平 α 下，因素 A 对试验结果有显著影响；否则接受 H_0，认为在显著水平 α 下，因素 A 对试验结果无显著影响。

即学即练 5 - 1

方差分析的基本思想可简述为下列哪一项？

A. 组间方差大于组内方差

B. 误差的方差必然小于组间方差

C. 总离差平方和可以分解成因素平方和与误差平方和

D. 两方差之比服从 F 分布

答案解析

实际应用时，为计算统计量 F 的观测值，通常采用表 5 - 3 给出的**方差分析表**（analysis of variance table）。

表 5 - 3　单因素方差分析表

方差来源 Source	离差平方和 SS	自由度 df	均方 MS	F 值 F	临界值 F_α F - crit
因素 A（组间）	SS_A	$k-1$	$SS_A/(k-1)$	$F = \dfrac{SS_A/(k-1)}{SS_E/(n-k)}$	$F_\alpha(k-1,\ n-k)$
误差 E（组内）	SS_E	$n-k$	$SS_E/(n-k)$		
总变差（Total）	$SS_T = SS_A + SS_E$	$n-1$			

［注］如果用统计软件（如 SAS、SPSS 等）计算，还将得到 P 值（Pr > F）的结果，用于统计判断.

利用方差分析表（表 5 - 3）即可进行统计判断：

当 F 值 $> F_\alpha(k-1,\ n-k)$ 或（P 值 $< \alpha$）时，拒绝 H_0，认为因素 A 对试验结果有显著影响；否则，则认为无显著影响。

三、单因素方差分析应用举例

现对案例 5 - 1 的问题利用方差分析法来求解，其中显著水平 $\alpha = 0.05$。

>> **实例解析**

案例 5 - 1　解

（1）原假设 H_0：$\mu_1 = \mu_2 = \mu_3$；备择假设 H_1：μ_1，μ_2，μ_3 不全相等。

（2）对试验结果数据进行计算，列出案例 5 - 1 的方差分析表。

表 5 - 4　案例 5 - 1 的方差分析表

方差来源 Source	离差平方和 SS	自由度 df	均方 MS	F 值 F	临界值 F_α F crit
因素 A（组间）	579.53	2	289.765	6.560	$F_{0.05}(2, 21) = 3.47$
误差 E（组内）	927.65	21	44.17		
总变差	1507.18	23			

（3）统计判断：由于 $F = 6.560 > F_{0.05}(2, 21) = 3.47$，故拒绝 H_0，即认为在 $\alpha = 0.05$ 的显著水平下，不同剂量的药物对骨质指标 CTARD 的影响不同。

【SPSS 软件应用】

实际应用中，由于进行方差分析的计算量较大，故更适合于利用 SPSS 软件进行方差分析的计算。下面我们通过案例 5 - 1 的求解来重点介绍如何利用 SPSS 来进行方差分析。

案例 5 - 1（续）用 SPSS 软件来求解案例 5 - 1，考察该药不同剂量对骨质指标 CTARD 的影响是否不同？

在 SPSS 中，单因素方差分析可通过菜单【分析】→【比较平均值】→【单因素 ANOVA】的途径加以实现。

在 SPSS 中，对案例 5 - 1 的数据，将不同药物剂量下骨质指标数据录入同一观测变量"骨质指标"中，是数值变量；同时设置变量"药物剂量"作为分组变量，是定序变量；所建 SPSS 数据集 < 骨质指标与药物剂量 > 见图 5 - 1。

在 SPSS 中，打开该数据集，从菜单选择【分析】→【比较平均值】→【单因素 ANOVA】，在【单因素方差分析】主对话框中，如图 5 - 2 所示，选定：

骨质指标→因变量列表（E）；药物剂量→因子（F）

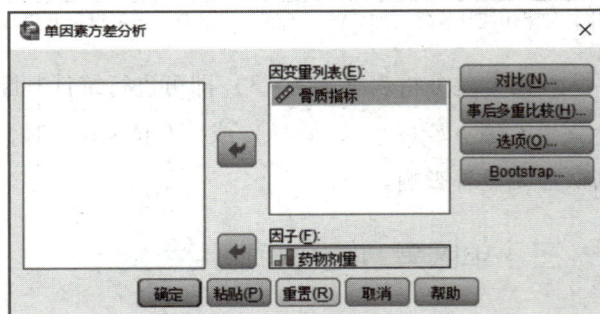

图 5 - 1 数据集 < 骨质指标与药物剂量 >

图 5 - 2 主对话框【单因素方差分析】

点击 确定 。即可得到相应的输出结果单因素方差分析表（ANOVA），如图 5 - 3 所示。该表即前面表 5 - 3，表中的"df"为自由度，"显著性"为对应的概率 P 值。

ANOVA

骨质指标

	平方和	df	均方	F	显著性
组之间	579.531	2	289.765	6.554	.006
组内	928.397	21	44.209		
总计	1507.928	23			

图 5 - 3 单因素方差分析输出结果表

由图 5 - 3 的结果单因素方差分析表（ANOVA 表）知，因为 $F = 6.554$，$P = 0.006 < 0.05$，故拒绝

H_0，即在 $\alpha = 0.05$ 显著水平上，认为不同的药物剂量对骨质指标有显著影响。

第二节　两因素方差分析 📱微课2

PPT

在实际问题的研究中，有时还需考虑两个因素对试验结果是否有显著影响。例如在上节案例 5 – 1 中，如果我们还想同时了解药物剂量和疗程长短对骨质指标是否有显著影响，就得对药物剂量和疗程长短这两个因素同时进行分析，这就属于两因素方差分析。

一、两因素方差分析的基本原理

本节仅考察无重复试验的两因素方差分析问题，进行两因素方差分析的目的就是检验两个因素对试验结果是否有显著影响。

无重复试验的两因素方差分析计算的主要步骤与单因素方差分析类似，即：

（1）针对问题，建立两个因素的原假设 H_0 与备择假设 H_1：

对因素 A：原假设 H_{A0}：$\mu_1. = \mu_2. = \cdots = \mu_k.$；备择假设 H_{A1}：$\mu_1.$，$\mu_2.$，$\cdots$，$\mu_k.$ 不全相等。

对因素 B：原假设 H_{B0}：$\mu_{.1} = \mu_{.2} = \cdots = \mu_{.s}$；备择假设 H_{B1}：$\mu_{.1}$，$\mu_{.2}$，$\cdots$，$\mu_{.s}$ 不全相等。

（2）由试验结果数据表，列出两因素方差分析方差分析表（表 5 – 5）。

表 5 – 5　两因素方差分析表

方差来源	离差平方和	自由度	均方	F 值	P 值
因素 A	SS_A	$s - 1$	$MS_A = \dfrac{SS_A}{s - 1}$	$F_A = \dfrac{MS_A}{MS_E}$	P_A
因素 B	SS_B	$r - 1$	$MS_B = \dfrac{SS_B}{r - 1}$	$F_B = \dfrac{MS_B}{MS_E}$	P_B
误差 E	SS_E	$(s-1)(r-1)$	$MS_E = \dfrac{SS_E}{(s-1)(r-1)}$		
总变差 T	SS_T	$sr - 1$			

其中 $SS_T = \sum\limits_{i=1}^{s} \sum\limits_{j=1}^{r} (x_{ij} - \bar{x})^2$ 称为总离差平方和；$SS_A = r \sum\limits_{i=1}^{s} (\bar{x}_{i.} - \bar{x})^2$ 称为因素 A 的离差平方和，主要反映 A 因素各水平效应之间的差异；$SS_B = s \sum\limits_{j=1}^{r} (\bar{x}_{.j} - \bar{x})^2$ 称为因素 B 的离差平方和，主要反映 B 因素各水平效应之间的差异；$SS_E = \sum\limits_{i=1}^{s} \sum\limits_{j=1}^{r} (x_{ij} - \bar{x}_{i.} - \bar{x}_{.j} + \bar{x})^2$ 称为随机误差平方和，主要反映随机抽样的误差。且有总离差平方和（总变差）分解公式：

$$SS_T = \sum_{i=1}^{s} \sum_{j=1}^{r} (x_{ij} - \bar{x})^2 = \sum_{i=1}^{s} \sum_{j=1}^{r} \left[(\bar{x}_{i.} - \bar{x}) + (\bar{x}_{.j} - \bar{x}) + (x_{ij} - \bar{x}_{i.} - \bar{x}_{.j} + \bar{x}) \right]^2$$

$$= \sum_{i=1}^{s} r (\bar{x}_{i.} - \bar{x})^2 + \sum_{j=1}^{r} s (\bar{x}_{.j} - \bar{x})^2 + \sum_{i=1}^{s} \sum_{j=1}^{r} (x_{ij} - \bar{x}_{i.} - \bar{x}_{.j} + \bar{x})^2$$

$$= SS_A + SS_B + SS_E$$

（3）比较方差分析表中的各因素的 F 值与 F 临界值，或比较 P 值与显著水平 α，就可判断对该因

素是否拒绝 H_0，从而确定所考察的两个因素对试验结果各自的影响是否显著。

即学即练 5 - 2

以下说法中不正确的是（　　　）。

A. 方差分析时的统计量 F 为组间平方和除以组内平方和

B. 方差分析时要求各样本来自相互独立的正态总体

C. 方差分析时要求各样本所在总体的方差相等

D. 方差分析时，组内均方就是误差均方

答案解析

二、两因素方差分析应用举例

这里我们用 SPSS 软件对实际案例进行无重复试验的两因素方差分析，以掌握进行无重复试验的两因素方差分析的主要步骤和实际操作能力。

▶▶ **实例分析**

案例 5 - 2　在抗癌药物筛选试验中，考虑用 20 只小白鼠按体重相近分成四组，分别观察甲、乙、丙、丁四种药物对小白鼠肉瘤的抑瘤效果，每种药物均在 5 个配伍组下进行试验，其抑瘤效果（瘤重）如表 5 - 6 所示。假设所测得的抑瘤效果（瘤重）服从正态分布。

表 5 - 6　四种药物抑瘤效果（瘤重 g）

配伍组	甲	乙	丙	丁
1	0.80	0.36	0.17	0.28
2	0.74	0.50	0.42	0.36
3	0.31	0.20	0.38	0.25
4	0.48	0.18	0.44	0.22
5	0.76	0.26	0.28	0.13

问题　试检验药物种类和配伍组这两个因素对小白鼠肉瘤的抑瘤效果有无显著影响（$\alpha = 0.05$）？

案例 5 - 2 的问题显然是无重复试验的两因素方差分析问题，即应检验

对因素 A（药物种类）：H_{A0}：$\mu_{1.} = \mu_{2.} = \mu_{3.} = \mu_{4.}$；

H_{A1}：$\mu_{1.}$，$\mu_{2.}$，$\mu_{3.}$，$\mu_{4.}$ 不全相等。

对因素 B（配伍组）：H_{B0}：$\mu_{.1} = \mu_{.2} = \cdots = \mu_{.5}$；

H_{B1}：$\mu_{.1}$，$\mu_{.2}$，$\cdots$，$\mu_{.5}$ 不全相等。

下面我们用 SPSS 软件来完成案例的无重复试验的两因素方差分析的计算分析。

抑瘤效果	药物种类	配伍组号
.80	1	1
.74	1	2
.31	1	3
.48	1	4
.76	1	5
.36	2	1
.50	2	2
.20	2	3
.18	2	4
.26	2	5
.17	3	1
.42	3	2
.38	3	3

图 5 - 4　数据集 < 药物的抑瘤效果 >

【SPSS 软件应用】

在 SPSS 中，多因素方差分析可通过菜单【分析】→【一般线性模型】→【单变量】的途径加以实现。

在 SPSS 中，对案例 5-2 的数据，将不同药物下抑瘤效果数据录入同一观测变量"抑瘤效果"中，是数值变量；同时设置两个分组变量"药物种类""配伍组号"作为两个因素变量，是定序变量；所建 SPSS 数据集 <药物的抑瘤效果> 见图 5-4。

在 SPSS 中，打开该数据集，从菜单选择

【分析】→【一般线性模型】→【单变量】，

在【单变量】主对话框中，如图 5-5 所示，选定：

抑瘤效果→因变量（D）；药物种类、配伍组号→固定因子（F）

再点击选项【模型】，进入对话框【单变量：模型】，如图 5-6 所示，选定：

指定模型⊙设定（C）；药物种类、配伍组号→模型（M）

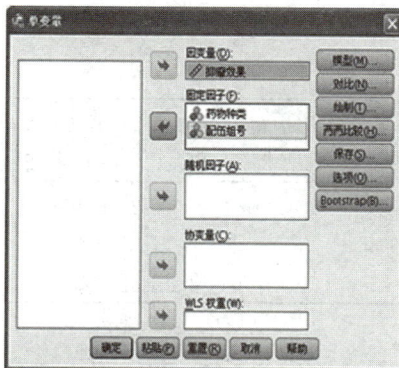

图 5-5 对话框【单变量】

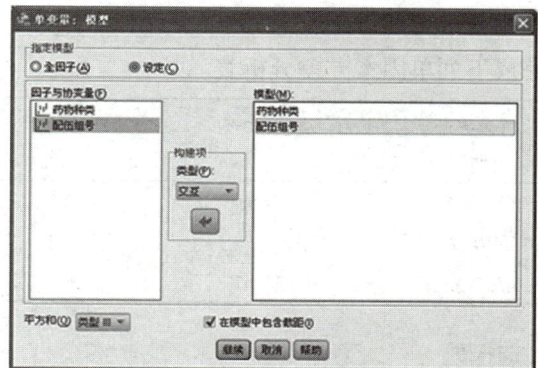

图 5-6 对话框【单变量：模型】

点击 继续。最后点击 确定，即可得到相应的输出结果，其主要的输出结果两因素方差分析表（主体间效应的检验），如图 5-7 所示。其中"源"为方差来源，"Ⅲ型平方和"为离差平方和，"df"为自由度，F 为 F 检验值，"Sig."为对应概率 P 值。

主体间效应的检验

因变量:抑瘤效果

源	Ⅲ 型平方和	df	均方	F	Sig.
校正模型	.523ᵃ	7	.075	4.112	.016
截距	2.828	1	2.828	155.565	.000
药物种类	.411	3	.137	7.535	.004
配伍组号	.112	4	.028	1.545	.251
误差	.218	12	.018		
总计	3.569	20			
校正的总计	.741	19			

a.R 方 =.706（调整 R 方 =.534）

图 5-7 案例 5-2 SPSS 的两因素方差分析主要输出结果

由图 5-7 的两因素方差分析表知，对因素 A（药物种类）：因为 $F=7.535$，概率 P 值（Sig.）=

0.004 < 0.05，故拒绝 H_{A0}，认为药物种类因素对小白鼠肉瘤的抑瘤效果有显著影响。

对因素 B（配伍组号）：因为 $F = 1.545$，概率 P 值（Sig.）= 0.251 > 0.05，故接受 H_{B0}，认为配伍组因素对小白鼠肉瘤的抑瘤效果没有显著影响。

注意：在用 SPSS 软件进行两因素方差分析时，软件默认的模型为包括交互效应的全因子模型，而只有重复试验时才能够考察交互效应，故只适用于重复试验情形的两因素方差分析。因此，考察无重复试验时，必须选定选项【模型】，来设定只含主效应的模型。

目标检测

答案解析

一、填空题

1. 在进行方差分析时，必须满足的前提条件：_____ 、_____ 和_____ 。

2. 在单因素方差分析中，计算 F 统计量的分子是_____ ，分母是_____ 。

3. 总离差平方和等于_____ 与_____ 之和。

4. 完成下列单因素方差分析表

方差来源 Source	离差平方和 SS	自由度 df	均方 MS	F 值 F	临界值 F_α F crit
因素 A	27.58	3	9.19	____	$F_{0.05}$ (3, 8) = ____
误差 E	____	8	____		
总变差	34.67	____		结论：应____ H_0。

二、选择题

1. 在方差分析中，当 F 值 > $F(k-1, n-k)$（或 P 值 < 0.05）时，可认为（　　）。

    A. 各样本均值都不相等　　　　　　　B. 各总体均值不等或不全相等

    C. 各总体均值都不相等　　　　　　　D. 各总体均值相等

2. 多个总体均值差异的比较采用方差分析，而不是 t 检验法来两两比较，主要原因是（　　）。

    A. 控制第一类错误　　　　　　　　　B. 控制第二类错误

    C. 减少分析次数　　　　　　　　　　D. 计算方便

3. 在单因素方差分析中，各离差平方和的自由度满足（　　）。

    A. 总离差平方和自由度 = 组间离差平方和自由度 - 组内离差平方和自由度

    B. 总离差平方和自由度 = 组间离差平方和自由度 + 组内离差平方和自由度

    C. 总离差平方和自由度 + 组间离差平方和自由度 = 组内离差平方和自由度

    D. 总离差平方和自由度 + 组内离差平方和自由度 = 组间离差平方和自由度

4. 在方差分析中，统计量 F 的取值总是（　　）。

    A. 可能小于 1　　　　　　　　　　　B. 可以小于 0

    C. 总是大于 1　　　　　　　　　　　D. 可以取任意值

三、练习题

1. 用四种不同的分析方法测定同一药物的某种成分的含量，测得数据如下：

方法	A	B	C	D
含量	9.29	10.16	10.60	10.12
	9.44	10.08	10.43	9.96
	9.33	10.03	10.65	9.98
	9.56	10.11	10.48	10.11

假定该含量服从正态分布，试判断这四种方法的测量结果有无显著性差异（$\alpha = 0.05$）？

2. 将四个药厂生产的阿司匹林片，用崩解仪法进行片剂释放程度的考察，每个样品进行 5 次试验。所得指标数值初步计算如下表。

方差来源	离差平方和	自由度
因素 A	0.731	3
误差 E	0.309	16
总变差	1.04	19

试完成方差分析表，并判断 4 个工厂的阿司匹林片的平均释放度是否相同（$\alpha = 0.05$）？

四、上机实训题

对本章练习题第 1 题的药物的某种成分含量数据，利用 SPSS 软件来进行这四种方法的测量结果有无显著性差异的检验。

书网融合……

知识回顾　　　微课1　　　微课2　　　习题

第六章 非参数假设检验

学习引导

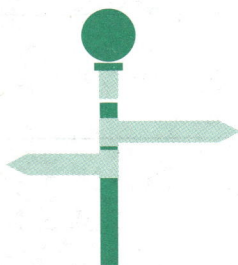

第四章讨论了总体分布为正态分布或总体分布类型已知的前提下对参数如总体均值等进行的检验，即参数检验方法。但实际应用中，许多样本数据并不满足总体服从正态分布的条件或总体分布是未知的，这就需要利用那些推断假设不依赖于总体分布或与总体的参数无关的假设检验方法即**非参数检验**（nonparametric test）法来进行检验。

本章主要介绍检验两种属性分类变量之间是否相互独立的列联表检验，样本是否来自不同未知分布总体的比较的秩和检验等非参数检验方法。

学习目标

1. **掌握** 独立性检验的列联表方法，两配对样本的秩和检验，两独立样本的秩和检验。
2. **熟悉** 秩和检验的基本思想和原理、基本步骤。
3. **了解** 非参数检验的概念，列联表检验适用的情形和基本原理。

学会熟练运用 SPSS 软件进行列联表检验、秩和检验的运算。

非参数检验由于不需要已知总体分布的类型，故应用较为广泛。它既可检验样本是否来自某种已知分布的总体，又可检验两种属性分类变量之间是否相互独立，还可检验那些非准确测定的以等级轻重、次第先后等形式给出的数据资料问题。非参数检验方法的不足在于不能充分利用样本信息，如果用于那些适用参数检验的问题，则会降低检验效能，故非参数检验方法主要用于不满足参数检验条件的问题。

实例分析

案例 6-1 某药厂为了探讨根据药物的外观状况判断药物内在质量的可能性，随机抽取若干同类药品，在相同条件下放置 6 个月，分别检验其内在质量 X 与外观状况 Y，得检验数据见表 6-1，试分析药物的内在质量 X 与外观状况 Y 这两种属性之间是否独立（$\alpha = 0.01$）？

108

表 6-1　案例 6-1 中药剂的检验结果

内在质量 X	外观状况 Y			合计
	好	中	差	
好	35	15	5	55
中	8	19	7	34
差	4	4	16	24
合计	47	38	28	113

案例 6-2（血清治病）　为研究某种血清是否会抑制白血病，选取 16 只白血病大鼠，随机分为治疗组和对照组，其中治疗组 8 只接受该血清治疗，对照组 8 只不作治疗，观察大鼠存活时间（月），其数据如表 6-2 所示。

表 6-2　血清治疗试验中大鼠存活时间

治疗组（月）	3.1	5.3	1.4	4.6	2.8	4.0	3.8	5.5
对照组（月）	1.9	0.5	0.9	2.1	1.4	2.1	1.1	0.8

问题　若两个抽样总体的分布未知，试分析这种血清对白血病有无抑制作用。

　　显然，案例 6-1、案例 6-2 的问题均不满足参数假设检验条件，属于本章将研究的非参数假设检验问题。

即学即练 6-1

非参数检验应用的条件是（　　　）。
A. 总体是正态分布
B. 若两组比较，要求两组的总体方差相等
C. 不依赖于总体分布
D. 要求样本容量很大

答案解析

第一节　列联表检验 <e> 微课 1

PPT

　　在实际工作中常需将试验数据按不同属性进行分类，并要考察这些分类属性是否相互独立或其分类构成是否一致。

　　列联表（contingency table 或 cross table）是用于多重分类的一种频数分布表，是分析属性数据的常用表格形式。它将每个观测对象按行和列两方面的属性分类，行和列的属性又分为 R 和 C 种分类，从而其表中数据有 R 行 C 列，故常称为 $R \times C$ 列联表，简称 $R \times C$ 表。其最简单形式是 2×2 表，又称**四格表**（fourfold table）。利用列联表，可对实际频数与理论频数的一致性作 χ^2 检验，这称为**列联表 χ^2 检验**（contingency table chi-square test），它包括两个分类属性变量的独立性检验和多组总体率的比较检

验等。

一、属性变量独立性的列联表检验

（一）$R \times C$ 列联表的 χ^2 独立性检验

利用列联表来进行两分类属性变量的独立性 χ^2 检验，其原理是考察实际频数与理论频数的偏差来进行 χ^2 检验。

设列联表的行、列属性变量分别为 X 和 Y，其中 X 分成 R 类：X_1，X_2，$\cdots$，X_R，Y 分成 C 类：Y_1，Y_2，$\cdots$，Y_C，则 $R \times C$ 列联表的一般形式如表 6 - 3。

表 6 - 3　$R \times C$ 列联表

	Y_1	Y_2	$\cdots$	Y_C	行和 $O_{i\cdot}$
X_1	O_{11}	O_{12}	$\cdots$	O_{1C}	$O_{1\cdot}$
X_2	O_{21}	O_{22}	$\cdots$	O_{2C}	$O_{2\cdot}$
$\cdots$	$\cdots$	$\cdots$	$\cdots$	$\cdots$	$\cdots$
X_R	O_{R1}	O_{R2}	$\cdots$	O_{RC}	$O_{R\cdot}$
列和 $O_{\cdot j}$	$O_{\cdot 1}$	$O_{\cdot 2}$	$\cdots$	$O_{\cdot C}$	n

$R \times C$ 列联表中共有 R 行 C 列数据，其中 O_{ij} 表示样本值中（X_i，Y_j）出现的实际频数，$O_{i\cdot} = \sum\limits_{j=1}^{C} O_{ij}$ 是第 i 行的行和，$O_{\cdot j} = \sum\limits_{i=1}^{R} O_{ij}$ 是第 j 列的列和，$n = \sum\limits_{j=1}^{C} \sum\limits_{i=1}^{R} O_{ij}$ 是总和。

为检验两个分类属性变量 X 与 Y 的独立性，应检验假设

H_0：X 与 Y 相互独立；H_1：X 与 Y 不独立（有关联）

在 H_0 成立时，列联表各单元格的理论频数为

$$E_{ij} = np_{ij} = n\hat{p}_{i\cdot}\hat{p}_{\cdot j} = n \cdot \frac{O_{i\cdot}}{n} \times \frac{O_{\cdot j}}{n} = \frac{O_{i\cdot} \times O_{\cdot j}}{n}，i = 1, 2, \cdots, R；j = 1, 2, \cdots, C$$

χ^2 检验法的基本思想是：将总体 X 的取值区域分为 k 个互不相容的组，再将样本观测值落在各组的实际频数 O_{ij} 与 H_0 成立时对应的理论频数 E_{ij} 进行比较，由此构造检验统计量来衡量样本观测值与 H_0 成立时的分布的拟合程度，从而检验 H_0 是否成立。其主要理论依据是皮尔逊提出的下列定理。

定理 6 - 1（皮尔逊 χ^2 定理）当 H_0 成立时，当 n 充分大时，统计量

$$\chi^2 = \sum\limits_{j=1}^{C} \sum\limits_{i=1}^{R} \frac{(O_{ij} - E_{ij})^2}{E_{ij}} \sim \chi^2(df) \quad （近似）$$

其中 O_{ij} 为实际频数，E_{ij} 为理论频数，$df = (R-1)(C-1)$。

列联表的 χ^2 拟合优度检验法的检验步骤为：

（1）建立检验原假设 H_0：X 与 Y 相互独立；

（2）根据样本观测值或者列联表数据，计算实际频数 O_{ij} 与理论频数 E_{ij}；

（3）求出皮尔逊 χ^2 统计量的值：$\chi^2 = \sum\limits_{j=1}^{C} \sum\limits_{i=1}^{R} \frac{(O_{ij} - E_{ij})^2}{E_{ij}}$，由统计软件还可得到对应概率 P 值；

（4）由显著性水平 α 和 $df = (R-1)(C-1)$ 查 χ^2 分布表，得单侧临界值 $\chi^2_{\alpha}(df)$；

（5）统计推断（单侧检验）：若 $\chi^2 > \chi_\alpha^2(df)$，或 P 值 $< \alpha$，则拒绝 H_0，认为 X 与 Y 不独立，有关联；否则，接受 H_0，即认为 X 与 Y 独立。

实际应用时应注意以下事项：①样本容量 n 需足够大，一般要求 $n \geq 50$；②检验时要求各单元格的理论频数 $E_{ij} \geq 5$。当遇到一个或几个单元格的理论频数小于 5 时，最好通过并组使其符合 $E_{ij} \geq 5$ 的要求。

实例解析

下面我们考虑由列联表的 χ^2 检验法来进行案例 6-1 问题的求解（$\alpha = 0.01$）。

案例 6-1　解　应检验 H_0：药物的属性 X 与 Y 相互独立；H_1：药物的属性 X 与 Y 有关联。

在 H_0 成立时，由 χ^2 独立性检验公式计算理论频数

$$E_{11} = \frac{47 \times 55}{113} = 22.9 , \quad E_{12} = \frac{55 \times 38}{113} = 18.5 , \quad E_{13} = \frac{28 \times 55}{113} = 13.6$$

$$E_{21} = 14.1 , \quad E_{22} = 11.4 , \quad E_{23} = 8.4 , \quad E_{31} = 10.0 , \quad E_{32} = 8.1 , \quad E_{33} = 5.9$$

则检验统计量

$$\chi^2 = \sum_{j=1}^{C} \sum_{i=1}^{R} \frac{(O_{ij} - E_{ij})^2}{E_{ij}} = \frac{(35 - 22.9)^2}{22.9} + \cdots + \frac{(16 - 5.9)^2}{5.9} = 43.097$$

对 $\alpha = 0.01$ 及 $df = (3-1)(3-1) = 4$，查 χ^2 临界值表（附表5）得 $\chi_{0.01}^2(4) = 13.277$。

因 $\chi^2 = 43.097 > \chi_{0.01}^2(4) = 13.277$，$P < 0.01$，则拒绝 H_0，接受 H_1，即认为两种药物的属性不独立，有关联。因而从药物外观状况判断药物内在质量的可能性是存在的。

【SPSS 软件应用】

在 SPSS 中，列联表检验，包括独立性检验和总体率比较检验，均可通过菜单【分析】→【描述统计】→【交叉表】的途径来实现，步骤均完全类似。

首先建立 SPSS 数据集 <药物外观与内在质量>，包括两个属性变量：外观状况、内在质量，用数值"1、2、3"分别表示"好、中、差"，为定序变量；一个频数变量：药品个数，为数值变量，如图 6-1 所示。

在 SPSS 中，打开该数据集，选择菜单【数据】→【加权个案】，在对话框【加权个案】中，选定

　　⊙加权个案：药品个数→频率变量（F）

点击 确定，即可将变量"药品个数"设定为频数变量。

再选择菜单【分析】→【描述统计】→【交叉表】，在对话框【交叉表】中，如图 6-2 所示，选定：

　　内在质量→行（S）；　外观状况→列（C）

再点击选项【统计量】，在对话框【交叉表：统计量】中，如图 6-3 所示，选定：☑卡方（H），点击 继续。

	外观状况	内在质量	药品个数
1	1	1	35.00
2	2	1	15.00
3	3	1	5.00
4	1	2	8.00
5	2	2	19.00
6	3	2	7.00
7	1	3	4.00
8	2	3	4.00
9	3	3	16.00

图 6-1　数据集 <药物外观与内在质量>

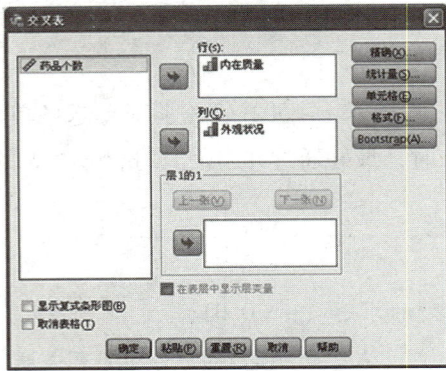

图 6－2　对话框【交叉表】

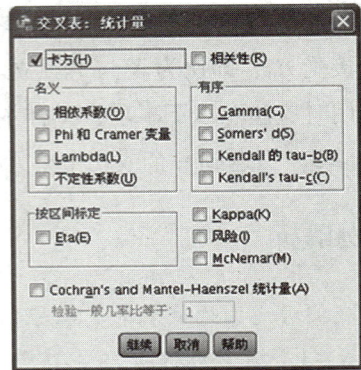

图 6－3　对话框【交叉表：统计量】

最后点击 确定 ，即可得如图 6－4 所示的列联表检验的 SPSS 主要输出结果。

内在质量 ＊ 外观状况 交叉制表

计数

		外观状况			合计
		好	中	差	
内在质量	好	35	15	5	55
	中	8	19	7	34
	差	4	4	16	24
		47	38	28	113

卡方检验

	值	df	渐进 Sig.（双侧）
Pearson 卡方	43.097[a]	4	.000
似然比	39.786	4	.000
线性和线性组合	29.944	1	.000
有效案例中的 N	113		

0 单元格（.0％）的期望计数少于 5。
最小期望计数为 5.95。

图 6－4　卡方检验的 SPSS 主要输出结果

上述图 6－4 中的 SPSS 主要输出结果给出了"内在质量"与"外观状况"这两个属性变量的交叉列联表、独立性检验的卡方检验表。由卡方检验表知，其独立性检验统计量的值即"Pearson 卡方"$x^2 = 43.097$，卡方检验的概率 P 值（渐进 Sig.（双侧））为 $P = 0.000 < 0.01$，故对显著水平 $\alpha = 0.01$，拒绝 H_0，即认为"内在质量"与"外观状况"这两个属性不独立，有关联。

在进行 $R \times C$ 列联表的 χ^2 独立性检验时应注意，在 $R \times C$ 列联表中，如果有 1/5 以上的理论频数小于 5，或有任何一个单元格的理论频数小于 1，就应该将理论频数小于 5 的单元格与邻组合并以增大理论频数。但应注意合并组的合理性，如是以量分组的资料（年龄分组）可以并组；但按性质分组的资料（如不同类型的血型），则不能合并，此时只能增加观察对象例数再作统计分析。

（二）2×2 列联表（四格表）的独立性检验

统计中用得最多的一种列联表是 2×2 列联表，常被称为四格表。其一般形式见表 6－4。

表 6－4　2×2 列联表（四格表）

	Y_1	Y_2	行和
X_1	a	b	$a + b$
X_2	c	d	$c + d$
列和	$a + c$	$b + d$	$n = a + b + c + d$

对四格表，其自由度 $df = (R-1)(C-1) = (2-1)(2-1) = 1$ 比较特殊，通常根据样本容量 n 和单元格的理论频数 E 的不同情形，按以下规定进行不同的检验。

（1）对于 $n \geqslant 40$，而且每个 $E \geqslant 5$ 时，用基本 χ^2 检验统计量进行：

$$\chi^2 = \sum_{j=1}^{2} \sum_{i=1}^{2} \frac{(O_{ij} - E_{ij})^2}{E_{ij}}$$

其中 $O_{11} = a$，$O_{12} = b$，$O_{21} = c$，$O_{22} = d$；理论频数 E_{ij} 分别为

$$E_{11} = \frac{(a+b)(a+c)}{n}, E_{12} = \frac{(a+b)(b+d)}{n}, E_{21} = \frac{(c+d)(a+c)}{n}, E_{22} = \frac{(c+d)(b+d)}{n}$$

代入基本 χ^2 检验统计量式，整理后得四格表 χ^2 检验基本检验简化公式

$$\chi^2 = \frac{n(ad - bc)^2}{(a+b)(c+d)(a+c)(b+d)}$$

（2）对于 $n \geqslant 40$ 且有 $E < 5$ 但都大于 1 时，应采用 Yate **连续性校正**（Yate correction for continuity），其相应的四格表 χ^2 检验校正公式和简化公式分别是

$$\chi^2 = \sum_{j=1}^{2} \sum_{i=1}^{2} \frac{(|O_{ij} - E_{ij}| - 0.5)^2}{E_{ij}}$$

$$\chi^2 = \frac{n(|ad - bc| - 0.5n)^2}{(a+b)(c+d)(a+c)(b+d)}$$

而用简化公式计算四格表的 χ^2 统计量显然更方便。

（3）对于 $n < 40$，或者 $n \geqslant 40$ 且至少有 $E < 1$ 时，应采用 Fisher 的精确概率检验（Fisher's exact test）。该法是一种直接计算概率的假设检验方法，其理论依据是超几何分布。该法已不属于 χ^2 检验的范畴，但常常作为四格表假设检验的补充，一般可借助于 SPSS 等统计软件进行检验。

表 6-5　四格表数据不同情形时适用的检验统计量

样本数 n	单元格理论频数 E	适用的检验统计量
大样本（$n \geqslant 40$）	所有的 $E \geqslant 5$	Pearson 卡方检验值（Pearson Chi-Square）*
	若有 $1 \leqslant E < 5$	连续性校正卡方检验值（Continuity Correction）
	若有 $E < 1$	Fisher's 精确检验的值（Fisher's Exact Test）
小样本（$n < 40$）	所有情形	Fisher's 精确检验的值（Fisher's Exact Test）

* 若所得概率 P 值小于且接近检验水准（显著性水平），则改用 Fisher's 精确检验的值

例 6-1　某医生将两种药物在 60 名受试者的不同部位进行药敏试验，试验结果见表 6-6。试问两种药物的结果是否有关联（$\alpha = 0.05$）？

表 6-6　例 6-1 中两种药物的药敏试验结果

药物 A	药物 B		合计
	阳性	阴性	
阳性	28（18.1）	6（15.9）	34
阴性	4（13.9）	22（12.1）	26
合计	32	28	60

注：括号内为理论频数

解： 应检验假设

H_0：两种药物的药敏结果无关联；H_1：两种药物的药敏结果有关联。

因其理论频数均大于 5，故由 χ^2 检验基本检验简化公式得检验统计量

$$\chi^2 = \frac{n(ad-bc)^2}{(a+b)(c+d)(a+c)(b+d)} = \frac{60(28 \times 22 - 6 \times 4)^2}{34 \times 26 \times 32 \times 28} = 26.55$$

对 $\alpha = 0.05$ 及 $df = (2-1) \times (2-1) = 1$，查 χ^2 临界值表（附表 5）得 $\chi^2_{0.05}(1) = 3.841$。

因 $\chi^2 = 26.55 > \chi^2_{0.05}(1) = 3.841$，$P < 0.05$，则拒绝 H_0，接受 H_1，即认为两种药物的药敏结果有关联。由表中数据可见两种药物的药敏结果基本相同。

二、总体率比较的列联表检验 📱微课 2

在实际应用中，我们还常遇到有关多个（包括两个）总体率比较的列联表检验问题。

例 6 - 2　将 116 例患者随机分为两组，一组 70 例接受实验药物治疗（实验组），另一组 46 例接受对照治疗（对照组），治疗结果见表 6 - 7。问两种疗法的不良事件率有无差别（$\alpha = 0.05$）？

表 6 - 7　药物治疗对照试验中不良事件发生结果

治疗方法	不良事件结果		合计	不良事件率（%）
	发生	未发生		
实验组	4 (7.2)	66 (62.8)	70	5.7
对照组	8 (4.8)	38 (41.2)	46	17.4
合计	12	104	116	10.3

注：括号内为理论频数

本例也是以列联表形式表示的数据，但与前面独立性检验时仅从同一个总体中随机抽样的抽样不同，本例是从两个总体中进行抽样，应检验两个总体的总体率（不良事件率）有无差异。

虽然多组（包括两组）分类资料总体率的比较检验与交叉分类资料的独立性检验的意义不同，但由列联表数据进行多个总体率比较检验时仍利用相同的拟合优度检验方法，与前面列联表的 χ^2 独立性检验的计算步骤一样，都可归结为同样公式来进行皮尔逊 χ^2 检验。

即对应于 $R \times C$ 列联表数据，多个总体率比较的检验公式仍然为

$$\chi^2 = \sum_{j=1}^{C} \sum_{i=1}^{R} \frac{(O_{ij} - E_{ij})^2}{E_{ij}} \sim \chi^2((R-1)(C-1))$$

对应于 2×2 列联表即四格表数据，两个总体率比较的 χ^2 检验简化公式仍然为

$$\chi^2 = \frac{n(ad-bc)^2}{(a+b)(c+d)(a+c)(b+d)} \sim \chi^2(1)$$

或四格表的 χ^2 检验校正简化公式（$n > 40$ 且至少有一单元格的理论频数 $E < 5$ 时采用）

$$\chi^2 = \frac{n(|ad-bc| - 0.5n)^2}{(a+b)(c+d)(a+c)(b+d)}$$

下面对例 6 - 2 的两个总体率比较检验的四格表问题用列联表的 χ^2 检验公式来求解。

解：应检验假设

H_0：两种疗法的不良事件发生率相等，即 $p_1 = p_2 = p$；

H_1：两种疗法的不良事件发生率不相等，即 $p_1 \neq p_2$。

因 $df = 1$ 且理论频数 $E_{21} = 4.8 < 5$，故应用四格表的 χ^2 检验校正简化公式来计算检验统计量：

$$\chi^2 = \frac{n(|ad-bc| - 0.5n)^2}{(a+b)(c+d)(a+c)(b+d)} = \frac{116 \times (|4 \times 38 - 66 \times 8| - 0.5 \times 116)^2}{70 \times 46 \times 12 \times 104} = 2.919$$

对 $\alpha = 0.05$，$df = 1$，查 χ^2 临界值表（附表 5），得 $\chi^2_{0.05}(1) = 3.841$。

因 $\chi^2 = 2.919 < \chi^2_{0.05}(1) = 3.841$，则 $P > 0.05$，故接受 H_0，即认为两种疗法的不良事件发生率无显著性差异。

【SPSS 软件应用】

在 SPSS 中，列联表检验，包括独立性检验和总体率比较检验，均可通过菜单【分析】→【描述统计】→【交叉表】的途径来实现。

首先建立 SPSS 数据集 <对照治疗的不良事件率>，共包括三个变量："治疗方法"和"不良事件结果"为定类变量，其中"治疗方法"变量的取值为 1（实验组）和 2（对照组），"不良事件结果"变量的取值为 0（不发生）和 1（发生）；一个频数变量："人数"为相应的患者人数，为数值变量，如图 6－5 所示。

	治疗方法	不良事件结果	人数	
1	实验组	发生	4.00	
2	实验组	不发生	66.00	
3	对照组	发生	8.00	
4	对照组	不发生	38.00	

图 6－5　数据集 <药物的降血脂有效率>

在 SPSS 中，打开该数据集，选择菜单【数据】→【加权个案】，在对话框【加权个案】中，选定：⊙加权个案：人数→频率变量（F），点击确定，即可将变量"人数"设定为频数变量。

再选择菜单【分析】→【描述统计】→【交叉表】，在对话框【交叉表】中，选定：

治疗方法→行（S）；不良事件结果→列（C）

再点击选项【统计量】，在对话框【交叉表：统计量】中，选定：√卡方（H），点击继续。最后点击确定，即可得如图 6－6 所示的卡方检验的 SPSS 主要输出结果。

治疗方法 ＊ 不良事件结果 交叉表
计数

		不良事件结果		总计
		不发生	发生	
治疗方法	实验组	66	4	70
	对照组	38	8	46
总计		104	12	116

卡方检验

	值	自由度	渐近显著性（双向）	精确显著性（双向）	精确显著性（单向）
皮尔逊卡方	4.081[a]	1	.043		
连续校正[b]	2.919	1	.088		
似然比（L）	3.990	1	.046		
Fisher 精确检验				.061	.045
线性关联	4.046	1	.044		
有效个案数	116				

a. 1 个单元格（25.0%）具有的预期计数少于 5。最小预期计数为 4.76。

b. 仅为 2×2 表格计算

图 6－6　例 6－2 的卡方检验的输出结果

上述图 6-6 中的 SPSS 主要输出结果,给出了"治疗方法"与"不良事件结果"的交叉列联表和卡方检验表。对本例的四格表卡方检验问题,"卡方检验"表同时给出了四格表的皮尔逊卡方、连续校正、Fisher 精确检验的结果供不同情形的检验选用。

根据表下注解"a. 1 个单元格(25.0%)具有的预期计数(理论频数)少于 5。最小预期计数(理论频数)为 4.76。"可知,本例应该选用"连续校正"检验结果。由"卡方检验"表,连续校正统计量的值("连续校正值")$\chi^2 = 2.919$,对应的检验概率 P 值("渐近显著性(双向)")$= 0.088$。因为 $P = 0.088 > \alpha = 0.05$,故接受 H_0,即认为这两种疗法的不良事件率没有显著差别。

第二节　秩和检验

PPT

对于总体分布类型未知或者总体分布已知但不符合参数检验要求的问题,需用非参数检验法进行统计分析。此时它不比较参数,而是比较分布的位置,一般利用"符号"或"秩(或等级)"来代替数据本身进行分析,诸如**秩和检验**(rank sum test)、**中位数检验**(median test)等非参数检验法,种类较多。本节主要介绍理论上较为完善的几种秩和检验方法。

秩和检验在非参数检验法中效能较高,又比较系统完整。所谓**秩**(rank),就是将数据按从小到大进行排序,给出 1,2,3,……序号或等级的一种编码。

秩和检验主要用于定序数据(等级数据)或不符合参数检验的数值数据资料。两个或多个定序数据资料的比较,例如药物疗效分为治愈、显效、有效、无效;针麻效果分为Ⅰ、Ⅱ、Ⅲ、Ⅳ级;等等,用秩和检验能进一步说明对比各组疗效的优劣,针麻效果的好坏等。

秩和检验主要步骤是:建立假设,编秩,求出秩和,计算检验统计量,查表确定 P 值,统计判断作出是否拒绝 H_0 的结论。

一、两配对样本比较的秩和检验　微课 3

药物研究中常会遇到利用配对设计所得的成对数据来检验两个连续型总体的差异性,而对总体的分布类型没有限定。对此,威尔科克森(Wilcoxon)提出了一种配对数据资料的符号秩和检验,又称**威尔科克森符号秩检验**(Wilcoxon signed rank test),以检验两个配对样本分别代表的总体分布位置有无显著差异。

下面结合实例来介绍配对资料的符号秩和检验方法的具体应用和原理。

例 6-3　为考察某药治疗高脂血症的疗效,对高脂血症患者进行临床治疗,得到其治疗前后三酰甘油 TG(mmol/L)指标资料,如表 6-8 前 3 列所示,试问治疗前后患者的 TG 指标有无显著差异($\alpha = 0.10$)?

表 6-8　患者治疗前后 TG 指标

患者编号 (1)	治疗前 x_i (2)	治疗后 y_i (3)	$d_i = x_i - y_i$ (4)	秩次 (5)
1	2.88	2.51	0.37	5
2	2.00	1.83	0.17	4

续表

患者编号（1）	治疗前 x_i（2）	治疗后 y_i（3）	$d_i = x_i - y_i$（4）	秩次（5）
3	2.34	1.95	0.39	6
4	1.90	1.98	-0.08	-2.5
5	2.20	2.12	0.08	2.5
6	2.68	2.16	0.52	8
7	2.12	2.14	-0.02	-1
8	2.45	2.05	0.40	7
合计	—	—	$T_+ = 32.5$	$T_- = 3.5$

解 （1）应检验假设：

H_0：配对差值的总体中位数为0；H_1：配对差值的总体中位数不为0。

（2）求差值，编秩次。

首先求出各对数据（x_i，y_i）的配对差值 $d_i = x_i - y_i$，见表 6-8 第（4）列；根据差值 d 的绝对值，由小到大编秩次，并给秩次冠以差值的正负符号，见第（5）列。编秩时，对正负号不同而绝对值相等的差值，应取其平均秩次。对差值为 0 的数据对，舍去不计，总的数据对数也要相应减去，减去后记为 n。

（3）求秩和，计算检验统计量。

对编好的秩次，分别求正、负秩次之和，正秩和记为 T_+，负秩和的绝对值记为 T_-。T_+ 与 T_- 之和应该等于总秩和 $1 + 2 + \cdots + n = \dfrac{n(n+1)}{2} = T_+ + T_-$，以此可验证 T_+ 与 T_- 计算的正确性。再以 T_+ 与 T_- 中绝对值较小者作为统计量，即 $T = \min(T_+, T_-)$。

对本例，由表 6-8 中第（5）列秩次得到秩和 $T_+ = 32.5$，$T_- = 3.5$，而 $T_+ + T_- = 32.5 + 3.5 = 36$，与其总秩和 $n(n+1)/2 = 8(8+1)/2 = 36$ 相等，计算准确无误。再取 T_+ 与 T_- 中较小者为统计量 T 值 $T = \min(T_+, T_-) = T_- = 3.5$。

（4）统计判断：

当 $n \leqslant 5$ 时，不能得出拒绝 H_0 的结论。

当 $5 < n \leqslant 25$ 时，可查附表 9 的配对符号秩检验用的 T 界值表，确定 P 值。即对确定的 n，找到对应于检验统计量 T 值的界值范围 $T_1 \sim T_2$，若 $T_1 < T < T_2$（不包括端点），则 P 值大于该表上方相应概率水平，就可接受 H_0；若 T 值不在界值范围 $T_1 \sim T_2$ 内，或等于界值 T_1（T_2），则小于相应的概率值，拒绝 H_0。

当 $n > 25$ 时，可按近似正态分布用 Z 检验法，其 Z 检验统计量为：

$$Z = \frac{|T - n(n+1)/4| - 0.5}{\sqrt{n(n+1)(2n+1)/24}}$$

当相同秩次较多时，应采用下列校正公式

$$Z = \frac{|T - n(n+1)/4| - 0.5}{\sqrt{\dfrac{n(n+1)(2n+1)}{24} - \dfrac{\sum (t_i^3 - t_i)}{48}}}$$

其中 t_i 为相同秩次的个数。此时即可按 Z 检验法来进行统计判断。

对本例，$n = 8$，$\alpha = 0.10$（双侧），查 T 界值表（附表 9）得界值范围 $5 \sim 31$，$T = 3.5$ 在界值范围

外，所以 $P < 0.10$，按 $\alpha = 0.10$ 显著水平拒绝 H_0，可认为患者治疗前后的三酰甘油 TG 有显著差异。

【SPSS 软件应用】

在 SPSS 中，两配对样本的秩和检验可通过菜单【分析】→【非参数检验】→【旧对话框】→【两个相关样本】的途径来实现。

首先建立对应的 SPSS 数据集 <治疗前后三酰甘油 >，包括两个数值变量：治疗前 TG、治疗后 TG，如图 6 - 7 所示。

在 SPSS 中，打开该数据集，选择菜单【分析】→【非参数检验】→【旧对话框】→【两个相关样本】，在对话框【两个关联样本检验】中，如图 6 - 8 所示，选定：

治疗前 TG→检验对：Variable 1； 治疗后 TG→检验对：Variable 2

在选项【检验类型】中，选定：$\checkmark$ Wilcoxon。

图 6 - 7　数据集 <治疗前后三酰甘油 >

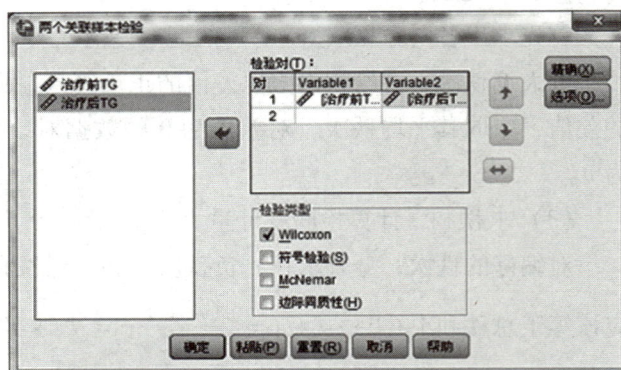

图 6 - 8　对话框【两个关联样本检验】

点击 确定 。即可得如图 6 - 9 所示的配对样本的非参数检验的 SPSS 主要输出结果。

图 6 - 9 的 SPSS 主要输出结果首先给出了 "Wilcoxon 带符号秩检验" 表中治疗前后数据之差对应的正负秩的秩和与秩均值等，其配对样本的 "检验统计量" 表给出了配对样本 Wilcoxon 非参数检验的统计量值 $Z = -2.033$，其对应的双侧检验概率 P 值（渐近显著性（双侧））$P = 0.042$。

对显著水平 $\alpha = 0.10$，因为 $P = 0.042 < 0.10$，所以拒绝 H_0，接受 H_1，即认为治疗前后患者的三酰甘油指标有显著差异。

Wilcoxon 带符号秩检验

		N	秩均值	秩和
治疗后 TG - 治疗前 TG	负秩	6[a]	5.42	32.50
	正秩	2[b]	1.75	3.50
	结	0[c]		
	总数	8		

a. 治疗后 TG <治疗前 TG　b. 治疗后 TG > 治疗前 TG
c. 治疗后 TG = 治疗前 TG

检验统计量[b]

	治疗后 TG - 治疗前 TG
Z	- 2.033[a]
渐近显著性（双侧）	.042

a. 基于正秩
b. Wilcoxon 带符号秩检验

图 6 - 9　配对样本非参数检验的 SPSS 主要输出结果

即学即练 6-2

在以下检验方法中，不属于非参数检验法的是（　　　）。

A. t 检验　　　　　　　　　　　　B. 秩和检验

答案解析　C. Kruskal-Wallis 检验　　　　D. Wilcoxon 检验

二、两独立样本比较的秩和检验

对于完全随机设计的两独立样本比较的秩和检验又称**成组比较秩和检验**或 Mann-Whitney U 检验（Mann-Whitney U test），它是用两样本观测值的秩来推断两样本分别代表的总体分布位置的差异有无显著性。

下面结合本章开始时提出的案例 6-2 血清治病问题的求解来介绍两总体比较的秩和检验方法的应用和原理。

实例解析

案例 6-2　解　（1）应检验假设：

H_0：两总体分布无显著差异；H_1：两总体分布有显著差异。

（2）编秩次（rank）。

将两组样本的全部 16 个数据混合在一起，并由小到大统一排列编秩，其编秩结果如表 6-9 的秩次列所示。编秩时，不同组的相同观测值取原秩次的平均秩次；在同一组内的可不求平均秩次；因为取与不取平均秩次不影响它们的秩和。

表 6-9　两组大鼠的存活时间

治疗组		对照组	
存活时间（月）	秩次	存活时间（月）	秩次
3.1	11	1.9	7
5.3	15	0.5	1
1.4	5.5	0.9	3
4.6	14	2.1	8
2.8	10	1.4	5.5
4.0	13	2.1	9
3.8	12	1.1	4
5.5	16	0.8	2
$n_1=8$	$T_1=96.5$	$n_2=8$	$T_2=39.5$

（3）求秩和，计算检验统计量 T。

将各组的秩次相加即得各组的秩和：$T_1=96.5$，$T_2=39.5$。两组的秩和合计应该等于总秩和 $N(N+1)/2$，其中 $N=n_1+n_2$ 为合计例数。

如本案例中 $T_1 + T_2 = 96.5 + 39.5 = 136$ 与 $N(N+1)/2 = 16(16+1)/2 = 136$ 相等，表明秩和计算无误。

以样本含量较小（设为 n_1）组的秩和为检验统计量 T。如果两样本容量相同，可任取一组的秩和作为检验统计量 T。本例 $n_1 = n_2 = 8$，故可任选，例如用第二组的秩和为 T，即 $T = 39.5$。

完全随机设计的两样本比较的秩和检验的基本思想是：如果 H_0 成立，则样本含量分别为 n_1 和 n_2 的两个样本来自同一总体（即分布相同的两总体），两样本的平均秩次 T_1/n_1 与 T_2/n_2 应相等或很接近，且都和总体的平均秩次 $(N+1)/2$ 相差很小。含量较小的（设为 n_1）样本的秩和 T，应在 $n_1(N+1)/2$（T 值表的界值范围中心为 $[n_1(N+1)/2]$）的左右变化。若 T 值偏离此值太远，表示取得现在样本统计量的可能性就很小。若偏离出给定 α 值所确定的范围时，即 $P < \alpha$，就拒绝 H_0；反之，则不能拒绝 H_0。

当 n_1 与 n_2 超出 T 界值表的范围时，可按正态近似法，用下列公式进行 Z 检验

$$Z = \frac{\left| T - \dfrac{1}{2}n_1(N+1) \right| - 0.5}{\sqrt{\dfrac{n_1 n_2 (N+1)}{12}}}$$

当相同秩次较多时（尤其是等级数据资料），应采用下列校正 Z 检验公式

$$Z = \frac{\left| T - \dfrac{1}{2}n_1(N+1) \right| - 0.5}{\sqrt{\dfrac{n_1 n_2 (N+1)}{12}\left[N^3 - N - \sum (t_i^3 - t_i) \right]}}$$

其中 t_i 为相同秩次的个数。

（4）统计判断：

当 $n_1 \leqslant 10$，$n_2 - n_1 \leqslant 10$ 时，查附表 10 的 T 界值表，确定 P 值。当检验统计量 T 值在界值范围内（不包括端点），则 P 值大于表中对应的概率值，即可接受 H_0；若 T 值在界值范围外或等于界值，则 P 值小于相应的概率值，即可拒绝 H_0。

在本案例中，由 $n_1 = n_2 = 8$，对 $\alpha = 0.05$，查 T 界值表（附表 10），临界值范围是 $49 \sim 87$。由于 $T = 39.5$，在界值范围外，则 $P < 0.05$，故拒绝 H_0，即认为这种血清对白血病有抑制作用。

【SPSS 软件应用】

在 SPSS 中，两独立样本比较的非参数秩和检验可通过菜单【分析】→【非参数检验】→【旧对话框】→【2 个独立样本】的途径来实现。

在 SPSS 中，对案例 6-2 的数据，将两组大鼠的存活时间录入同一观测变量"存活时间"中，是数值变量；同时设置分组变量"组别"，输入 1 和 2，分别表示"治疗组"和"对照组"，是名义变量；所建 SPSS 数据集 <大鼠的存活时间> 见图 6-10。

图 6-10　数据集 < 大鼠的存活时间 >

在 SPSS 中，打开该数据集，选择菜单【分析】→【非参数检验】→【旧对话框】→【2 个独立样本】，在对话框【两个独立样本检验】中，如图 6-11 所示，选定：

存活时间→检验变量列表（T）；组别→分组变量（G）

再点击选项【定义组（D）】，在对话框【两独立样本：定义组】中，如图 6-12 所示，分别输入两组在组别变量中的取值：1 和 2，点击 继续 。在选项【检验类型】中，选定：

√ Mann - Whitney U （默认）

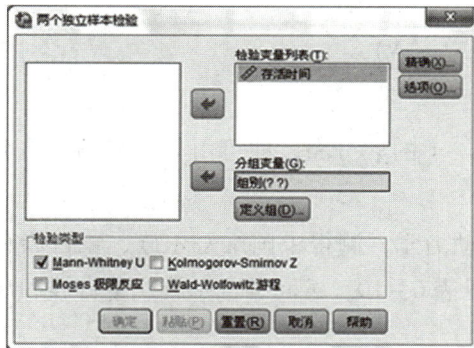

图 6-11　对话框【两个独立样本检验】

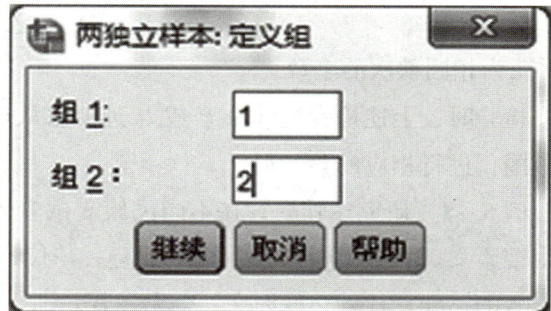

图 6-12　对话框【定义组】

最后点击 确定 。即可得如图 6-13 所示的两独立样本非参数检验的 SPSS 输出结果。

Mann - Whitney 检验

秩		N	秩均值	秩和
存活时间	治疗组	8	12.06	96.50
	对照组	8	4.94	39.50
	总数	16		

检验统计量[b]

	存活时间
Mann - Whitney U	3.500
Wilcoxon W	39.500
Z	-2.998
渐近显著性（双侧）	.003
精确显著性［2 *（单侧显著性）］	.001[a]

a. 没有对结果进行修正。　b. 分组变量：组别

图 6-13　两独立样本非参数检验的 SPSS 输出结果

上述图 6 – 13 的 SPSS 输出结果中，"秩"表给出了 Mann – Whitney U 检验中的各组秩均值与秩和，而由"检验统计量"表可得，两独立样本的 Mann – Whitney U 检验的统计量值 Wilcoxon W = 39.5，对应检验的概率 P 值为"精确显著性〔2 *（单侧显著性）〕" = 0.001（如果是大样本，则可用 $Z = -2.998$，对应检验的概率 P 值为"渐近显著性（双侧）" = 0.003）。

现在因为 $P = 0.001 < \alpha = 0.05$，故拒绝 H_0，接受 H_1，即认为两组白血病大鼠的存活时间有显著差异。而治疗组与对照组的大鼠平均存活时间分别为 3.813（月）和 1.350（月），表明这种血清对白血病有抑制作用。

三、多个独立样本比较的秩和检验

前面讨论了两个独立样本代表的总体比较的秩和检验，如果进行比较的独立样本多于两个，则可用 **Kruskal – Wallis 秩和检验**（Kruskal – Wallis rank – sum test）法进行检验。如对于 k 个总体的比较检验，其检验统计量为：

$$H = \frac{12}{N(N+1)} \sum \frac{T_i^2}{n_i} - 3(N+1)$$

式中 T_i 为第 i 个样本的秩和；n_i 为第 i 个样本的样本含量，$\sum n_i = N$（$i = 1, \cdots, k$，k 为样本个数）。

当样本的相同秩次较多（如超过 25%）时（尤其是等级数据资料），由上述公式计算的 H 值偏小，宜采用在上述公式计算出来的 H 值基础上校正的 H_c 值作为检验统计量

$$H_c = \frac{H}{1 - \sum (t_i^3 - t_i)/(N^3 - N)}$$

式中 t_i 为相同秩次的个数。

检验时，上述检验统计量 H 或 H_c 近似服从自由度 $df = k - 1$ 的 χ^2 分布，即可由 χ^2 临界值表来确定 P 的范围，进行相应的 χ^2 检验。

例 6 – 4   研究达唑仑片在不同民族受试者体内的药代动力学，测得中国维吾尔族、蒙古族和汉族三组健康受试者各 10 人的达峰时（T_{max}，单位：h），数据见表 6 – 10。试问维吾尔族、蒙古族和汉族三个民族的达唑仑片的达峰时 T_{max} 有无显著差别（$\alpha = 0.05$）？

解   （1）应检验假设：

H_0：三个达唑仑片达峰时的总体分布无显著差异；

H_1：三个达唑仑片达峰时的总体分布有显著差异。

（2）编秩次。

三个样本总例数 $N = 30$。将这三个样本 30 个观测值混合，统一从小到大编秩次，对相等的数值，如分属不同组时则取平均秩次，由此得各组秩次，见表 6 – 10 第（2）、（4）、（6）列。

表 6 – 10   各民族达唑仑片达峰时 T_{max} 的秩和计算

维吾尔族		蒙古族		汉族	
T_{max}	秩次	T_{max}	秩次	T_{max}	秩次
（1）	（2）	（3）	（4）	（5）	（6）
2.25	28	1.68	23	1.32	18
2.16	27	1.75	25	1.15	16
2.42	30	1.50	21	1.17	17

续表

维吾尔族		蒙古族		汉族	
T_{max}	秩次	T_{max}	秩次	T_{max}	秩次
（1）	（2）	（3）	（4）	（5）	（6）
2.38	29	1.45	20	1.08	13
1.82	26	1.35	19	0.18	1
1.74	24	1.12	14.5	0.20	3
1.62	22	0.45	7	1.01	12
0.72	11	0.32	5	0.18	2
0.55	8	0.28	4	0.34	6
0.68	10	0.64	9	1.12	14.5
$n_1 = 10$	$T_1 = 215$	$n_2 = 10$	$T_2 = 147.5$	$n_3 = 10$	$T_3 = 102.5$

（3）求秩和，计算检验统计量。

由表中各组秩次列，分别计算各组的秩和 T_i：

$$T_1 = 215，T_2 = 147.5，T_3 = 102.5$$

还可用关系式 $\sum T_i = N(N+1)/2$ 来检验各 T_i 计算的正确性。

再计算检验统计量：

$$H = \frac{12}{N(N+1)} \sum \frac{T_i^2}{n_i} - 3(N+1) = \frac{12}{30(30+1)} \left(\frac{215^2}{10} + \frac{147.5^2}{10} + \frac{102.5^2}{10} \right) - 3(30+1)$$
$$= 8.278$$

（4）统计判断：

对 $\alpha = 0.05$，由 $k = 3$ 得自由度 $df = k - 1 = 3 - 1 = 2$，查 χ^2 临界值表得 $\chi^2_{0.05}(2) = 5.991$。

因 $H = 8.278 > \chi^2_{0.05}(2) = 5.991$，则 $P < 0.05$，故拒绝 H_0，接受 H_1，即可认为三个民族的达唑仑片达峰时有显著性差别。

【SPSS 软件应用】

在 SPSS 中，多个独立样本的非参数秩和检验可通过菜单【分析】→【非参数检验】→【旧对话框】→【k 个独立样本】的途径来实现。

在 SPSS 中，对例 6 - 4 的数据，将三个民族达唑仑片达峰时数据录入同一观测变量"达峰时"中，是数值变量；同时设置分组变量"民族"，取值 1、2、3，分别代表维吾尔族、蒙古族、汉族组，是名义变量；所建 SPSS 数据集 < 达唑仑片达峰时 > 见图 6 - 14。

	达峰时	民族
1	2.25	1
2	2.16	1
3	2.42	1
4	2.38	1
5	1.82	1
6	1.74	1
7	1.62	1
8	.72	1
9	.55	1
10	.68	1
11	1.68	2
12	1.75	2
13	1.50	2

图 6 - 14 数据集 < 达唑仑片达峰时 >

在 SPSS 中，打开该数据集，选择菜单【分析】→【非参数检验】→【旧对话框】→【k 个独立样本】，在对话框【k 个独立样本检验】中，如图 6 – 15 所示，选定：

达峰时→检验变量列表（T）；民族→分组变量（G）

点击选项【定义范围（G）】，在对话框【多自变量样本：定义范围】中，如图 6 – 16，设定进行比较的各组在组别变量中的取值范围：

分组变量的范围/最小（N）：输入 1；　最大（X）：输入 3

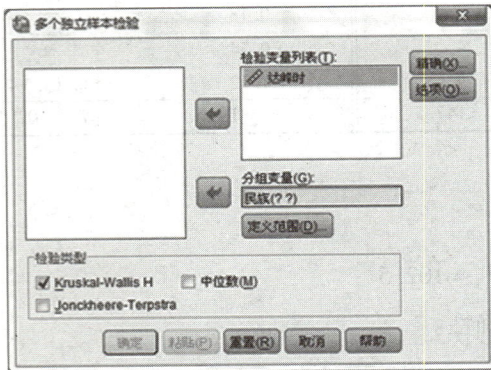

图 6 – 15　对话框【多个独立样本检验】　　　　　图 6 – 16　对话框【定义范围】

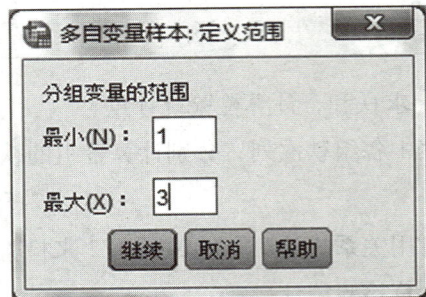

点击 继续 。在选项【检验类型】中，选定：☑ Kruskal – Wallis H （默认），最后点击 确定 。即可得如图 6 – 17 所示的两独立样本 t 检验的 SPSS 输出结果。

Kruskal – Wallis 检验

秩			
	民族	N	秩均值
达峰时	维吾尔族	10	21.50
	蒙古族	10	14.75
	汉族	10	10.25
	总数	30	

检验统计量[a,b]

	达峰时
卡方	8.278
df	2
渐近显著性	.016

a. Kruskal Wallis 检验
b. 分组变量：民族

图 6 – 17　例 6 – 4 的 SPSS 输出结果

图 6 – 17 的 SPSS 输出结果给出了 Kruskal – Wallis 检验中的各组达峰时的"秩"表和"检验统计量"表。由"检验统计量"表可得，Kruskal – Wallis 检验的卡方统计量值 H（卡方）＝8.278，对应检验的概率 P 值（渐近显著性）＝0.016 < 0.05，故拒绝 H_0，接受 H_1，即认为三个民族的达唑仑片达峰时有显著差异。

知识链接

许宝騄——享誉国际的中国统计学家

许宝騄（1910～1970）为中国数学家、统计学家。1936 年在英国伦敦大学 Galton 实验室和统计系攻读博士学位，师从 R. A. 费希尔、J. 奈曼等著名统计学家。1940 年他不畏艰险，绕道好望角从海路回到了抗日烽火的祖国，到昆明的西南联大任教授，他与数学家华罗庚和陈省身在西南联大有"数学三杰"的称号。1945 年应邀去美国访学，1947 年毅然回国，在北京大学任教授，并选为中央研究院第一届院士。新中国成立以来，他在北京大学任一级教授，概率统计教研室主任，是新中国首批中国科学院院士。

　　许宝騄在概率论极限理论研究方面创造性地提出的"完全收敛性"概念是对强大数定律的重要加强。在数理统计领域，他对 Neyman – Pearson 理论作出了重要的贡献，最先发现线性假设的似然比检验（F 检验）的优良性，给出了多元统计中若干重要分布的推导，推动了矩阵论在多元统计中的应用，被认为是多元统计分析的奠基人之一。

　　许宝騄对论文的发表要求很严，他曾说过这样一句话："我不希望自己的文章登在有名的杂志上而出名，我希望杂志因为登了我的文章而出名。"

　　许宝騄被公认为在数理统计和概率论方面第一个具有国际声望的中国数学家。许宝騄的像片悬挂在美国斯坦福大学统计系的走廊上，与世界著名的统计学家并列。

目标检测

答案解析

一、填空题

1. 对一个 3×4 列联表进行 χ^2 独立性检验时，其 χ^2 分布的自由度 $df = $ _____。

2. 2×2 列联表又称为 _____，其自由度 $df = $ _____。

3. 利用三个样本率进行比较的 χ^2 检验中，若 P ____ 0.05，则可认为各总体率不等或不全相等。

二、选择题

1. 下列检验不适用 χ^2 检验的选择（　　　）。

　　A. 两样本均值比较　　　　　　　　B. 两样本的总体率比较

　　C. 多个样本的总体率比较　　　　　D. 独立性检验

2. 作四格表卡方检验，当样本容量 $n \geq 40$，且有单元格的理论频数 _____时，应该使用 Yate 连续性校正公式。

　　A. $E < 1$　　　　　　　　　　　B. $1 < E < 5$

　　C. $E > 5$　　　　　　　　　　　D. $E > 10$

3. 利用两独立样本比较对应的总体分布是否相同，以下检验法最为适宜的是（　　　）。

　　A. χ^2 检验　　　　　　　　　　B. 符号秩检验

　　C. 成组比较秩和检验　　　　　　　D. 参数检验

4. 当总体分布类型未知时，利用配对设计所得的配对数据来检验两个连续型总体的差异性，以下检验法最为适宜的是（　　　）。

　　A. χ^2 检验　　　　　　　　　　B. 符号秩检验

　　C. Kruskal – Wallis 秩和检验　　　D. 参数检验

三、练习题

1. 为研究慢性气管炎与吸烟量的关系，调查了 272 人，结果如下表所示。

吸烟量（支/小时）	0 ~	10 ~	20 ~	合计
患者人数	22	98	25	145
健康人数	22	89	16	127
合计	44	187	41	272

试检验慢性气管炎与吸烟量有无关系（$\alpha = 0.10$）。

2. 调查 1000 人，按性别和是否色盲分类，得 2×2 列联表如下表所示。

色盲	男性（人）	女性（人）
非	442	514
是	38	6

试检验性别与色盲有无关系（$\alpha = 0.10$）。

3. 某学校对甲、乙两个年级学生进行乙型肝炎表面抗原（HbsAg）抽样检测，资料见下表。问两个年级学生乙肝表面抗原阳性率有无差别（$\alpha = 0.05$）？

年级	阳性数	阴性数
甲	3	25
乙	6	9

4. 现有 8 只 60 日龄雄鼠在某种处理前后的体重（g）改变如下表所示。

处理前（g）	25.7	24.4	21.1	25.2	26.4	23.8	21.5	22.9
处理后（g）	22.5	23.2	21.4	23.4	25.4	20.4	21.5	21.7

试用符号秩和检验比较处理前后差异的显著性（$\alpha = 0.10$）。

5. 用雌鼠两组分别给以高蛋白或低蛋白的饲料，实验时间自生后 28 天至 84 天止，计 8 周。观察各鼠所增体重，两种饲料雌鼠体重增加量（g）见下表。问两种饲料对雌鼠体重增加有无显著影响（$\alpha = 0.05$）？

高蛋白组（g）	83	97	104	107	113	119	123	124	129	134	146	161
低蛋白组（g）	65	70	70	78	85	94	101	107	122			

6. 对正常人、单纯性肥胖者及皮质醇增多症患者三组人的血浆皮质醇含量进行测定，其结果见下表，问三组人的血浆皮质醇含量的差异有无显著性（$\alpha = 0.05$）？

正常人	单纯性肥胖者	皮质醇增多症患者
0.4	0.6	9.8
1.9	1.2	10.2
2.2	2.0	10.6
2.5	2.4	13.0
2.8	3.1	14.0
3.1	4.1	14.8
3.7	5.0	15.6
3.9	5.9	15.6
4.6	7.4	21.6
7.0	13.6	24.0

四、上机实训题

1. 对本章练习题第 1 题用 SPSS 进行检验慢性气管炎与吸烟量有无关系（$\alpha = 0.10$）？

2. 对本章练习题第 2 题，试用 SPSS 进行检验性别与色盲有无关系（$\alpha = 0.10$）？

3. 对本章练习题第 3 题，试用 SPSS 检验两个年级学生乙肝表面抗原阳性率有无差别（$\alpha = 0.05$）？

4. 对本章练习题第 4 题用 SPSS 进行计算，检验比较处理前后差异的显著性（$\alpha = 0.10$）。

5. 对本章练习题第 5 题用 SPSS 进行检验两种饲料对雌鼠体重增加有无显著影响（$\alpha = 0.05$）？

6. 对本章练习题第 6 题用 SPSS 进行计算，检验三组人的血浆皮质醇含量的差异有无显著性（$\alpha = 0.05$）？

书网融合……

| 知识回顾 | 微课 1 | 微课 2 | 微课 3 | 习题 |

第七章　相关分析与回归分析

学习引导

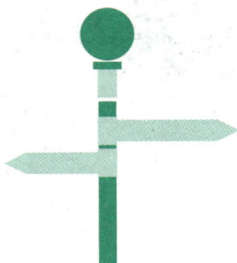

在医药研究中我们常常要分析变量间的关系，如血药浓度与时间、年龄与血压等。变量之间的关系一般可分为确定性的和非确定性的两大类。确定性关系就是可以用函数来表示的变量间关系。但更常见的变量间关系表现出某种不确定性。例如，人的血压 Y 与年龄 X 的关系。一般说来，年龄愈大的人，血压愈高，表明两者之间确实存在着某种关系，但显然不是函数关系。我们称这种既有关联又不存在确定性的关系为**相关关系**（correlation）。研究具有相关关系的变量之间的数量关系式的统计方法称为**回归分析**（regression analysis），它利用变量的观测数据来确定这些变量之间的数学表达式（称为回归方程式），以定量地反映它们之间相互依存关系。

本章主要介绍有关相关关系的统计分析方法即相关分析和回归分析的内容。

学习目标

1. **掌握**　相关系数的计算；相关显著性的检验；一元线性回归方程的建立。
2. **熟悉**　相关分析与回归分析的基本思想和基本概念。
3. **了解**　进行一元线性回归方程显著性检验的方法。

学会熟练运用 SPSS 计算相关系数，进行一元线性回归分析的运算。

相关分析（correlation analysis）与回归分析（regression analysis）正是解决上述案例所研究变量之间关系的常用统计分析方法，其目的就在于根据统计数据确定变量之间的关系形式及关联程度，并探索其内在的数量规律性。

目前，相关分析与回归分析已广泛应用于工农业生产、医药研究、经济管理以及自然科学与社会科学等许多研究领域。

实例分析

案例 7 - 1　创刊于 1834 年的英国著名政经杂志《The Economist》（经济学人）2010 年起用三个指标：耗电量、铁路货运量和银行贷款发放量来评估中国经济 GDP（国内生产总值）增长量。表 7 - 1 给出了我国 1990 年 ~ 2018 年货运总量与 GDP（国内生产总值）的统计数据。

显然，我国 GDP（Y）与货运总量（X）就形成了一定的相关关系。

问题　（1）如何用图形来反映我国 GDP（国内生产总值）与货运总量之间的相关关系？

（2）如何用统计指标来衡量 GDP（国内生产总值）与货运总量的线性相关程度？

（3）如果 GDP（国内生产总值）与货运总量构成了很明显的线性趋势，可否建立反映其线性趋势的直线方程？

表 7 - 1　我国货运总量与 GDP 统计表（1990 - 2018）

年份	货运总量（亿吨）	GDP（万亿）	年份	货运总量（亿吨）	GDP（万亿）	年份	货运总量（亿吨）	GDP（万亿）
1990	97.06	1.89	2000	135.87	10.03	2010	324.18	41.21
1991	98.58	2.20	2001	140.18	11.09	2011	369.70	48.79
1992	104.59	2.72	2002	148.34	12.17	2012	410.04	53.86
1993	111.59	3.57	2003	156.45	13.74	2013	409.89	59.30
1994	118.04	4.86	2004	170.64	16.18	2014	416.73	64.13
1995	123.49	6.13	2005	186.21	18.73	2015	417.59	68.60
1996	129.84	7.18	2006	203.71	21.94	2016	438.68	74.01
1997	127.82	7.97	2007	227.58	27.01	2017	480.49	82.08
1998	126.74	8.52	2008	258.59	31.92	2018	515.27	90.03
1999	129.30	9.06	2009	282.52	34.85			

* 数据来源：国家统计局编《中国统计年鉴 2019》，中国统计出版社，2019

PPT

第一节　相关分析

一、相关关系 e 微课 1

对于两个变量间的相关关系，我们可以通过散点图作初步的定性分析。

假定对两个总体 X 和 Y 进行观测，得到一组数据

$$(x_1, y_1), (x_2, y_2), \cdots, (x_n, y_n)$$

现以直角坐标系的横轴代表变量 X，纵轴代表变量 Y，将这些数据作为点的坐标描绘在直角坐标系中，所得的图称为**散点图**（scatter plot）。用 SPSS 制作散点图的方法参见下页案例 7 - 1（续）。散点图是判断相关关系的常用直观方法，当散点图中的点形成直线趋势时，表明变量 X 与 Y 之间存在一定的线性关系，则称 X 与 Y 线性相关，否则称为非线性相关（参见图 7 - 1）。

图 7 - 1 给出了几种较为典型的散点图。图 7 - 1 的（1）、（3）中，从总体上看随 X 增大 Y 呈直线上升的趋势，而（1）较（3）更明显，两者均属正线性相关。而图 7 - 1 的（2）、（4）中的散点呈直线下降趋势，均属负线性相关。另外图 7 - 1 的（5）、（6）反映的却是与线性相关完全不同的情形，属非线性相关。图 7 - 1 的（5）中，X 和 Y 的散点分布完全不规则，属不相关。而图 7 - 1 的（6）中，X 与 Y 之间存在某种曲线联系，属曲线相关。注意，本章所说的相关是指线性相关，实际问题中，当 X 与 Y 不相关（非线性相关）时，应进一步核实是指图 7 - 1 的（5）的完全不相关情形还是图 7 - 1 的（6）

的曲线相关情形。

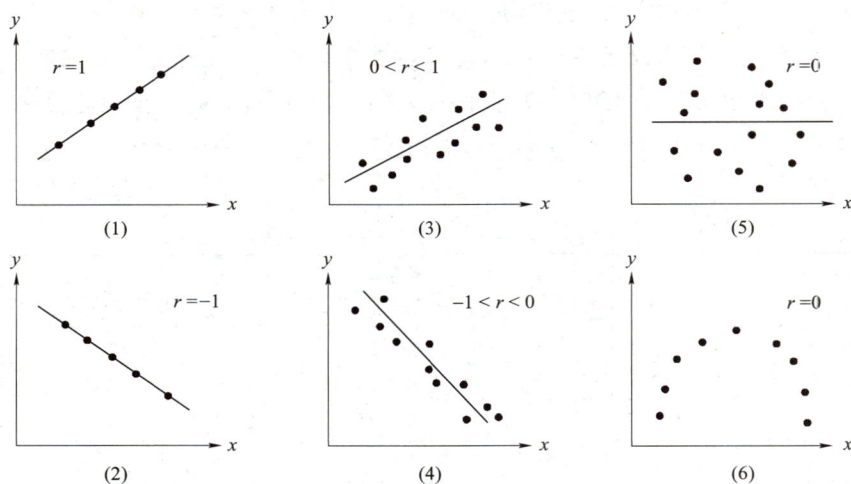

图 7-1 相关关系与散点图

实例解析

现在我们就可以考察前面的案例 7-1，并利用散点图来解决其问题（1）。

案例 7-1（续） 对前面案例 7-1GDP 与货运量问题中的数据，试画出 GDP（Y）与货运总量（X）的散点图。

解 以货运总量（X）为横坐标，GDP（Y）为纵坐标，在直角坐标系中画出成对观测数据对应的点

$$(x_i, y_i), \quad i = 1, 2, \cdots, 29$$

即可得到所求的散点图。

【SPSS 软件应用】

建立数据集＜我国 GDP 与货运总量＞，主要包括两个数值变量：货运总量和 GDP，见图 7-2。

	年份	货运总量	GDP
1	1990	97.06	1.89
2	1991	98.58	2.20
3	1992	104.59	2.72
4	1993	111.59	3.57
5	1994	118.04	4.86
6	1995	123.49	6.13

图 7-2 数据集＜我国 GDP 与货运总量＞

在 SPSS 中选择菜单

【图形】→【旧对话框】→【散点图/点图】

选定散点图类型【简单散点图】，点击 定义 。

如图 7-3 所示，再在【简单散点图】对话框中设定变量：

货运总量→X 轴；GDP→Y 轴

点击 确定 。由此即可得到散点图，如图 7 – 4 所示。

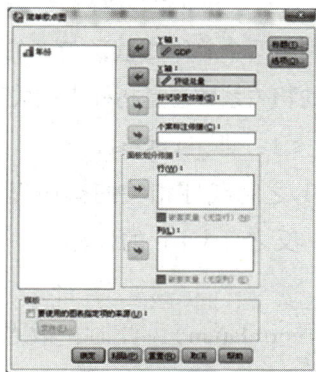

图 7 – 3　【简单散点图】对话框

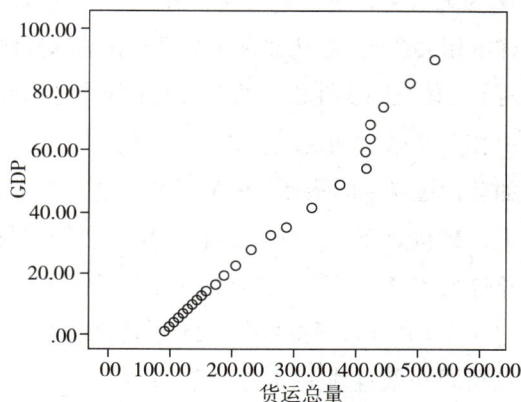

图 7 – 4　X 与 Y 的散点图

由图 7 – 4 的散点图可知，GDP（Y）与货运总量（X）的散点呈较为明显的线性趋势。

二、相关系数及意义

前面利用直观的散点图，就可对变量间的相关关系进行定性判断。但在统计分析中，我们不仅要了解变量之间是否相关，还需要进一步知道相关的程度和方向，即需在定性研究的基础上进一步做定量分析。为此，我们引进相关系数，用来定量地刻画变量间线性相关的强弱程度。

在统计中，**相关分析**（correlation analysis）是用来研究总体（随机变量）间相关关系的基本方法，它根据实际观察的数据资料，通过计算统计指标相关系数（correlation coefficient）来度量变量 X 与 Y 之间线性相关的密切程度。相关系数一般是根据样本数据计算的，称为**样本相关系数**（sampling correlation coefficient），用 r 来表示。若相关系数是根据总体全部数据计算所得，则称为**总体相关系数**（population correlation coefficient），记为 ρ。

定义 7 – 1　对总体（X，Y）的一组样本观测数据

$$(x_1, y_1),\quad (x_2, y_2),\quad \cdots,\quad (x_n, y_n)$$

其样本相关系数为

$$r = \frac{\sum_{i=1}^{n}(x_i - \bar{x})(y_i - \bar{y})}{\sqrt{\sum_{i=1}^{n}(x_i - \bar{x})^2 \sum_{i=1}^{n}(y_i - \bar{y})^2}} = \frac{l_{xy}}{\sqrt{l_{xx} l_{yy}}}$$

其中

$$\bar{x} = \frac{1}{n}\sum_{i=1}^{n} x_i,\quad \bar{y} = \frac{1}{n}\sum_{i=1}^{n} y_i$$

$$l_{xy} = \sum_{i=1}^{n}(x_i - \bar{x})(y_i - \bar{y}) = \sum_{i=1}^{n} x_i y_i - n\bar{x} \cdot \bar{y}$$

$$l_{xx} = \sum_{i=1}^{n}(x_i - \bar{x})^2 = \sum_{i=1}^{n} x_i^2 - n\bar{x}^2$$

$$l_{yy} = \sum_{i=1}^{n}(y_i - \bar{y})^2 = \sum_{i=1}^{n} y_i^2 - n\bar{y}^2$$

实际计算 l_{yy}、l_{xx} 时，还可利用下列公式：

$$l_{yy} = (n-1)S_y^2 、 l_{xx} = (n-1)S_x^2$$

其中 S_y^2 为 y_1，y_2，$\cdots$，y_n 的样本方差、S_x^2 为 x_1，x_2，$\cdots$，x_n 的样本方差，可借助计算器计算。

样本相关系数 r 作为总体相关系数 ρ 的抽样估计，是用来估计或判断两个总体变量 X 与 Y 的线性相关性，即这两个总体之间线性相关的密切程度的统计指标。而以后我们所说的相关系数总是指样本相关系数 r。

由相关系数 r 的定义，因 $l_{xy}^2 \leq l_{xx}l_{yy}$，则 r 的取值范围为 $|r| \leq 1$，即 $-1 \leq r \leq 1$。

如前面图 7-1 所示，相关系数 r 主要用来判断总体变量 X 与 Y 之间线性相关的密切程度：$|r|$ 的值越大，越接近于 1，总体变量 X 与 Y 之间线性相关程度就越高；反之，$|r|$ 的值越小，越接近于 0，表明总体变量 X 与 Y 之间线性相关程度就越低。具体地，我们有

（1）$|r| = 1$，称变量 X 与 Y **完全线性相关**（complete linear correlation），此时，散点图中所有对应的点在同一条直线上（见图 7-1 (1)，(2)）。

（2）$0 < |r| < 1$，表示变量 X 与 Y 间存在一定的线性相关关系。若 $r > 0$，表示 X 增大时 Y 有增大的趋势，称变量 X 与 Y **正相关**（positive correlation）［（见图 7-1 (3)）］；如 $r < 0$，表示 X 增大时 Y 有减小的趋势，称变量 X 与 Y **负相关**（negative correlation）［（见图 7-1 (4)）］。

（3）$r = 0$，称 X 与 Y **不相关**（non-correlation），表示变量 X 与 Y 之间不存在线性相关关系。通常情况下，散点的分布是完全不规则的，如图 7-1 (5)。注意，$r = 0$ 只表示变量之间无线性相关关系，而不能说明变量之间是否有非线性关系，如图 7-1 (6)。

三、相关的显著性检验

我们计算样本相关系数是为了说明样本来自的两个总体（随机变量 X 与 Y）之间是否具有显著的线性相关性。而样本相关系数 r 是根据样本观测值计算的，受抽样误差的影响，带有一定的随机性，且样本容量越小其可信度就越差。因此需要进行相关系数的显著性检验，即检验 $H_0: \rho = 0$ 是否成立。

相关系数显著性检验的具体步骤为：

（1）建立假设 $H_0: \rho = 0$（X 与 Y 不相关），$H_1: \rho \neq 0$；

（2）计算样本相关系数 r 的值，由统计软件还可计算其对应概率 P 值；

（3）对给定显著水平 α，自由度为 $n-2$，由相关系数检验表得临界值 $r_{\alpha/2}(n-2)$；

（4）统计判断：当 $|r| > r_{\alpha/2}$，或 P 值 $< \alpha$，则拒绝 H_0，即认为变量 X 与 Y 间的相关性显著；

当 $|r| \leq r_{\alpha/2}$，或 P 值 $\geq \alpha$，则接受 H_0，即认为变量 X 与 Y 间的相关性不显著。

即学即练 7-1

答案解析

当 $|r| > r_{\alpha/2}(n-2)$ 时，可认为两个变量 X 与 Y 间（　　　）。

A. 有一定关系　　　　　　　B. 有正相关关系
C. 有负相关关系　　　　　　D. 有线性相关关系

四、相关分析应用举例

现在我们就可利用相关系数及其显著性检验来解决前面案例 7-1 中的问题（2）。

实例解析

案例7-1（续二）　考察前面案例7-1的我国GDP与货运量问题中数据。

（1）试计算GDP（Y）与货运总量（X）的相关系数；

（2）对X与Y的线性相关性进行显著性检验（$\alpha = 0.05$）。

解　（1）为求GDP（Y）与货运总量（X）的相关系数r，先计算l_{xx}、l_{yy}、l_{xy}：

$$\bar{x} = 236.54，\quad \bar{y} = 28.75；\quad l_{xx} = \sum_{i=1}^{n} x_i^2 - n\bar{x}^2 = 518217.6；$$

$$l_{xy} = \sum_{i=1}^{n} x_i y_i - n\bar{x} \cdot \bar{y} = 102687.0；\quad l_{yy} = \sum_{i=1}^{n} y_i^2 - n\bar{y}^2 = 20640.2。$$

再计算r的值：

$$r = \frac{l_{xy}}{\sqrt{l_{xx} l_{yy}}} = \frac{102687}{\sqrt{518217.6 \times 20640.2}} = 0.9929。$$

（2）为检验其线性相关的显著性，应检验$H_0 : \rho = 0$，$H_1 : \rho \neq 0$

由（1）已知$r = 0.9929$；对$\alpha = 0.05$，自由度$n - 2 = 27$，由表得：$r_{0.05/2}(27) \approx 0.3494$。

由于$|r| = 0.9928 > 0.3494$，故拒绝H_0，即认为我国GDP（Y）与货运总量（X）间有显著的线性相关性。这与其散点图所呈现的明显的线性趋势结果是一致的。

【SPSS软件应用】

打开数据集＜我国GDP与货运量＞（见案例7-1续），选择菜单

$$【分析】 \rightarrow 【相关】 \rightarrow 【双变量】，$$

如图7-5所示，在【双变量相关性】对话框中，选定：

货运总量、GDP→变量；　相关系数：☑皮尔逊（默认）

点击 确定 。由此即得SPSS输出结果，如图7-6。

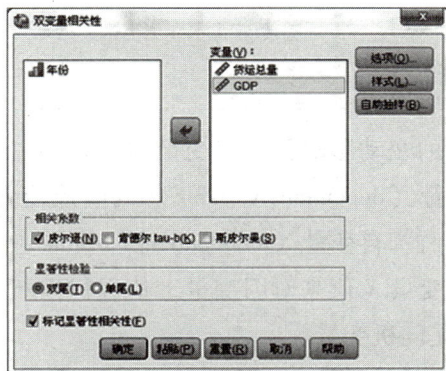

图7-5　【双变量相关性】对话框

相关性

货运总量		GDP	
货运总量	皮尔逊相关性	1	.993**
	显著性（双尾）		.000
	个案数	29	29
GDP	皮尔逊相关性	.993**	1
	显著性（双尾）	.000	
	个案数	29	29

**. 在0.01级别（双尾），相关性显著。

图7-6　案例7-1的SPSS结果

由图7-6显示的SPSS的相关分析输出结果知，所求样本相关系数即Pearson相关系数（皮尔逊相关性）$r = 0.993$，其相关显著性检验的概率值（显著性（双尾））$P = 0.000 < 0.05$，拒绝H_0，即认为我国GDP（Y）与货运总量（X）间有显著的线性相关性。

第二节　回归分析

PPT

　　回归（regression）一词起源于英国著名生物统计学家 F. Galton（1822～1911）于 19 世纪末期进行的遗传学研究，他在研究子女身高与父母身高的关系时，发现子女的身高主要受到父母身高的遗传因素影响，但同时还有向同时代人平均身高靠拢即回归的趋势。而 Galton 的学生 K. Pearson（1857－1936）则用观察数据验证了这一现象，并把回归的概念与数学的方法联系起来，将代表不同现象间一般数量关系的统计模型称为回归直线或回归曲线。现在，统计学中的"回归"已不是指原来生物学上的特殊规律性，而是泛指变量之间依存的一般数量关系。

　　对于具有相关关系的变量，前面相关分析是用相关系数来刻画这些变量之间线性相关的密切程度。而**回归分析**（regression analysis）则是研究具有相关关系的变量之间的数量关系式的统计方法，它利用变量的观测数据来确定这些变量之间的数学表达式（称为回归方程式），以定量地反映它们之间相互依存关系。同时还可分析判断所建立的回归方程式的有效性，从而进行有关预测或估计。

知识链接

高尔顿与回归分析

　　高尔顿（Francis Gallon，1822～1911）从小智力超常，7 岁时就按自己的方法对昆虫、矿物标本进行分类，被认为是一位神童，他与提出生物进化论的达尔文还是表兄弟。1909 年，他被英国王室授予勋爵称号。

　　高尔顿对统计学的最大贡献是相关性概念的提出和回归分析方法的建立。19 世纪，他和英国统计学家 K. 皮尔逊（Karl Pearson）对许多家庭的父子身高、臂长等做了测量，发现儿子身高与父亲身高之间存在一定的线性关系，并在论文《身高遗传中的平庸回归》中最早提出"回归"一词，用来描述这一趋势。高尔顿提出了若干描述性统计的概念和计算方法，如"相关""回归""中位数""四分位数""四分位数差""百分位数"等，被认为是现代回归与相关分析技术的创始人，同时他将统计学方法大量应用于生物学的研究之中，是生物统计学的创立人之一。

　　高尔顿平生著书 15 种，发表论文 220 篇，涉猎范围包括统计学、遗传学、优生学、地理、天文、物理、人类学、社会学等众多领域，是一位百科全书式的学者。

　　在具有相关关系的变量中，通常是某个（或某些）变量的变动影响另一个变量的变动。在回归分析中，我们将受其他变量影响的变量（如血压）称为**因变量**（dependent variable）或**响应变量**（response variable），记为 Y；而将影响因变量的变量（如年龄）称为**自变量**（independent variable）或**解释变量**（explanatory variable），记为 X。通常，我们由给定的自变量 X 值来对因变量 Y 值进行推断，故自变量 X 被认为是给定的、非随机变量，而因变量 Y 则被认为是随机变量。

　　回归分析是考察因变量 Y 与自变量 X 之间依存关系的基本统计方法，只有一个自变量的回归分析，称为**一元回归分析**（single regression）；多于一个自变量的回归分析，称为**多元回归分析**（multiple regression）。当 Y 与 X 存在直线关系时，称为**线性回归分析**（linear regression），否则称为**非线性回归分析**（non－linear regression）。本节只讨论一元线性回归分析问题，它是各类回归分析的基础。

一、一元线性回归分析 e 微课2

在回归分析中，一元线性回归模型是描述两个变量之间相关关系的最简单的线性回归模型，故又称**为简单线性回归模型**（simply linear regression model）。该模型假定因变量 Y 只受一个自变量 X 的影响，它们之间存在着近似的线性函数关系，可用回归直线方程来描述。回归分析的主要内容，就是根据成对变量（X，Y）的一组样本观测值去构建相应的回归直线方程式，以近似刻画变量之间存在的内在数量关系；同时还需判断回归的显著性，即所建立的回归直线方程的有效性。

回归直线方程又称一元线性回归方程，若以 x 表示自变量的实际值，$\hat{y}$ 表示因变量 Y 的估计值，则 Y 关于 X 的**一元线性回归方程**（single linear regression equation）为

$$\hat{y} = a + bx$$

它也是描述 Y 与 X 关系的经验公式，其中 a、b 是待定参数，a 是直线方程的截距，表示 x 为 0 时 y 的估计值；而 b 是直线方程的斜率，又称为 Y 关于 X 的**回归系数**（coefficient of regression），表示 x 每变动一个单位时，影响 y 平均变动的数量。而 y 上方加 "∧" 是为了区别于 Y 的实测值 y，相应的值 $\hat{y}$ 称为 Y 的**预测值**（predicted value）或**回归值**（regression value）。

注意，由成对变量（X，Y）的样本观测值去构建回归直线方程应具备下列条件：①两变量 X 与 Y 之间确实存在直线相关关系。如将两变量 X、Y 的成对样本观测值画成散点图，图中各点的散布应形成近似直线的趋势。②变量对应的样本观测值应具备一定数量。样本观测值作为构建回归直线方程的依据，如果其数量太少，受随机因素的影响较大，就不易观察现象间的变动规律性，所求出的回归直线方程也就没什么意义了。

现设 X、Y 的一组样本观察值为

$$(x_1, y_1), (x_2, y_2), \cdots, (x_n, y_n)$$

如果 X 与 Y 间存在线性相关关系，则由这组样本观察值得到的散点图中的各点虽然散乱，但大体应散布在一条直线附近，该直线就是线性回归方程 $\hat{y} = a + bx$ 所表示的回归直线。如图 7-7 所示。

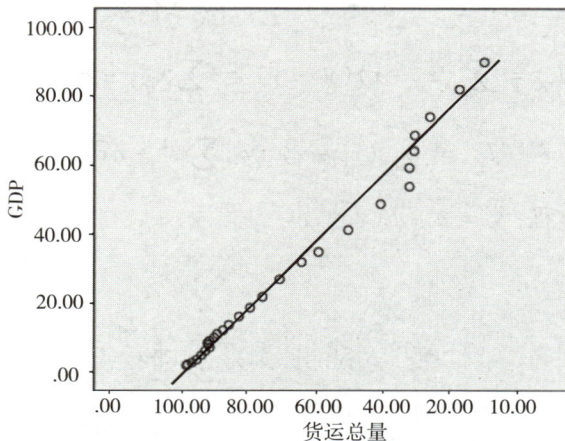

图 7-7　散点图与回归直线

显然，如图 7-7 所示，这样的直线还可以画出许多条，到底用哪条直线来表示 X 与 Y 间存在的线性相关关系，也即如何确定回归方程 $\hat{y} = a + bx$ 中的系数 a、b 呢？我们自然希望所得到的直线与实际数据的偏差总的来说应该尽可能小。而应用牛顿（Newton）提出的最小二乘法就可以得到满足上述要求的

回归直线。

对自变量 X 的取值 x_i，考察由因变量 Y 的实际观察值 y_i 与回归直线上对应点的纵坐标 $\hat{y}_i = a + bx_i$ 所得的偏差平方和

$$Q = \sum_{i=1}^{n} (y_i - \hat{y}_i)^2 = \sum_{i=1}^{n} [y_i - (a + bx_i)]^2$$

它表示各实测点与回归直线上的对应点纵向距离的平方和，而**最小二乘法**（method of least squares）就是确定回归系数估计值 a、b，使 Q 达到最小值。

由于 $Q = Q(a, b)$ 中只有 a，b 是未知的，即为 a，b 的二元函数。为使 Q 达到最小值，由二元函数求极值的方法，应有

$$\begin{cases} \dfrac{\partial Q}{\partial a} = -2 \sum_{i=1}^{n} (y_i - a - bx_i) = 0 \\ \dfrac{\partial Q}{\partial b} = -2 \sum_{i=1}^{n} (y_i - a - bx_i)x_i = 0 \end{cases}$$

整理得方程组

$$\begin{cases} na + nb\bar{x} = n\bar{y} \\ na\bar{x} + b \sum_{i=1}^{n} x_i^2 = \sum_{i=1}^{n} x_i y_i \end{cases}$$

解上述方程组，得估计值 a、b

$$\begin{cases} b = \dfrac{\sum_{i=1}^{n} x_i y_i - n\bar{x} \cdot \bar{y}}{\sum_{i=1}^{n} x_i^2 - n\bar{x}^2} = \dfrac{l_{xy}}{l_{xx}} \\ a = \bar{y} - b\bar{x} \end{cases}$$

其中

$$\bar{x} = \frac{1}{n} \sum_{i=1}^{n} x_i, \quad \bar{y} = \frac{1}{n} \sum_{i=1}^{n} y_i$$

$$l_{xy} = \sum_{i=1}^{n} (x_i - \bar{x})(y_i - \bar{y}) = \sum_{i=1}^{n} x_i y_i - n\bar{x} \cdot \bar{y},$$

$$l_{xx} = \sum_{i=1}^{n} (x_i - \bar{x})^2 = \sum_{i=1}^{n} x_i^2 - n\bar{x}^2$$

由此即得一元线性回归方程：$\hat{y} = a + bx$。

即学即练7-2

用最小二乘法确定线性回归方程的原则是各实测点（　　）。

A. 距直线的纵向距离相等

B. 距直线的纵向距离的平方和最小

C. 与直线的垂直距离相等

D. 与直线的垂直距离的平方和最小

答案解析

二、线性回归的显著性检验

由上述回归方程的计算可知，对于任意两个变量，即使不存在线性相关关系，总可以由其一组观测值 (x_i, y_i) $(i = 1, 2, \cdots, n)$ 出发，利用最小二乘法，在形式上求出其回归方程。因此，在建立线性回归方程后，还应根据观测值检验线性回归方程是否有显著意义，这即判断 Y 与 X 之间是否确有线性相关关系。则应检验

$$H_0: \beta = 0 \text{（回归方程不显著）}$$

是否成立。其中 β 为对应于回归方程的理论模型 $y = \alpha + \beta x + \varepsilon$ 中的回归系数。如果原假设 H_0 成立（$\beta = 0$），则称回归方程**不显著**（non–significant）；如果原假设 H_0 不成立（$\beta \neq 0$），则称回归方程**显著**（significant）。

回归方程显著性的检验法有两种：相关系数检验法和 F 检验法。

（一）相关系数检验法

此时只要利用本章前面第一节相关系数的显著性检验法来检验变量 X 与 Y 的线性相关的显著性，也就检验了 Y 对 X 的线性回归方程的显著性。

（二）F 检验法

F 检验法是基于离差平方和分解的更常用的回归方程显著性检验法，该法易于推广到多元线性回归的更一般情形。

对因变量的观测值 $y_1, y_2, \cdots, y_n$，考察其差异的总离差平方和（总变差）

$$\begin{aligned} l_{yy} &= \sum_{i=1}^{n} (y_i - \bar{y})^2 = \sum_{i=1}^{n} (y_i - \hat{y}_i + \hat{y}_i - \bar{y})^2 \\ &= \sum_{i=1}^{n} (y_i - \hat{y}_i)^2 + \sum_{i=1}^{n} (\hat{y}_i - \bar{y})^2 \\ &= Q + U \end{aligned}$$

其中 $Q = \sum_{i=1}^{n} (y_i - \hat{y}_i)^2$ 称为**残差平方和**（sum of squares residual）。它描述了观测值 y_i 与回归值 $\hat{y}_i$ 的离散程度，反映了 Y 的数据差异中扣除 X 对 Y 的线性影响后，其他因素（包括 X 对 Y 的非线性影响、随机误差等）对 Y 的影响。而 $U = \sum_{i=1}^{n} (\hat{y}_i - \bar{y})^2$ 是回归值 $\hat{y}_i$ 的偏差平方和，称为**回归平方和**（sum of squares of regression）。它描述了回归值 $\hat{y}_1, \hat{y}_2, \cdots, \hat{y}_n$ 的分散程度即自身的变差，反映了 Y 的数据差异中回归因素所体现的 X 对 Y 的线性影响。

由此我们就可得到**离差平方和的分解公式**

$$\begin{array}{ccccc} l_{yy} &=& Q &+& U \\ \text{总变差} && \text{残差平方和} && \text{回归平方和} \end{array}$$

而 l_{yy}、Q、U 对应的自由度分别为 $n-1$、$n-2$、1，且相应地有

$$n - 1 = (n - 2) + 1$$

对给定观测值 $y_1, y_2, \cdots, y_n$，其总变差 l_{yy} 也就确定；而 U 反映了 x 对 y 的线性影响，Q 反映了其他因素对 y 的影响，可看成随机因素的影响部分。现因 $l_{yy} = Q + U$，则 U 越大，Q 就越小，x 对 y 的线性影响就越大；U 越小，Q 就越大，x 对 y 的线性影响就越小；所以 U 与 Q 的相对比值就反映了 x 对 y 的线性影响程度的高低。利用统计原理可证明，当回归显著性检验的原假设 $H_0: \beta = 0$ 成立时，有

$$F = \frac{U}{Q/(n-2)} \sim F(1, n-2)$$

由此就选用该 F 作为回归显著性检验的检验统计量。对给定的显著水平 α，查 $F(1, n-2)$ 表（附表7），得临界值 $F_\alpha(1, n-2)$ 即可检验回归显著性。

若 F 值 $> F_\alpha(1, n-2)$，拒绝 H_0，认为回归方程是显著的；若 F 值 $\leq F_\alpha(1, n-2)$，接受 H_0，认为回归方程是不显著的。

该回归显著性的检验采用 F 检验统计量，故称为 F 检验法。

实际计算时，特别是用 SPSS 等软件进行回归分析时，F 检验法一般用下列回归显著性检验的方差分析表（表7-2）来表示。

表7-2 回归显著性检验的方差分析表

方差来源 Source	离差平方和 SS	自由度 df	均方 MS	F 值 F Value	P 值 $Pr > F$
回归 Model 残差 Error	U Q	1 $n-2$	$U/1$ $Q/(n-2)$	$F = \dfrac{U}{Q/(n-2)}$	$< \alpha$（显著） $> \alpha$（不显著）
总变差	$l_{yy} = U + Q$	$n-1$		临界值 $F_\alpha(1, n-2)$	

实际计算 l_{yy}、U、Q 时，可利用下列公式：

$$l_{yy} = (n-1)S_y^2, \quad l_{xx} = (n-1)S_x^2, \quad U = b^2 l_{xx} = l_{xy}^2/l_{xx}, \quad Q = l_{yy} - U$$

其中 S_y^2 为 $y_1, y_2, \cdots, y_n$ 的样本方差、S_x^2 为 $x_1, x_2, \cdots, x_n$ 的样本方差，可借助计算器计算。

最后，我们列出回归显著性的 F 检验法的主要步骤：

(1) 建立原假设 H_0：$\beta = 0$（回归方程不显著）；

(2) 计算检验统计量的 F 值：$F = \dfrac{U/1}{Q/(n-2)}$，由统计软件还可计算得其对应概率 P 值；

(3) 对给定的显著水平 α，查 F 分布表（附表7），得临界值 $F_\alpha(1, n-2)$；

(4) 由 F 值与临界值 $F_\alpha(1, n-2)$，或概率 P 值与 α 的比较，对回归方程的显著性作出统计判断。

三、一元线性回归分析应用举例

下面我们就可利用一元线性回归分析的方法来解决案例7-1中的问题（2）（3）。

▶▶ 实例解析

案例7-1（续三） 对前面案例7-1的 GDP 与货运量问题中的数据，

(1) 试求 GDP 作为 Y 关于货运总量 x 的一元线性回归方程。

(2) 试用 F 检验法检验 Y 关于 x 的一元线性回归方程的显著性（$\alpha = 0.05$）。

解 （1）由前面案例7-1（续二）的计算结果知

$$\bar{x} = 236.54, \quad \bar{y} = 28.75; \quad l_{xx} = 518217.6; \quad l_{xy} = 102687.0; \quad l_{yy} = 20640.2。$$

则

$$b = \frac{l_{xy}}{l_{xx}} = \frac{102687.0}{518217.6} = 0.198, \quad a = \bar{y} - b\bar{x} = -18.085。$$

故所求一元线性回归方程为 $\hat{y} = -18.085 + 0.198x$。

回归系数 $b = 0.198$ 表示货运总量每增加 1 个单位（亿吨），将会使 GDP 平均增加 0.198 个单位（万亿元）。

（2）为检验所建立的一元线性回归方程的显著性，应检验原假设

$$H_0: \beta = 0 \text{（回归方程不显著）}$$

由前面案例7－1（续）的计算结果知：

$$l_{xx} = 518217.6 ; l_{xy} = 102687.0 ; l_{yy} = 20640.2 \text{。}$$

则

$$U = l_{xy}^2 / l_{xx} = 20347.86 ; Q = l_{yy} - U = 292.34 \text{。}$$

故

$$F = \frac{U}{Q/(n-2)} = \frac{20347.86}{292.34/27} = 1879.36 \text{。}$$

对 $\alpha = 0.05$，查 $F(1, 27)$ 表（附表7），得临界值 $F_\alpha(1, 27) = 4.21$。

或列出下列方差分析表，如表7－3所示。

表7－3　案例7－1的回归显著性检验的方差分析表

方差来源 Source	离差平方和 SS	自由度 df	均方 MS	F 值 F	P 值 Sig.
回归 Regression 残差 Residual	20347.86 292.34	1 27	20347.86 10.827	1879.36	<0.05（显著）
总变差 Total	20640.2	28	临界值 F_α (1, 27) = 4.21		

因 $F = 1879.36 > 4.21$，故拒绝 H_0，认为所建立的回归方程是显著的。

在实际应用中，通常进行回归分析的计算量较大，故更需要利用 SPSS 软件进行回归分析的计算。下面我们通过案例7－1的求解来介绍如何利用 SPSS 来进行一元线性回归分析。

实例解析

案例7－1（续四）　对案例7－1中 GDP 与货运量问题中的数据，利用 SPSS 软件来进行一元线性回归分析，即

（1）建立 GDP 作为 Y 关于货运总量 x 的一元线性回归方程；

（2）用 F 检验法检验所建一元线性回归方程的显著性（$\alpha = 0.05$）。

【SPSS 软件应用】

打开数据集＜我国 GDP 与货运总量＞（图7－8），选择菜单

【分析】→【回归】→【线性】

如图7－8所示，在【线性回归】对话框中，选定因变量与自变量：

GDP→因变量；货运总量→自变量

点击 确定 。由此即得 SPSS 输出结果，见图7－9。

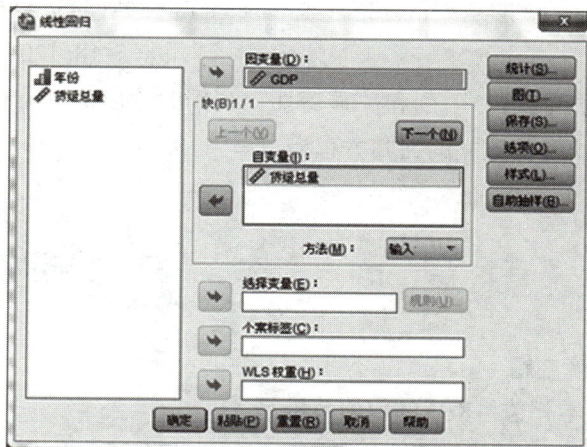

图7－8　【线性回归】对话框

模型摘要

模型	R	R 方	调整后 R 方	标准估算的误差
1	.993[a]	.986	.985	3.28969

a. 预测变量：（常量），货运总量

ANOVA[a]

模型		平方和	自由度	均方	F	显著性
1	回归	20346.850	1	20346.850	1880.125	.000[b]
	残差	292.196	27	10.822		
	总计	20639.046	28			

a. 因变量：GDP b. 预测变量：（常量），货运总量

系数[a]

模型		未标准化系数		标准化系数	t	显著性
		B	标准误差	Beta		
1	（常量）	-18.120	1.242		-14.594	.000
	货运总量	.198	.005	.993	43.360	.000

a. 因变量：GDP

图 7 - 9　案例 7 - 1 的回归分析的 SPSS 输出结果

用 SPSS 进行一元线性回归分析所得的主要输出结果（图 7 - 9）如下。

（1）回归模型的汇总统计量（模型摘要）：列出用于反映回归模型的拟合优良程度的统计指标：复相关系数 $R = 0.993$；决定系数（R 方）$R^2 = 0.986$；调整决定系数（调整后 R 方）Adj $R^2 = 0.985$；标准误估计值（标准估算的误差）$S = 3.28969$。

上述复相关系数 R、决定系数、调整决定系数越大，越接近于 1，回归模型越好；标准误估计值越小，回归模型估计的精度越高。这些指标表明该回归模型拟合效果非常好。

（2）回归的方差分析表（ANOVA）：该表即前面的表 7 - 3，用于对整个回归方程进行显著性检验。因为 $F = 1880.125$，而显著性检验概率值（显著性 .）$P = 0.000 < 0.05$，故拒绝 H_0，认为回归方程是显著的。

（3）回归系数表（系数）：给出回归方程的系数以及检验结果。系数表中"B"列给出回归方程 $\hat{y} = a + bx$ 的系数估计值 a（Constant）和 b（货运总量）：

$$a = -18.120, \quad b = 0.198,$$

表中的"t"列和"显著性"列同时给出了对回归系数进行显著性检验的 t 值和概率 P 值结果。

由此所建立的回归方程为 $\hat{y} = -18.12 + 0.198x$。

目标检测

答案解析

一、填空题

1. 样本相关系数 r 的取值范围是 _____ 。

2. 已知一元线性回归方程 $\hat{y} = a + 4x$，且 $\bar{x} = 3$，$\bar{y} = 6$，则 $a = $ _____ 。

3. 在一元线性相关与回归分析中，已知下列资料：

$$l_{xx} = 20,\ l_{yy} = 245,\ l_{xy} = 60,\ \bar{x} = 40,\ \bar{y} = 100$$

则相关系数 $r =$ _____；直线回归方程 $\hat{y} = a + bx$ 为 _____。

二、选择题

1. 相关系数显著性检验的原假设 H_0 是（　　　）。

   A. 总体相关系数 $\rho = 0$　　　　　　B. 总体相关系数 $\rho \neq 0$

   C. 总体相关系数 $\rho > 0$　　　　　　D. 总体相关系数 $\rho < 0$

2. 直线回归方程的显著性假设检验，其 F 检验统计量的自由度为（　　　）。

   A. （1，n）　　　　　　　　　　B. （1，$n-1$）

   C. （1，$n-2$）　　　　　　　　　D. $2n-1$

3. 在线性回归方程的显著性检验中，如果 F 值 $> F_{\alpha}$（1，$n-2$）（或 P 值 < 0.05），表示线性回归方程是（　　　）。

   A. 显著的　　　　　　　　　　　B. 不显著的

   C. 不确定　　　　　　　　　　　D. 以上都不对

4. 在回归直线 $y = a + bx$ 中，b 表示（　　　）。

   A. 当 x 增加一个单位时，y 增加 a 的数量

   B. 当 y 增加一个单位时，x 增加 b 的数量

   C. 当 x 增加一个单位时，y 的平均增加量

   D. 当 y 增加一个单位时，x 的平均增加量

三、练习题

1. 用银盐法测定食品中的砷时，由分光光度计测得吸光度 y 与浓度 x 的数据如下表所示。

$x(\mu g)$	1	3	5	7	10
y	0.045	0.148	0.271	0.383	0.533

设吸光度 y 服从正态分布，试就表中的资料讨论浓度与吸光度间的相关性（$\alpha = 0.01$）。

2. 在开发一种抗过敏新药时，要对不同剂量的药效进行试验。10 名患者各服用了该新药一个特定的剂量，药物作用消失时立即记录。试验数据列于下表中，X 是剂量，Y 是症状持续消除的日数，用 7 个不同的剂量，其中三个剂量重复给两名患者。

患者编号	1	2	3	4	5	6	7	8	9	10	合计
剂量 X（mg）	3	3	4	5	6	6	7	8	9	9	59
日数 Y（d）	9	5	12	9	14	16	22	18	24	22	151

（1）计算相关系数 r；

（2）建立 Y 对 X 的线性回归方程。

（3）检验所建立的线性回归方程的显著性（$\alpha = 0.05$）。

3. 对狗进行服用阿司匹林片的实验，记 y 为狗实验后的最高血药浓度，x 为阿司匹林片释放能力的指标，现有 6 批阿司匹林片，从每一批分别取样作体内外观察，得实验数据如下表所示。

x	0.5	0.94	1	1.24	1.3	1.45
y	213	179.6	179.6	150.4	134.4	132.2

（1）试求 y 对 x 的线性回归方程；

（2）进行线性回归方程的显著性检验（$\alpha = 0.05$）。

四、上机实训题

1. 对本章练习题1，试利用 SPSS 作吸光度 y 与浓度 x 之间的散点图，并计算浓度与吸光度间相关系数。

2. 某单位研究代乳粉营养价值时，用大白鼠作实验，得到大白鼠进食（X）和体重增加量（Y）的数据如下表所示。

鼠号	1	2	3	4	5	6	7	8
进食量 X（g）	800	780	720	867	690	787	934	750
体重增量 Y（g）	185	158	130	180	134	167	186	133

试利用 SPSS 软件（1）画制 X 与 Y 的散点图；

（2）计算 X 与 Y 的相关系数；

（3）建立体重增量（Y）对大白鼠进食（X）的线性回归方程；

（4）对线性回归方程的显著性进行检验（$\alpha = 0.05$）。

书网融合……

知识回顾　　　微课1　　　微课2　　　习题

第八章　试验设计与分析

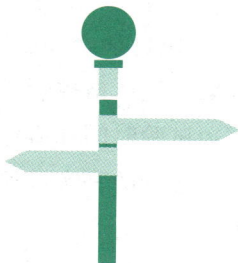

在医药科学研究中，我们经常进行各种试验，以考察多因素多水平对试验结果的影响，并通过对试验数据的分析研究，来揭示客观事物的内在规律，寻求问题的解决办法，达到预期目的。如何做好试验，有两部分工作是非常重要的：一是试验的设计，二是试验结果的数据分析。科学的试验设计是科研工作中的第一步基本而又极其重要的工序，是进行科学试验和数据统计分析的先决条件，也是获得预期结果的重要保证。

本章就将介绍试验设计概论，特别是正交试验设计及其数据结果的统计分析方法等内容。

学习目标

1. **掌握**　对正交设计试验结果进行正交分析的直观分析法。
2. **熟悉**　正交试验设计的基本思想和原理。
3. **了解**　试验设计及常用方法、正交表的特性和应用，正交设计法方差分析方法。

学会熟练运用 SPSS 软件对正交试验设计结果进行方差分析。

实例分析

案例 8-1　某药厂为提高潘生丁环收率，对潘生丁环的反应工艺进行改革。根据经验选择了 3 个相关因素：反应温度（A）、反应时间（B）和投料比（C），每个因素取 3 个水平，分别用 A_1、A_2、A_3，B_1、B_2、B_3，C_1、C_2、C_3 表示，如表 8-1 所示。

表 8-1　案例 8-1 的因素与水平

因素 水平	反应温度（℃） A	反应时间（h） B	投料比（mol/mol） C
1	100	6	1 : 1.2
2	110	8	1 : 1.6
3	120	10	1 : 2.0

问题　（1）如何科学合理安排试验，使得只需进行较少次数的试验来求出潘生丁环收率的最优试验条件；

（2）确定各因素对潘生丁环收率影响的主次。

对于上述问题，如果利用前面第五章介绍的方差分析法进行多因素方差分析，不仅公式更加复杂，还需要对这多个因素的不同水平搭配的每个组合都作一次试验，这种全面试验的试验次数往往很多，实施起来困难较大。例如对案例 8－1 这种 3 个因素，每个因素有 3 个水平的问题，全面试验就要进行 27（3^3）次试验。如果对于 5 个因素，每个因素有 4 个水平的问题，全面试验就要进行 1024（4^5）次试验！

第一节　试验设计概论

PPT

一、试验设计的概念 🅔 微课1

试验设计（experimental design），又称实验设计，是应用统计方法对试验因素作科学合理的安排，从而达到最好的试验效果。一个科学而完善的试验设计，能够合理安排各种试验因素，严格控制试验误差，并能有效地分析试验数据。优良的试验设计方法，既可以减少试验次数，缩短试验时间和避免盲目性，又能迅速得到有效的结果。反之，如果试验缺乏良好的科学设计，则会影响到结论的真实可靠性及试验数据的统计分析进程。

🔗 知识链接

统计分析在药物治疗中的作用

1962 年美国医学学会杂志（JAMA）曾发表一篇关于胃溃疡治疗新技术的报告，该报告根据动物实验和 24 名患者的临床试验结果得出结论，将冷冻液导入胃中使胃冷却可以缓解胃溃疡症状，之后这一研究成果在临床中被广泛使用。但有研究者发现，这项研究在设计上存在严重问题，如没有合理地设立对照组。后来经过严格的随机对照试验，证明胃冷却的方法只是暂时缓解胃部疼痛，该方法不仅不能治疗胃溃疡，反而可能加重胃部的溃疡，从而否定了这种治疗胃溃疡的方法。

20 世纪 80 年代，两项观察性研究结果表明孕妇在孕期补充维生素（叶酸）可以减少生育神经管缺陷婴儿的危险性，但一直无法证实。直到 1991 年，医学研究委员会维生素研究小组开展了一项大规模的随机对照试验，结果表明：安慰剂组的 602 名孕妇中有 21 人分娩出的新生儿有神经管缺陷，而叶酸补充组的 592 名孕妇中出现新生儿神经管缺陷者只有 6 人，同时其他维生素（不含叶酸）的补充对新生儿神经管缺陷的发生无明显影响。统计学分析证实叶酸补充组与安慰剂组之间的新生儿神经管缺陷发生率有显著性差异，说明叶酸对预防新生儿神经管缺陷有明显的效果。

由此可见，科学的试验设计是科研工作中的第一步基本而又极其重要的工序，是进行科学试验和数据统计分析的先决条件，也是获得预期结果的重要保证，其好坏将直接影响到科学研究的质量甚至全局的成败。

二、试验设计的基本原则

在试验中，为了使试验设计所得结果正确可靠，我们必须注意下列试验的基本要求：①试验条件要有代表性；②要选择适当的试验指标，并有相应的数据分析方法；③试验数据要有正确性；④试验结果要有重演性。

为了准确考查因素的不同水平所产生的效应，在试验设计中应注意以下三个基本原则。

1. 随机化（randomization）　随机化是指在对试验单位进行分组时必须使用随机的方法，使试验单位进入各试验组的机会相等，以避免试验单位分组时受试验人员主观倾向的影响。这是在试验中排除非试验因素干扰的重要手段，目的是为了获得无偏的误差估计量。

2. 重复（repetition）　重复是指试验中同一处理实施在两个或两个以上的试验单位上。设置重复的主要作用在于估计试验误差。只有重复才能获得两个或两个以上的观测值，才能估计出试验误差。

3. 局部控制（local control）　局部控制是指在试验时采取一定的技术措施或方法来控制或降低非试验因素对试验结果的影响。在试验中，当试验环境或试验单位差异较大时，可将整个试验环境或试验单位分成若干个单位组（或区组），在单位组（或区组）内使非处理因素尽量一致。因为单位组之间的差异可在方差分析时从试验误差中分离出来，所以局部控制原则能较好地降低试验误差。

> **即学即练 8 - 1**
>
> 以下选项中，不是试验设计应遵循的基本原则选项是（　　　）。
>
> A. 局部控制的原则　　　　B. 随机化原则
>
> C. 交叉的原则　　　　　　D. 重复原则
>
> 答案解析

三、常用试验设计方法

由于试验的性质和精度要求不同，试验设计方法有多种，每种方法都有其特点和适用范围。这里我们简单介绍几种常用的试验设计方法。

（1）完全随机设计（completely randomized design）　又称单因素设计或成组设计，是最常用的单因素试验设计方法。它是将受试对象随机地分配到各处理组，再观察其试验效应。该设计方法的优点是设计简单，易于实施。

（2）配对设计（paired design）　是将受试对象按一定条件配成对子，再将每对中的两个受试对象随机分配到不同处理组。在动物实验中，常将窝别、性别、体重等作为配对条件，在临床试验中，常将病情轻重、性别、年龄、职业等作为配对条件。与完全随机设计相比，配对设计的优点于抽样误差较小、试验效率较高、所需样本含量也较小。

（3）析因设计（factorial design）　是指将多个处理因素各水平的所有组合进行实验，从而探讨各实验因素的主效应以及各因素间的交互作用。因为析因设计考虑各因素所有水平的全面组合，故又称完全交叉分组试验设计，其特点是具有全面性和均衡性。但当因素数、水平数较多时，有时会由于试验次数太多而难以实现。

（4）交叉设计（cross - over design）　是一种特殊的自身前后对照试验设计，它按事先设计好的试验次序，在各个时期对研究对象实施各种处理，以比较各处理组间的差异。如二阶段交叉设计就是安排两个处理因素按时间先后分两个阶段进行。与平行组设计相比，该设计效率较高，且均衡性好，这对花费昂贵的药物临床试验显得尤为重要。

（5）正交设计（orthogonal design）　是一种科学地安排与分析多因素试验的试验设计法，它通过利用现成的正交表，根据试验满足"均匀分散"和"整齐可比"的原则，来选出代表性较强的少数试验条件，并合理安排试验，进而推断出最优试验条件或生产工艺。正交设计具有高效、快速、经济的特点，适用于因素和水平数较多时进行最佳因素和水平组合筛选的研究。

（6）均匀设计（uniform design）　是我国数学家根据数论的理论制定均匀设计表而创立的试验设计方法，均匀设计表安排试验满足了均匀分散原则，可以大大减少试验次数。该法适用于多因素试验中水平较多的情况。例如用正交试验设计试验次数仍然太多而无法实现时，可考虑用均匀设计法。

此外，"临床试验设计"是专门用来研究疾病临床阶段规律的试验设计，它除了遵循一般试验设计的基本原则和方法外，还要适应临床的许多要求和特点。

本章重点介绍有效减少试验次数的正交设计，这种试验设计方法在医药领域有着广泛的应用。

知识链接

正交设计与均匀设计的发展史

正交试验设计是在方差分析模型的基础上发展起来的，当因素的水平不多，试验范围不大时非常有效。20世纪60年代，日本统计学家田口玄一等首创了正交表，将正交试验设计和数据分析表格化，使正交设计更加便于理解和使用。我国方开泰教授于1972年提出了"直观分析法"，将方差分析的思想体现于点图和极差计算之中，使正交设计的统计分析大大简化。

20世纪60年代末期，数学家华罗庚教授在我国倡导与普及"优选法"，如黄金分割法、分数法和斐波那契数列法等。20世纪70年代中期，优选法在全国各行各业取得明显成效。

1978年，我国原七机部由于导弹设计的要求，提出了一个五因素的试验，希望每个因素的水平数要多于10，而试验总数又不超过50，显然优选法和正交设计都不能用。为此，中国科学院应用数学所的方开泰教授和王元院士提出"均匀设计"法，该方法在导弹设计中取得了成效。均匀设计法就是不考虑"整齐可比"的要求，只考虑试验点在试验范围内均匀散布的试验设计方法，它从全面试验中挑选更少的试验点作为代表进行试验，所得结果仍能反映分析体系的主要特征。该方法被广泛用于"计算机仿真试验"和农业、工业、医药和高技术创新等众多领域，获得不少好的成果。

第二节　正交试验设计

PPT

正交试验设计（orthogonal experiment design），简称**正交设计**，是利用"正交表"科学地安排与分析多因素试验问题的设计方法。其主要优点是能在很多试验方案中挑选出代表性强的少数几个试验方案，并且通过对这些少数试验方案之试验结果的分析，推断出最优试验方案；同时还可作进一步分析，得到比试验结果本身给出的还要多的有关各因素的信息。

正交设计的特点是设计简明，计算方便，并可大幅度减少试验次数。例如，对有5个因素，每个因素有4个水平的问题，选用相应正交表进行正交试验设计，如果不考虑因素间的交互作用，只需作16次试验。显然，正交设计法能够显著提高对试验结果的分析和计算效率，故在医药等科学研究领域应用十分广泛。

一、正交表与正交设计

正交表（orthogonal table）是一种现成的规格化的表（表8-2），它能够使每次试验的因素及水平得到合理的安排，是正交试验设计的基本工具。

表 8 - 2　正交表 $L_9(3^4)$

试验号	列号			
	1	2	3	4
1	1	1	1	1
2	1	2	2	2
3	1	3	3	3
4	2	1	2	3
5	2	2	3	1
6	2	3	1	2
7	3	1	3	2
8	3	2	1	3
9	3	3	2	1

正交表一般记作 $L_n(p^r)$，如上列正交表记为 $L_9(3^4)$，其符号 $L_9(3^4)$ 的含义如下：

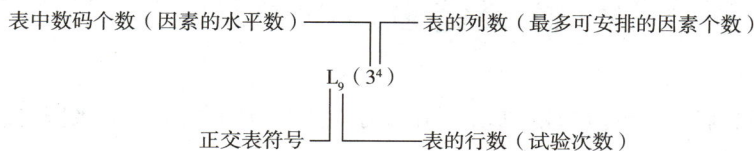

表中数码个数（因素的水平数）———————— 表的列数（最多可安排的因素个数）

$$L_9\ (3^4)$$

正交表符号 ———— 表的行数（试验次数）

用正交表进行正交试验设计，每列可安排一个因素，列中不同数码代表因素的不同水平，以确定所需安排相应次数试验的条件。例如对 $L_9(3^4)$ 表，最多可以安排 4 个 3 水平的因素，需作 9 次试验。而对 $L_8(2^7)$ 表（见附表 12），最多可以安排 7 个 2 水平的因素，需作 8 次试验。从正交表中可以看出正交表的两个特性：

（1）表中每一列包含的不同数码的个数相同。如在 $L_9(3^4)$ 表中的每一列中数码 1、2、3 都出现 3 次，这表明正交表具有均衡分散性；

（2）表中任意两列横向各种数码搭配出现的次数都相同。如在 $L_9(3^4)$ 表的任意两列中，横向各可能数对

$\quad$（1，1），（1，2），（1，3），（2，1），（2，2），（2，3），（3，1），（3，2），（3，3）

都出现一次。这表明正交表具有整齐可比性，也称为正交性。

正交表的上述特性，使得用正交表安排试验时，每个因素不同水平的试验次数相同，任两因素不同水平的搭配次数相同，具有"次数整齐可比、搭配均衡分布"的优点，从而能选出代表性强的少数次试验，大幅减少试验次数，并能很好地代表全面试验的效果来求得最优试验条件，并可作进一步的有关因素的分析。如考虑 4 因素 3 水平问题，全面试验需进行 $3^4 = 81$ 次试验；如果不考虑因素间的交互作用，就可选用上述 $L_9(3^4)$ 正交表进行正交试验设计，只要作 9 次试验就可以。

二、正交设计的基本步骤

利用正交表进行正交设计的基本步骤为：

（1）根据试验目的和要求，确定试验指标，试验指标最好是定量指标。然后，凭借专业知识和实践经验，选择对指标可能有一定影响的因素及各因素比较合理的水平。

（2）根据已确定的因素数和水平数，选用适当正交表，进行正交表的表头设计。首先根据水平的个数选择适当的正交表。例如选定的因素全是三水平，可以选择 $L_9(3^4)$，$L_{18}(3^7)$，$L_{27}(3^{13})$，$L_{36}(3^{13})$

等表（正交表见附表 12）。再根据试验要求决定试验次数，要求精度高时，可选试验次数多的正交表；所选的表的列数要略多于因素个数。对选好的正交表把各个因素分别加在正交表表头的适当列上，这个过程称为表头设计。如果不考虑交互作用，可分别把各因素安排在表头的相应列上，其下面的数码对应的就是该列因素所取的试验水平。正交表中不安排因素的列称为空白列，如果用方差分析方法作结果分析，至少要有一列空白列以估计误差，所以在表头设计时，一般至少都要留一列作为空白列。

（3）按正交表的安排方案进行试验，并记录试验结果。正交表中的数码为因素所取水平，由此分别进行表中各号试验，并记录下每号试验的结果。需要注意的是试验次序应该随机选择而不必按试验号顺序进行。

（4）试验结果分析。对试验数据资料进行科学地分析，得出将具体合理的结论。对正交试验结果进行统计分析，常用的分析方法为直观分析法和方差分析法，这里我们将具体介绍直观分析法，有关正交设计的方差分析法则结合 SPSS 软件应用加以简要介绍。

第三节　正交试验的直观分析法 ▣ 微课 2

下面我们通过对案例 8-1 的分析解决来介绍如何用**直观分析法**（又称**极差分析法**）进行正交试验设计和分析。

> **实例解析**

> **案例 8-1**（续）　用直观分析法对案例 8-1 进行正交试验设计和分析，求出潘生丁环收率的最优试验条件；并确定各因素对潘生丁环收率影响的主次。

一、表头设计

由于案例 8-1 考察 3 个因素，每个因素都是 3 个水平，故在 $m=3$（水平）的 $L_9(3^4)$、$L_{18}(3^7)$、$L_{27}(3^{13})$ 等正交表（附表 12）中，选用能够安排 3 个因素且试验次数较少的正交表 $L_9(3^4)$。在 $L_9(3^4)$ 正交表中，3 个因素可安排在该表 4 列中的任意 3 列上，现分别将因素 A、B、C 安排在第 1、2、3 列上，得表 8-3。

表 8-3　用 $L_9(3^4)$ 正交表安排试验

列号		1	2	3	4
因素		A（温度）	B（时间）	C（投料比）	
试验号	1	1（100℃）	1（6h）	1（1∶1.2）	1
	2	1	2（8h）	2（1∶1.6）	2
	3	1	3（10h）	3（1∶2.0）	3
	4	2（110℃）	1	2	3
	5	2	2	3	1
	6	2	3	1	2
	7	3（120℃）	1	3	2
	8	3	2	1	3
	9	3	3	2	1

现在就可根据表 8-3 给定的方案来安排试验。表中每列中的数字就代表对应因素的水平，每一行就是一次试验的试验条件。例如第二行就是第二号试验，各因素的水平分别为 1、2、2，表示试验在 A_1（反应温度 100℃），B_2（反应时间 8 小时），C_2（投料比 1:1.6）的条件下进行等，如此进行 9 次试验。为防止系统误差，应随机排序来完成这些试验，并将试验结果的数据记录在表的最后一列，如表 8-4 所示。

表 8-4 直观分析法计算表

列号		1	2	3	4	试验结果
		A	B	C		收率 y_i
试验号	1	1	1	1	1	40.9
	2	1	2	2	2	58.2
	3	1	3	3	3	71.6
	4	2	1	2	3	40.0
	5	2	2	3	1	73.7
	6	2	3	1	2	39.0
	7	3	1	3	2	62.1
	8	3	2	1	3	43.2
	9	3	3	2	1	57.0
$\overline{K}_1$		56.9	47.7	41.0		
$\overline{K}_2$		50.9	58.4	51.7		
$\overline{K}_3$		54.1	55.9	69.1		
R		6.0	10.7	28.1		
最优条件		A_1	B_2	C_3		

由表 8-4 中试验结果数据可看出，第 5 号试验的收率最高，但其试验条件（$A_2B_2C_3$）未必是各因素水平的最优组合。为求最优试验条件，必须对试验结果进行统计分析。

二、直观分析法的分析步骤

下面我们给出用直观分析法对数据进行分析的具体步骤：

（一）计算每个因素各水平的试验结果平均值

由表 8-4 知，各因素同一水平下各做了 3 次试验，我们对表中的每个因素列中同一水平所对应的试验结果（收率 y_i）分别求其平均值 $\overline{K}_i$；

如对因素 A 的 3 个水平 A_1，A_2，A_3，求其平均收率

$$A_1 的平均收率 \overline{K}_1 = (y_1 + y_2 + y_3)/3 = (40.9 + 58.2 + 71.6)/3 = 56.9$$

$$A_2 的平均收率 \overline{K}_2 = (y_4 + y_5 + y_6)/3 = (40.0 + 73.7 + 39.0)/3 = 50.9$$

$$A_3 的平均收率 \overline{K}_3 = (y_7 + y_8 + y_9)/3 = (62.1 + 43.2 + 57.0)/3 = 54.1$$

注意到 A 因素取同一水平时的 3 次试验中，因素 B、C 均取遍三个水平，而且三个水平各出现 1 次，表明对因素 A 的每个水平而言，B、C 因素的变动是平等的，故上述计算的平均收率 $\overline{K}_i$（$i=1，2，3$）

分别反映了因素 A 的三个不同水平对试验指标影响的大小，其中因素 A 取第一水平 A_1 时最好，平均收率最高，达 56.9%。同样可计算出因素 B、C 的各水平的平均收率，结果见表 8-4。

（二）求出极差，确定因素的主次

因素列中各水平的试验结果平均值 $\overline{K_i}$ 的最大值与最小值之差称为该因素的极差，用 R 表示。则因素 A、B、C 的极差分别是

$$R_1 = 56.9 - 50.9 = 6.0 ; \quad R_2 = 58.4 - 47.7 = 10.7 ; \quad R_3 = 69.1 - 41.0 = 28.1$$

由于正交表的均衡搭配特性，各个因素列的平均收率的差异可认为是由该因素列的不同水平所引起，而该列极差的大小，就表明该因素对试验结果影响的大小，故各因素极差的大小也就决定了试验中各因素的主次。

在本例中，由表 8-4 的极差 R 值知，C 因素（$R=28.1$）为主要因素，B 因素（$R=10.7$）次之，A 因素（$R=6.0$）是次要因素，即各因素的主次顺序为

$$C \rightarrow B \rightarrow A \quad （主 \rightarrow 次）$$

（三）选取最优组合，得到最优试验条件

每个因素都取其试验平均值的最好水平，简单组合起来就得到最优试验条件。本例即为使平均收率达到最大的水平组合，即 $A_1B_2C_3$ 是所求的最优试验条件。即最优试验条件为反应温度 100℃、反应时间 8 小时、投料比为 1:2。

（四）各因素水平变化时试验指标的变化规律

为了更好地考察各因素与试验指标间的关系，我们可将因素作为横坐标，试验指标作为纵坐标，绘制反映各因素与试验指标间关系的折线图，如图 8-1 所示，由此就可直观分析各因素对试验指标影响的次序和各个因素的最优水平，为我们制定进一步试验的方案指明方向。

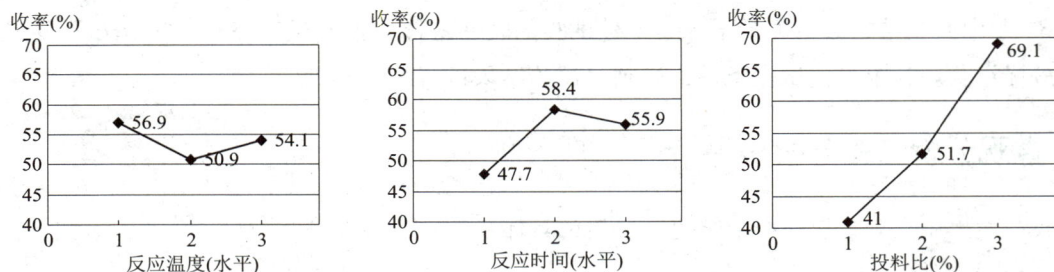

图 8-1 各因素与试验指标间的变化规律图

即学即练 8-2

对因素 A、B、C、D 用 $L_9(3^4)$ 正交表安排试验，用直观分析法对试验结果进行正交分析和计算，所得因素 A、B、C、D 的极差分别为：$R_A = 57$，$R_B = 12$，$R_C = 76$，$R_D = 7$。则各因素对试验结果的影响从大到小的次序为：

A. A、B、C、D

B. B、D、A、C

C. C、A、B、D

D. D、B、A、C

答案解析

第四节　正交试验的方差分析法

正交试验的直观分析法简单直观，计算量较少，便于普及和推广，是一种较好的分析方法。但它不能区别试验结果的差异是由因素水平的改变所引起的，还是由试验的随机波动所引起的。为解决这个问题，需要对试验结果进行方差分析。

方差分析的思想和步骤与第五章的两因素方差分析法类似，即先将试验结果的总离差平方和分解为各因素（包括交互作用）及误差的离差平方和，然后求出各 F 值，作 F 检验，从而确定哪些因素和交互作用对试验指标有显著性影响。

下面结合本章第 1 节的案例 8 - 1 用 SPSS 软件计算来介绍正交设计对结果的方差分析方法。

【SPSS 软件应用】

在 SPSS 中，正交试验设计的结果的方差分析可通过菜单【分析】→【一般线性模型】→【单变量】的途径来实现。

在 SPSS 中，将表 8 - 4 中正交设计表各列数据作为因素变量，转化率试验数据作为观测变量，建立 SPSS 数据集 <潘生丁环收率影响数据>，如图 8 - 2 所示。

	温度A	时间B	投料比C	D	收率
1	1	1	1	1	41
2	1	2	2	2	58
3	1	3	3	3	72
4	2	1	2	3	40
5	2	2	3	1	74
6	2	3	1	2	39
7	3	1	3	2	62
8	3	2	1	3	43
9	3	3	2	1	57

图 8 - 2　数据集 <潘生丁环收率影响数据>

在 SPSS 中，打开该数据集，从菜单选择【分析】→【一般线性模型】→【单变量】，在【单变量】主对话框中，如图 8 - 3 所示，选定：

收率→因变量（D）；　温度 A、时间 B、投料比 C→固定因子（F）

再点击选项【模型】，进入对话框【单变量：模型】，如图 8 - 4 所示，选定：

指定模型⊙设定（C）；　温度 A、时间 B、投料比 C→模型（M）

点击 继续 。

最后点击 确定 ，即可得到多因素方差分析的相应的 SPSS 输出结果。其主要的输出结果如图 8 - 5 所示。其中"源"为方差来源，"Ⅲ型平方和"为离差平方和，F 为 F 检验值，"显著性"为 P 值。

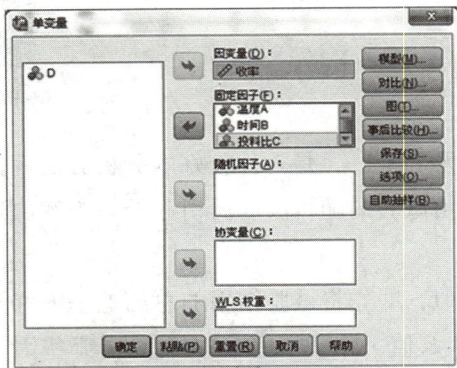

图 8-3　对话框【单变量】

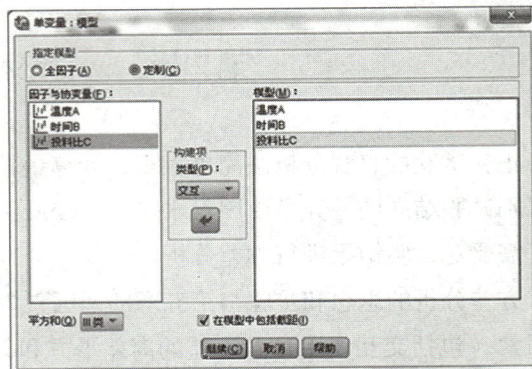

图 8-4　对话框【单变量：模型】

主体间效应检验

因变量：收率

源	Ⅲ类平方和	自由度	均方	F	显著性
修正模型	1448.920ª	6	241.487	9.579	.098
截距	26211.610	1	26211.610	1039.731	.001
温度 A	54.080	2	27.040	1.073	.482
时间 B	187.980	2	93.990	3.728	.211
投料比 C	1206.860	2	603.430	23.936	.040
误差	50.420	2	25.210		
总计	27710.950	9			
修正后总计	1499.340	8			

a. R 方 = .966（调整后 R 方 = .865）

图 8-5　案例 8-1 的 SPSS 正交设计的方差分析主要输出结果

由图 8-5 给出的正交设计数据方差分析表（"主体间效应的检验"表）知，对显著水平 $\alpha = 0.05$，有如下的统计判断结果。

对因素 A：因为概率 P 值（显著性）$= 0.482 > 0.05$，故认为因素 A 不显著；

对因素 B：因为概率 P 值（显著性）$= 0.211 > 0.05$，故认为因素 B 不显著；

对因素 C：因为概率 P 值（显著性）$= 0.040 < 0.05$，故认为因素 C 显著；

总之，因素 C 的作用显著，因素 A、B 作用不显著。因素的主次顺序为（F 值从大到小）：

主→次：C，B，A

如果需要得到因素的最优水平组合，即转化率的最优试验条件，可在方差分析的【单变量】对话框（图 8-6）中再点击【选项】，进入对话框【单变量：选项】，如图 8-6 所示，选定：温度 A、时间 B、投料比 C→显示下列各项平均值（M），点击 继续 。

完成上述 SPSS 操作后即可得到有关诸因素各个水平下转

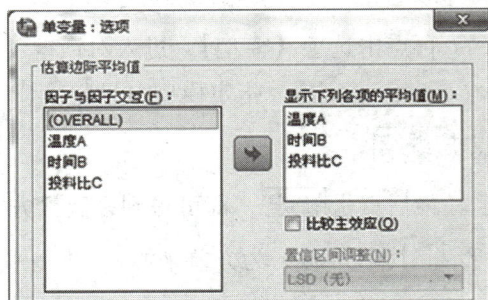

图 8-6　对话框【单变量：选项】

化率的平均值，如图 8－7 所示。

估算边际平均值

1. 温度 A

因变量：　收率

温度 A	平均值	标准误差	95% 置信区间	
			下限	上限
100	56.900	2.899	44.427	69.373
110	50.900	2.899	38.427	63.373
120	54.100	2.899	41.627	66.573

2. 时间 B

因变量：收率

时间 B	平均值	标准误差	95% 置信区间	
			下限	上限
6	47.667	2.899	35.194	60.139
8	58.367	2.899	45.894	70.839
10	55.867	2.899	43.394	68.339

3. 投料比 C

因变量：收率

投料比 C	平均值	标准误差	95% 置信区间	
			下限	上限
1:1.2	41.033	2.899	28.561	53.506
1:1.6	51.733	2.899	39.261	64.206
1:2	69.133	2.899	56.661	81.606

图 8－7　案例 8－1 的 SPSS 中各因素的均值输出结果

根据图 8－7 SPSS 输出结果，将每个因素都取其平均值的最大值对应的水平简单组合起来就得到最优试验条件。故在本例中最优试验条件为 $A_1B_2C_3$：反应温度 A 为 100℃（平均值 56.9）、反应时间 8 小时（平均值 58.367）、投料比为 1:2（平均值 69.133）。

目标检测

答案解析

一、填空题

1. 正交表具有_____和_____的特性。

2. 在正交试验中，若选用正交表 $L_{32}(4^9)$，则共需进行_____次试验，最多可以安排_____个_____水平的因素。

3. 用 $L_9(3^4)$ 正交表安排试验，如果 A 因素对应各水平的 $\overline{K}_1 = 22$，$\overline{K}_2 = 11$，$\overline{K}_3 = 18$，则 A 因素的极差 R_A = _____。

二、选择题

1. 对于正交设计表 $L_8(4 \times 2^4)$，以下描述不正确的是（　　　）。

A. 要做 8 次试验 B. 必须安排 5 个因素

C. 只有一个因素可以安排 4 个水平 D. 其他因素只能安排两个水平

2. 试验设计的三个基本要素是（　　　）。

A. 受试对象、试验效应、观察指标 B. 随机化、重复、局部控制

C. 齐同对比、均衡性、随机化 D. 试验因素、受试对象、试验效应

3. 试验设计的基本原则是（　　　）。

A. 随机化、均衡、对照 B. 重复、随机化、局部控制

C. 随机化、均衡、局部控制 D. 重复、均衡、随机化

4. 正交表 $L_8(2^7)$ 中的 2 代表（　　　）。

A. 最多允许安排因素的个数 B. 因素的水平数

C. 正交表的横行数 D. 总的实验次数

三、练习题

1. 设有 A，B，C，D 四个因素，每个因素取三个水平，另有 E 为二水平的因素，试问选用哪个正交表合适？

2. 某制药厂在试制某种新药的过程中，为提高收率考虑 A，B，C 三个因素，每个因素各取三个水平，选用正交表 $L_9(3^4)$，试验方案及结果见下表（其中收率越高越好）。

列号		1	2	3	4	试验结果
因素		A	B	C	D	收率（%）
	1	1	1	1	1	51
	2	1	2	2	2	71
	3	1	3	3	3	58
	4	2	1	2	3	82
试验号	5	2	2	3	1	69
	6	2	3	1	2	59
	7	3	1	3	2	77
	8	3	2	1	3	85
	9	3	3	2	1	84

试用直观分析法判别因素的主次顺序，并求出最优方案。

四、上机实训题

对本章练习题 2 的正交设计试验结果，试用 SPSS 进行方差分析，判别因素的主次顺序和显著性，并求出其最优试验条件。

书网融合……

知识回顾　　微课 1　　微课 2　　习题

附录　常用统计表

二项分布表

$$P\{X \geq k\} = \sum_{i=k}^{n} C_n^i p^i (1-p)^{n-i}$$

n	k	p									
		0.01	0.02	0.04	0.06	0.08	0.1	0.2	0.3	0.4	0.5
5	5			0.00000	0.00000	0.00000	0.00001	0.00032	0.00243	0.01024	0.03125
	4	0.00000	0.00000	0.00001	0.00006	0.00019	0.00046	0.00672	0.03078	0.08704	0.18750
	3	0.00001	0.00008	0.00060	0.00197	0.00453	0.00856	0.05792	0.16308	0.08704	0.50000
	2	0.00098	0.00384	0.01476	0.03187	0.05436	0.08146	0.26272	0.47178	0.66304	0.81250
	1	0.04901	0.09608	0.18463	0.26610	0.34092	0.40951	0.67232	0.83193	0.92224	0.96875
10	10								0.00001	0.00010	0.00098
	9							0.00000	0.00014	0.00168	0.01074
	8							0.00000	0.00008	0.00159	0.01229	0.05469
	7				0.00000	0.00000	0.00001	0.00086	0.01059	0.05476	0.17188
	6			0.00000	0.00001	0.00004	0.00015	0.00637	0.04735	0.16624	0.37695
	5		0.00000	0.00002	0.00015	0.00059	0.00163	0.03279	0.15027	0.36690	0.62305
	4	0.00000	0.00003	0.00044	0.00203	0.00580	0.01280	0.12087	0.35039	0.61772	0.82813
	3	0.00011	0.00086	0.00621	0.01884	0.04008	0.07019	0.32220	0.61722	0.83271	0.94531
	2	0.00427	0.01618	0.05815	0.11759	0.18788	0.26390	0.62419	0.85069	0.95364	0.98926
	1	0.09562	0.18293	0.33517	0.46138	0.56561	0.65132	0.89263	0.97175	0.99395	0.99902
15	15									0.00000	0.00003
	14								0.00000	0.00003	0.00049
	13								0.00001	0.00028	0.00369
	12							0.00000	0.00009	0.00193	0.01758
	11							0.00001	0.00067	0.00935	0.05923
	10							0.00011	0.00365	0.03383	0.15088
	9					0.00000	0.00000	0.00079	0.01524	0.09505	0.30362
	8				0.00000	0.00001	0.00003	0.00424	0.05001	0.21310	0.50000
	7			0.00000	0.00015	0.00008	0.00031	0.01806	0.13114	0.39019	0.69638
	6		0.00000	0.00001	0.00015	0.00070	0.00225	0.06105	0.27838	0.59678	0.84912
	5	0.00000	0.00001	0.00022	0.00140	0.00497	0.01272	0.16423	0.48451	0.78272	0.94077
	4	0.00001	0.00018	0.00245	0.01036	0.02731	0.05556	0.35184	0.70713	0.90950	0.98242
	3	0.00042	0.00304	0.02029	0.05713	0.11297	0.18406	0.60198	0.87317	0.97289	0.99631
	2	0.00963	0.03534	0.11911	0.22624	0.34027	0.45096	0.83287	0.96473	0.99483	0.99951
	1	0.13994	0.26143	0.45791	0.60471	0.71370	0.79411	0.96482	0.99525	0.99953	0.99997

续表

n	k	p									
		0.01	0.02	0.04	0.06	0.08	0.1	0.2	0.3	0.4	0.5
20	20										0.00000
	19									0.00000	0.00002
	18									0.00001	0.00020
	17								0.00000	0.00005	0.00129
	16								0.00001	0.00032	0.00591
	15								0.00004	0.00161	0.02069
	14							0.00000	0.00026	0.00647	0.05766
	13							0.00002	0.00128	0.02103	0.13159
	12							0.00010	0.00514	0.05653	0.25172
	11						0.00000	0.00056	0.01714	0.12752	0.41190
	10					0.00000	0.00001	0.00259	0.04796	0.24466	0.58810
	9				0.00000	0.00001	0.00006	0.00998	0.11333	0.40440	0.74828
	8			0.00000	0.00001	0.00009	0.00042	0.03214	0.22773	0.58411	0.86841
	7			0.00001	0.00011	0.00064	0.00239	0.08669	0.39199	0.74999	0.94234
	6		0.00000	0.00010	0.00087	0.00380	0.01125	0.19579	0.58363	0.87440	0.97931
	5	0.00000	0.00004	0.00096	0.00563	0.01834	0.04317	0.37305	0.76249	0.94905	0.99409
	4	0.00004	0.00060	0.00741	0.02897	0.07062	0.13295	0.58855	0.89291	0.98404	0.99871
	3	0.00100	0.00707	0.04386	0.11497	0.21205	0.32307	0.79392	0.96452	0.99639	0.99980
	2	0.01686	0.05990	0.18966	0.33955	0.48314	0.60825	0.93082	0.99236	0.99948	0.99998
	1	0.18209	0.33239	0.55800	0.70989	0.81131	0.87842	0.98847	0.99920	0.99996	1.00000
25	25										
	24										0.00000
	23										0.00001
	22									0.00000	0.00008
	21									0.00001	0.00046
	20									0.00005	0.00204
	19								0.00000	0.00028	0.00732
	18								0.00002	0.00121	0.02164
	17								0.00010	0.00433	0.05388
	16							0.00000	0.00045	0.01317	0.11476
	15							0.00001	0.00178	0.03439	0.21218
	14							0.00008	0.00599	0.07780	0.34502
	13							0.00037	0.01747	0.15377	0.50000
	12						0.00000	0.00154	0.01425	0.26772	0.65498
	11					0.00000	0.00001	0.00556	0.09780	0.41423	0.78782
	10				0.00000	0.00001	0.00008	0.01733	0.18944	0.57538	0.88524
	9				0.00001	0.00008	0.00046	0.04677	0.32307	0.72647	0.94612
	8			0.00000	0.00007	0.00052	0.00226	0.10912	0.48815	0.84645	0.97836
	7		0.00000	0.00004	0.00051	0.00277	0.00948	0.21996	0.65935	0.92643	0.99268
	6		0.00001	0.00038	0.00306	0.01229	0.03340	0.38331	0.80651	0.97064	0.99796
	5	0.00000	0.00012	0.00278	0.01505	0.04514	0.09799	0.57933	0.90953	0.99053	0.99954
	4	0.00011	0.00145	0.01652	0.05976	0.13509	0.23641	0.76601	0.96676	0.99763	0.99992
	3	0.00195	0.01324	0.07648	0.18711	0.32317	0.46291	0.90177	0.99104	0.99957	0.99999
	2	0.02576	0.08865	0.26419	0.44734	0.60528	0.72879	0.97261	0.99843	0.99995	1.00000
	1	0.22218	0.39654	0.63960	0.78709	0.87564	0.92821	0.99622	0.99987	1.00000	1.00000

续表

n	k	p 0.01	0.02	0.04	0.06	0.08	0.1	0.2	0.3	0.4	0.5
30	30										
	29										
	28										
	27										0.00000
	26										0.00003
	25									0.00000	0.00016
	24									0.00001	0.00072
	23									0.00005	0.00261
	22								0.00000	0.00022	0.00806
	21								0.00001	0.00086	0.02139
	20								0.00004	0.00285	0.04937
	19								0.00016	0.00830	0.10024
	18							0.00000	0.00063	0.02124	0.18080
	17							0.00001	0.00212	0.04811	0.29233
	16							0.00005	0.00617	0.09706	0.42777
	15							0.00023	0.01694	0.17577	0.57223
	14							0.00090	0.04005	0.28550	0.70767
	13						0.00000	0.00311	0.08447	0.42153	0.81920
	12					0.00000	0.00002	0.00949	0.15932	0.56891	0.89976
	11				0.00000	0.00001	0.00009	0.02562	0.26963	0.70853	0.95063
	10				0.00001	0.00007	0.00045	0.06109	0.41119	0.82371	0.97861
	9			0.00000	0.00005	0.00041	0.00202	0.12865	0.56848	0.90599	0.99194
	8			0.00002	0.00030	0.00197	0.00778	0.23921	0.71862	0.95648	0.99739
	7		0.00000	0.00015	0.00167	0.00825	0.02583	0.39303	0.84048	0.98282	0.99928
	6	0.00000	0.00003	0.00106	0.00795	0.02929	0.07319	0.57249	0.92341	0.99434	0.99984
	5	0.00001	0.00030	0.00632	0.03154	0.08736	0.17549	0.54477	0.96985	0.99849	0.99997
	4	0.00022	0.00289	0.03059	0.10262	0.21579	0.35256	0.87729	0.99068	0.99969	1.00000
	3	0.00332	0.02172	0.11690	0.26766	0.43760	0.58865	0.95582	0.99789	0.99995	1.00000
	2	0.03615	0.12055	0.33882	0.54453	0.70421	0.81630	0.98948	0.99969	1.00000	1.00000
	1	0.26030	0.45452	0.70614	0.84374	0.91803	0.95761	0.99876	1.00000	1.00000	1.00000

附表 2

泊松分布表

$$P\{X \geqslant c\} = \sum_{k=c}^{+\infty} \frac{\lambda^k}{k!} e^{-\lambda}$$

c	λ							
	0.01	0.05	0.10	0.15	0.2	0.3	0.4	0.5
0	1.0000000	1.0000000	1.0000000	1.0000000	1.0000000	1.0000000	1.0000000	1.000000
1	0.0099502	0.0487706	0.0951626	0.1392920	0.1812692	0.2591818	0.3296800	0.393469
2	.0000497	.0012091	.0046788	.0101858	.0175231	.0369363	.0615519	.090204
3	.0000002	.0000201	.0001547	.0005029	.0011485	.0035995	.0079263	.014388
4		.0000003	.0000038	.0000187	.0000568	.0002658	.0007763	.001752
5				.0000006	.0000023	.0000158	.0000612	.000172
6					.0000001	.0000008	.0000040	.000014
7							.0000002	.000001

c	λ							
	0.6	0.7	0.8	0.9	1.0	1.1	1.2	1.3	1.4
0	1.000000	1.000000	1.000000	1.000000	1.000000	1.000000	1.000000	1.000000	1.000000
1	0.451188	0.503415	0.550671	0.593430	0.632121	0.667129	0.698860	0.727468	0.753403
2	.121901	.155085	.191208	.227518	.264241	.300971	.337373	.373177	.408167
3	.023115	.034142	.047423	.062857	.080301	.099584	.120513	.142888	.166502
4	.003358	.005753	.009080	.010459	.018988	.025742	.033769	.043095	.053725
5	.000394	.000786	.001411	.002344	.003660	.005435	.007746	.010663	.014253
6	.000039	.000090	.000184	.000343	.000594	.000963	.001500	.002231	.003201
7	.000003	.000009	.000021	.000043	.000083	.000140	.000251	.000404	.000622
8		.000001	.000002	.000005	.000010	.000020	.000037	.000064	.000107
9					.000001	.000002	.000005	.000009	.000016
10							.000001	.000001	.000002

c	λ							
	1.5	1.6	1.7	1.8	1.9	2.0	2.5	3.0	3.5
0	1.000000	1.000000	1.000000	1.000000	1.000000	1.000000	1.000000	1.000000	1.000000
1	0.776870	0.798103	0.817316	0.834701	0.850431	0.864665	0.917915	0.950213	0.969803
2	.442175	.475069	.506754	.537163	.566251	.593994	.712703	.800852	.864112
3	.191153	.216642	.242777	.269379	.296280	.323324	.456187	.576810	.679153
4	.065642	.078813	.093189	.108708	.125298	.142877	.242424	.352768	.463367
5	.018576	.023682	.029615	.036407	.044081	.052653	.108822	.184737	.274555
6	.004456	.006040	.007999	.010378	.013219	.016564	.042021	.083918	.142386
7	.000926	.001336	.001875	.002569	.003446	.004534	.014187	.033509	.065288
8	.000170	.000260	.000388	.000562	.000793	.001097	.004247	.011905	.026739
9	.000028	.000045	.000072	.000110	.000163	.000237	.001140	.003803	.009874
10	.000004	.000007	.000012	.000019	.000030	.000046	.000277	.001102	.003315
11	.000001	.000001	.000002	.000003	.000005	.000008	.000062	.000292	.001019
12					.000001	.000001	.000013	.000071	.000289
13							.000002	.000016	.000076
14								.000003	.000019
15								.000001	.000004
16									.000001

c	λ								
	4. 0	4. 5	5. 0	5. 5	6. 0	6. 5	7. 0	7. 5	8. 0
0	1. 000000	1. 000000	1. 000000	1. 000000	1. 000000	1. 000000	1. 000000	1. 000000	1. 000000
1	0. 981684	0. 988891	0. 993262	0. 995913	0. 997521	0. 998497	0. 999088	0. 999447	0. 999665
2	. 908422	. 938901	. 959572	. 973436	. 982649	. 988724	. 992705	. 995299	. 996981
3	. 761897	. 826422	. 875348	. 911624	. 938031	. 956964	. 970364	. 979743	. 986246
4	. 566530	. 657704	. 734974	. 798301	. 848796	. 888150	. 918235	. 940855	. 957620
5	. 371163	. 467896	. 559507	. 642482	. 714943	. 776328	. 827008	. 867938	. 900368
6	. 214870	. 297070	. 384039	. 471081	. 554320	. 630959	. 699292	. 758564	. 808764
7	. 110674	. 168949	. 237817	. 313964	. 393697	. 473476	. 550289	. 621845	. 686626
8	. 051134	. 089586	. 133372	. 190515	. 256020	. 327242	. 401286	. 475361	. 547039
9	. 021363	. 040257	. 068094	. 105643	. 152763	. 208427	. 270909	. 338033	. 407453
10	. 008132	. 017093	. 031828	. 053777	. 083924	. 122616	. 169504	. 223592	. 283376
11	. 002840	. 006669	. 013695	. 025251	. 042621	. 066839	. 098521	. 137762	. 184114
12	. 000915	. 002404	. 005453	. 010988	. 020092	. 033880	. 053350	. 079241	. 111924
13	. 000274	. 000805	. 002019	. 004451	. 008827	. 016027	. 027000	. 042666	. 063797
14	. 000076	. 000252	. 000689	. 001685	. 003628	. 007100	. 012811	. 021565	. 034181
15	. 000020	. 000074	. 000226	. 000599	. 001400	. 002956	. 005717	. 010260	. 017257
16	. 000005	. 000020	. 000069	. 000200	. 000509	. 001160	. 002407	. 004608	. 008231
17	. 000001	. 000085	. 000020	. 000063	. 000175	. 000430	. 000958	. 001959	. 003718
18		. 000001	. 000005	. 000019	. 000057	. 000151	. 000362	. 000790	. 001594
19			. 000001	. 000005	. 000018	. 000051	. 000130	. 000303	. 000650
20				. 000001	. 000005	. 000016	. 000044	000111	. 000253
21					. 000001	. 000005	. 000014	000039	. 000094
22						. 000001	. 000005	. 000013	. 000033
23							. 000001	. 000004	. 000011
24								. 000001	. 000004
25									. 000001

附表 3

标准正态分布表

$$\Phi(x) = \int_{-\infty}^{x} \frac{1}{\sqrt{2\pi}} e^{-\frac{x^2}{2}} dx$$

x	0.00	0.01	0.02	0.03	0.04	0.05	0.06	0.07	0.08	0.09
0.0	0.500000	0.503989	0.507978	0.511966	0.515953	0.519939	0.523922	0.527903	0.531881	0.535856
0.1	.539 828	.543 795	.547 758	.551 717	.555 670	.559 618	.563 559	.567 495	.571 424	.575 345
0.2	.579 260	.583 166	.587 064	.590 954	.594 835	.598 706	.602 568	.606 420	.610 261	.614 092
0.3	.617 911	.621 720	.625 516	.629 300	.633 072	.636 831	.640 576	.644 309	.648 027	.651 732
0.4	.655 422	.659 097	.662 757	.666 402	.670 031	.673 645	.677 242	.680 822	.684 386	.687 933
0.5	.691 462	.694 974	.698 468	.701 944	.705 401	.708 840	.712 260	.715 661	.719 043	.722 405
0.6	.725 747	.729 069	.732 371	.735 653	.738 914	.742 154	.745 373	.748 571	.751 748	.754 903
0.7	.758 036	.761 148	.764 238	.767 305	.770 350	.773 373	.776 373	.779 350	.782 305	.785 236
0.8	.788 145	.791 030	.793 892	.796 731	.799 546	.802 337	.805 105	.807 850	.810 570	.813 267
0.9	.815 940	.818 589	.821 214	.823 814	.826 391	.828 944	.831 472	.833 977	.836 457	.838 913
1.0	.841 345	.843 752	.846 136	.848 495	.850 830	.853 141	.855 428	.857 690	.859 929	.862 143
1.1	.864 334	.866 500	.868 643	.870 762	.872 857	.874 928	.876 976	.879 000	.881 000	.882 977
1.2	.884 930	.886 861	.888 768	.890 651	.892 512	.894 350	.896 165	.897 958	.899 727	.901 475
1.3	.903 200	.904 902	.906 582	.908 241	.909 877	.911 492	.913 085	.914 657	.916 207	.917 736
1.4	.919 243	.920 730	.922 196	.923 641	.925 066	.929 471	.927 855	.929 219	.930 563	.931 888
1.5	.933 193	.934 478	.935 745	.936 992	.938 220	.939 429	.940 620	.941 792	.942 947	.944 083
1.6	.945 201	.946 301	.947 384	.948 449	.949 497	.950 529	.951 543	.952 540	.953 521	.954 486
1.7	.955 435	.956 367	.957 284	.958 185	.959 070	.959 941	.960 796	.961 636	.962 462	.963 273
1.8	.964 070	.964 852	.965 620	.966 375	.967 116	.967 843	.968 557	.969 258	.969 946	.970 621
1.9	.971 283	.971 933	.972 571	.973 197	.973 810	.974 412	.975 002	.975 581	.976 148	.976 705
2.0	.977 250	.977 784	.978 308	.978 822	.979 325	.979 818	.980 301	.980 774	.981 237	.981 691
2.1	.982 136	.982 571	.982 997	.983 414	.983 823	.984 222	.984 614	.984 997	.985 371	.985 738
2.2	.986 097	.986 447	.986 791	.987 126	.987 455	.987 776	.988 089	.988 396	.988 696	.988 989
2.3	.989 276	.989 556	.989 830	.990 097	.990 358	.990 613	.990 863	.991 106	.991 344	.991 576
2.4	.991 802	.992 024	.992 240	.992 451	.992 656	.992 857	.993 053	.993 244	.993 431	.993 613
2.5	.993 790	.993 963	.994 132	.994 297	.994 457	.994 614	.994 766	.944 915	.995 060	.995 201
2.6	.995 339	.995 473	.995 604	.995 731	.995 855	.995 975	.996 093	.996 207	.996 319	.996 427
2.7	.996 533	.996 636	.996 736	.996 833	.996 928	.997 020	.997 110	.997 197	.997 282	.997 365
2.8	.997 445	.997 523	.997 599	.997 673	.997 744	.997 814	.997 882	.997 948	.998 012	.998 074
2.9	.998 134	.998 193	.998 250	.998 305	.998 359	.998 411	.998 462	.998 511	.998 559	.998 605
3.0	.998 650	.998 694	.998 736	.998 777	.998 817	.998 856	.998 893	.998 930	.998 965	.998 999
3.1	.999 032	.999 065	.999 096	.999 126	.999 155	.999 184	.999 211	.999 238	.999 264	.999 289
3.2	.999 313	.999 336	.999 359	.999 381	.999 402	.999 423	.999 443	.999 462	.999 481	.999 499
3.3	.999 517	.999 534	.999 550	.999 566	.999 581	.999 596	.999 610	.999 624	.999 638	.999 651
3.4	.999 663	.999 675	.999 687	.999 698	.999 709	.999 720	.999 730	.999 740	.999 749	.999 758
3.5	.999 767	.999 776	.999 784	.999 792	.999 800	.999 807	.999 815	.999 822	.999 828	.999 835
3.6	.999 841	.999 847	.999 853	.999 858	.999 864	.999 869	.999 874	.999 879	.999 883	.999 888
3.7	.999 892	.999 896	.999 900	.999 904	.999 908	.999 912	.999 915	.999 918	.999 922	.999 925
3.8	.999 928	.999 931	.999 933	.999 936	.999 938	.999 941	.999 943	.999 946	.999 948	.999 950
3.9	.999 952	.999 954	.999 956	.999 958	.999 959	.999 961	.999 963	.999 964	.999 966	.999 967
4.0	.999 968	.999 970	.999 971	.999 972	.999 973	.999 974	.999 975	.999 976	.999 977	.999 978
4.1	.999 979	.999 980	.999 981	.999 982	.999 983	.999 983	.999 984	.999 985	.999 985	.999 986
4.2	.999 987	.999 987	.999 988	.999 988	.999 989	.999 989	.999 990	.999 990	.999 991	.999 991
4.3	.999 991	.999 992	.999 992	.999 993	.999 993	.999 993	.999 993	.999 994	.999 994	.999 994
4.4	.999 995	.999 995	.999 995	.999 995	.999 996	.999 996	.999 996	.999 996	.999 996	.999 996
4.5	.999 997	.999 997	.999 997	.999 997	.999 997	.999 997	.999 997	.999 998	.999 998	.999 998
4.6	.999 998	.999 998	.999 998	.999 998	.999 998	.999 998	.999 998	.999 998	.999 999	.999 999
4.7	.999 999	.999 999	.999 999	.999 999	.999 999	.999 999	.999 999	.999 999	.999 999	.999 999
4.8	.999 999	.999 999	.999 999	.999 999	.999 999	.999 999	.999 999	.999 999	.999 999	.999 999
4.9	1.000000	1.000000	1.000000	1.000000	1.000000	1.000000	1.000000	1.000000	1.000000	1.000000

注：本表对于 x 给出正态分布函数 $\Phi(x)$ 的数值。例：对于 $x = 2.35$，$\Phi(x) = 0.990613$。

附表 4

标准正态分布的双侧临界值表

$$P\{|Z| > Z_{\alpha/2}\} = \alpha$$

α	0.00	0.01	0.02	0.03	0.04	0.05	0.06	0.07	0.08	0.09
0.0	∞	2.575829	2.326348	2.170090	2.053749	1.959964	1.880794	1.811911	1.750686	1.695398
0.1	1.644854	1.598193	1.554774	1.514102	1.475791	1.439531	1.405072	1.371204	1.340755	1.310579
0.2	1.281552	1.253565	1.226528	1.200359	1.174987	1.150349	1.126391	1.103063	1.080319	1.058122
0.3	1.036433	1.015222	0.994458	0.974114	0.954165	0.934589	0.915365	0.896473	0.877896	0.859617
0.4	0.841621	0.823894	0.806421	0.789192	0.772193	0.755415	0.738847	0.722479	0.706303	0.690309
0.5	0.674490	0.658838	0.643345	0.628006	0.612813	0.597760	0.582841	0.568051	0.553385	0.538836
0.6	0.524401	0.510073	0.495850	0.481727	0.467699	0.453762	0.439913	0.426148	0.412463	0.398855
0.7	0.385320	0.371856	0.358459	0.345125	0.331853	0.318639	0.305481	0.292375	0.279319	0.266311
0.8	0.253347	0.240426	0.127545	0.214702	0.201893	0.189118	0.176374	0.163658	0.150969	0.138304
0.9	0.125661	0.113039	0.100434	0.087845	0.075270	0.062707	0.050154	0.037608	0.025069	0.012533
α	0.001	0.0001	0.0001	0.00001	0.00001	0.000001	0.000001	0.0000001		0.00000001
$u_{\alpha/2}$	3.29053	3.89059	4.41717		4.89164		5.32672			5.73073

附表 5

χ^2 分布表

$$P\left\{\chi^2 > \chi_\alpha^2(n)\right\} = \alpha$$

n	α											
	0.995	0.99	0.975	0.95	0.90	0.75	0.25	0.10	0.05	0.025	0.01	0.005
1	—	—	0.001	0.004	0.016	0.102	1.323	2.706	3.841	5.024	6.635	7.879
2	0.010	0.020	0.051	0.103	0.211	0.575	2.773	4.605	5.991	7.378	9.210	10.597
3	0.072	0.115	0.216	0.352	0.584	1.213	4.108	6.251	7.815	9.348	11.345	12.838
4	0.207	0.297	0.484	0.711	1.064	1.923	5.385	7.779	9.448	11.143	13.277	14.806
5	0.412	0.554	0.831	1.145	1.610	2.675	6.626	9.236	11.072	12.833	15.086	16.750
6	0.676	0.872	1.237	1.635	2.204	3.455	7.841	10.645	12.592	14.449	16.812	18.548
7	0.989	1.239	1.690	2.167	2.833	4.255	9.037	12.017	14.067	16.013	18.475	20.278
8	1.344	1.646	2.180	2.733	3.490	5.071	10.219	13.362	15.507	17.535	20.090	21.955
9	1.735	2.088	2.700	3.325	4.168	5.899	11.389	14.684	16.919	19.023	21.666	23.589
10	2.156	2.558	3.247	3.940	4.865	6.737	12.549	15.987	18.307	20.483	23.209	25.188
11	2.603	3.053	3.816	4.575	5.578	7.584	13.701	17.275	19.675	21.920	24.725	26.757
12	3.047	3.571	4.404	5.226	6.304	8.438	14.845	18.549	21.026	23.337	26.217	28.299
13	3.565	4.107	5.009	5.892	7.042	9.299	15.984	19.812	22.362	24.736	27.688	29.819
14	4.075	4.660	5.629	6.571	7.790	10.165	17.117	21.064	23.685	26.119	29.141	31.319
15	4.601	5.229	6.262	7.261	8.547	11.037	18.245	22.307	24.996	27.488	30.578	32.801
16	5.142	5.812	6.908	7.962	9.312	11.912	19.369	23.542	26.296	28.845	32.000	34.267
17	5.697	6.408	7.564	8.672	10.085	12.792	20.489	24.769	27.587	30.191	33.409	35.718
18	6.265	7.015	8.231	9.390	10.865	13.675	21.605	29.989	28.869	31.526	34.805	37.156
19	6.844	7.633	8.907	10.117	11.651	14.562	22.718	27.204	30.144	32.852	36.191	38.582
20	7.434	8.260	9.591	10.851	12.443	15.452	23.828	28.412	31.410	34.170	37.566	39.997
21	8.034	8.897	10.283	11.591	13.240	16.344	24.935	29.615	32.671	35.479	38.932	41.401
22	8.643	9.542	10.982	12.338	14.042	17.240	26.039	30.813	33.924	36.781	40.289	42.796
23	9.260	10.196	11.689	13.091	14.848	18.137	27.141	32.007	35.172	38.076	41.638	44.181
24	9.886	10.856	12.401	13.848	15.659	19.037	28.241	33.196	36.415	39.364	42.980	45.559
25	10.520	11.524	13.120	14.611	16.473	19.939	29.339	34.382	37.652	40.646	44.314	46.928
26	11.160	12.198	13.844	15.379	17.292	20.843	30.435	35.563	38.885	41.923	45.642	48.290
27	11.808	12.879	14.573	16.151	18.114	21.749	31.528	36.741	40.113	43.194	46.963	49.645
28	12.461	13.565	15.308	16.928	18.939	22.657	32.620	37.916	41.337	44.461	48.278	50.993
29	13.121	14.257	16.047	17.708	19.768	23.567	33.711	39.087	42.557	45.722	49.588	52.336
30	13.787	14.954	16.791	18.493	20.599	24.478	34.800	40.256	43.773	46.949	50.892	53.672
31	14.458	15.655	17.539	19.281	21.434	25.390	35.887	41.422	44.985	48.232	52.191	55.003
32	15.134	16.362	18.291	20.072	22.271	26.304	36.973	42.585	46.194	48.480	53.486	56.328
33	15.815	17.074	19.047	20.867	23.110	27.219	38.058	43.745	47.400	50.725	54.776	57.648
34	16.501	17.789	19.806	21.664	23.952	28.136	39.141	44.903	48.602	51.966	56.061	58.964
35	17.192	18.509	20.569	22.465	24.797	29.054	40.223	46.059	49.802	53.203	57.342	60.275
36	17.887	19.233	21.336	23.269	25.643	29.973	41.304	47.212	50.998	54.437	58.619	61.581
37	18.586	19.960	22.106	24.075	26.492	30.893	42.383	48.363	52.192	55.668	59.892	62.883
38	19.289	20.691	22.878	24.884	27.343	31.815	43.462	49.513	53.384	56.896	61.162	64.181
39	19.996	21.426	23.654	25.695	28.196	32.737	44.539	50.660	54.572	58.120	62.428	65.476
40	20.707	22.164	24.433	26.509	29.051	33.660	45.616	51.805	55.758	59.342	63.691	66.766
41	21.421	22.906	25.215	27.326	29.907	34.585	46.692	52.949	56.942	60.561	64.950	68.053
42	22.138	23.650	25.999	28.144	30.765	35.510	47.766	54.909	58.124	61.777	66.206	69.336
43	22.859	24.398	26.785	28.965	31.625	36.436	48.840	55.230	59.354	62.990	67.459	70.616
44	23.584	25.148	27.575	29.787	32.487	37.363	49.913	56.369	60.481	64.201	68.710	71.893
45	24.311	25.901	28.366	30.621	33.350	38.291	50.985	57.505	61.656	65.410	69.957	73.166

附表 6

t 分布表

$$P\{t > t_\alpha(n)\} = \alpha$$

n	α					
	0.25	0.10	0.05	0.025	0.01	0.005
1	1.000 0	3.077 7	6.313 8	12.706 2	31.8207	63.657 4
2	0.816 5	1.885 6	2.920 0	4.302 7	6.964 6	9.924 8
3	0.764 9	1.637 7	2.353 4	3.182 4	4.540 7	5.840 9
4	0.740 7	1.533 2	2.131 8	2.776 4	3.746 9	4.604 1
5	0.726 7	1.475 9	2.015 0	2.570 6	3.364 9	4.032 2
6	0.717 6	1.439 8	1.943 2	2.446 9	3.142 7	3.707 4
7	0.711 1	1.414 9	1.894 6	2.364 6	2.998 0	3.499 5
8	0.706 4	1.396 8	1.859 5	2.306 0	2.896 5	3.355 4
9	0.702 7	1.383 0	1.833 1	2.262 2	2.821 4	3.249 8
10	0.699 8	1.372 2	1.812 5	2.228 1	2.763 8	3.169 3
11	0.697 4	1.363 4	1.795 9	2.201 0	2.718 1	3.105 8
12	0.695 5	1.356 2	1.782 3	2.178 8	2.681 0	3.054 5
13	0.693 8	1.350 2	1.770 9	2.160 4	2.650 3	3.012 3
14	0.692 4	1.345 0	1.761 3	2.144 8	2.624 5	2.976 8
15	0.691 2	1.340 6	1.753 1	2.131 5	2.602 5	2.946 7
16	0.690 1	1.368 8	1.745 9	2.119 9	2.583 5	2.920 8
17	0.689 2	1.333 4	1.739 6	2.109 8	2.566 9	2.898 2
18	0.688 4	1.330 4	1.734 1	2.100 9	2.552 4	2.878 4
19	0.687 6	1.327 7	1.729 1	2.093 0	2.539 5	2.860 9
20	0.687 0	1.325 3	1.724 7	2.086 0	2.528 0	2.845 3
21	0.686 4	1.323 2	1.720 7	2.079 6	2.517 7	2.831 4
22	0.685 8	1.321 2	1.717 1	2.073 9	2.508 3	2.818 8
23	0.685 3	1.319 5	1.713 9	2.068 7	2.499 9	2.807 3
24	0.684 8	1.317 8	1.710 9	2.063 9	2.492 2	2.796 9
25	0.6844	1.316 3	1.708 1	2.059 5	2.485 1	2.787 4
26	0.6840	1.315 0	1.705 6	2.055 5	2.478 6	2.778 7
27	0.683 7	1.313 7	1.703 3	2.051 8	2.472 7	2.770 7
28	0.683 4	1.312 5	1.701 1	2.048 4	2.467 1	2.763 3
29	0.683 0	1.311 4	1.699 1	2.045 2	2.462 0	2.756 4
30	0.682 8	1.310 4	1.697 3	2.042 3	2.457 3	2.750 0
31	0.682 5	1.309 5	1.695 5	2.039 5	2.452 8	2.744 0
32	0.682 2	1.308 6	1.693 9	2.036 9	2.448 7	2.738 5
33	0.682 0	1.307 7	1.692 4	2.034 5	2.444 8	2.733 3
34	0.681 8	1.307 0	1.690 9	2.032 2	2.441 1	2.728 4
35	0.681 6	1.306 2	1.689 6	2.030 1	2.437 7	2.723 8
36	0.681 4	1.305 5	1.688 3	2.028 1	2.4345	2.719 5
37	0.681 2	1.304 9	1.687 1	2.026 2	2.431 4	2.715 4
38	0.681 0	1.304 2	1.686 0	2.024 4	2.428 6	2.711 6
39	0.680 8	1.303 6	1.684 9	2.022 7	2.425 8	2.707 9
40	0.680 7	1.303 0	1.683 9	2.021 1	2.423 3	2.704 5
41	0.680 5	1.302 5	1.682 9	2.019 5	2.420 8	2.701 2
42	0.680 4	1.302 0	1.682 0	2.018 1	2.418 5	2.698 1
43	0.680 2	1.301 6	1.681 1	2.016 7	2.416 3	2.695 1
44	0.680 1	1.301 1	1.680 2	2.015 4	2.414 1	2.692 3
45	0.680 0	1.300 6	1.679 4	2.014 1	2.412 1	2.689 6

附表 7

F 分布表

$$P\{F > F_\alpha(n_1, n_2)\} = \alpha$$

$$\alpha = 0.10$$

n_2	n_1=1	2	3	4	5	6	7	8	9	10	12	15	20	24	30	40	60	120	∞
1	39.86	49.50	53.59	55.83	57.24	58.20	58.91	59.44	59.86	60.19	60.71	61.22	61.74	62.00	62.26	62.53	62.79	63.06	63.33
2	8.53	9.00	9.16	9.24	9.29	9.33	9.35	9.37	9.38	9.39	9.41	9.42	9.44	9.45	9.46	9.47	9.47	9.48	9.49
3	5.54	5.46	5.39	5.34	5.31	5.28	5.27	5.25	5.24	5.23	5.22	5.20	5.18	5.18	5.17	5.16	5.15	5.14	5.13
4	4.54	4.32	4.19	4.11	4.05	4.01	3.98	3.95	3.94	3.92	3.90	3.87	3.84	3.83	3.82	3.80	3.79	3.78	3.72
5	4.06	3.78	3.62	3.52	3.45	3.40	3.37	3.34	3.32	3.30	3.27	3.24	3.21	3.19	3.17	3.16	3.14	3.12	3.10
6	3.78	3.46	3.29	3.18	3.11	3.05	3.01	2.98	2.96	2.94	2.90	2.87	2.84	2.82	2.80	2.78	2.76	2.74	2.72
7	3.59	3.26	3.07	2.96	2.88	2.83	2.78	2.75	2.72	2.70	2.67	2.63	2.59	2.58	2.56	2.54	2.51	2.49	2.47
8	3.46	3.11	2.92	2.81	2.73	2.67	2.62	2.59	2.56	2.54	2.50	2.46	2.42	2.40	2.38	2.36	2.34	2.32	2.29
9	3.36	3.01	2.81	2.69	2.61	2.55	2.51	2.47	2.44	2.42	2.38	2.34	2.30	2.28	2.25	2.23	2.21	2.18	2.16
10	3.29	2.92	2.73	2.61	2.52	2.46	2.41	2.38	2.35	2.32	2.28	2.24	2.20	2.18	2.16	2.13	2.11	2.08	2.06
11	3.23	2.86	2.66	2.54	2.45	2.39	2.34	2.30	2.27	2.25	2.21	2.17	2.12	2.10	2.08	2.05	2.03	2.00	1.97
12	3.18	2.81	2.61	2.48	2.39	2.33	2.28	2.24	2.21	2.19	2.15	2.10	2.06	2.04	2.01	1.99	1.96	1.93	1.90
13	3.14	2.76	2.56	2.43	2.35	2.28	2.23	2.20	2.16	2.14	2.10	2.05	2.01	1.98	1.96	1.93	1.90	1.88	1.85
14	3.10	2.73	2.52	2.39	2.31	2.24	2.19	2.15	2.12	2.10	2.05	2.01	1.96	1.94	1.91	1.89	1.86	1.83	1.80
15	3.07	2.70	2.49	2.36	2.27	2.21	2.16	2.12	2.09	2.06	2.02	1.97	1.92	1.90	1.87	1.85	1.82	1.79	1.76
16	3.05	2.67	2.46	2.33	2.24	2.18	2.13	2.09	2.06	2.03	1.99	1.94	1.89	1.87	1.84	1.81	1.78	1.75	1.72
17	3.03	2.64	2.44	2.31	2.22	2.15	2.10	2.06	2.03	2.00	1.96	1.91	1.86	1.84	1.81	1.78	1.75	1.72	1.69
18	3.01	2.62	2.42	2.29	2.20	2.13	2.08	2.04	2.00	1.98	1.93	1.89	1.84	1.81	1.78	1.75	1.72	1.69	1.66
19	2.99	2.61	2.40	2.27	2.18	2.11	2.06	2.02	1.98	1.96	1.91	1.86	1.81	1.79	1.76	1.73	1.70	1.67	1.63
20	2.97	2.59	2.38	2.25	2.16	2.09	2.04	2.00	1.96	1.94	1.89	1.84	1.79	1.77	1.74	1.71	1.68	1.64	1.61
21	2.96	2.57	2.36	2.23	2.14	2.08	2.02	1.98	1.95	1.92	1.87	1.83	1.78	1.75	1.72	1.69	1.66	1.62	1.59
22	2.95	2.56	2.35	2.22	2.13	2.06	2.01	1.97	1.93	1.90	1.86	1.81	1.76	1.73	1.70	1.67	1.64	1.60	1.57
23	2.94	2.55	2.34	2.21	2.11	2.05	1.99	1.95	1.92	1.89	1.84	1.80	1.74	1.72	1.69	1.66	1.62	1.59	1.55
24	2.93	2.54	2.33	2.19	2.10	2.04	1.98	1.94	1.91	1.88	1.83	1.78	1.73	1.70	1.67	1.64	1.61	1.57	1.53
25	2.92	2.53	2.32	2.18	2.09	2.02	1.97	1.93	1.89	1.87	1.82	1.77	1.72	1.69	1.66	1.63	1.59	1.56	1.52
26	2.91	2.52	2.31	2.17	2.08	2.01	1.96	1.92	1.88	1.86	1.81	1.76	1.71	1.68	1.65	1.61	1.58	1.54	1.50
27	2.90	2.51	2.30	2.17	2.07	2.00	1.95	1.91	1.87	1.85	1.80	1.75	1.70	1.67	1.64	1.60	1.57	1.53	1.49
28	2.89	2.50	2.29	2.16	2.06	2.00	1.94	1.90	1.87	1.84	1.79	1.74	1.69	1.66	1.63	1.59	1.56	1.52	1.48
29	2.89	2.50	2.28	2.15	2.06	1.99	1.93	1.89	1.86	1.83	1.78	1.73	1.68	1.65	1.62	1.58	1.55	1.51	1.47
30	2.88	2.49	2.28	2.14	2.05	1.98	1.93	1.88	1.85	1.82	1.77	1.72	1.67	1.64	1.61	1.57	1.54	1.50	1.46
40	2.84	2.44	2.23	2.09	2.00	1.93	1.87	1.83	1.79	1.76	1.71	1.66	1.61	1.57	1.54	1.51	1.47	1.42	1.38
60	2.79	2.39	2.18	2.04	1.95	1.87	1.82	1.77	1.74	1.71	1.66	1.60	1.54	1.51	1.48	1.44	1.40	1.35	1.29
120	2.75	2.35	2.13	1.99	1.90	1.82	1.77	1.72	1.68	1.65	1.60	1.55	1.48	1.45	1.41	1.37	1.32	1.26	1.19
∞	2.71	2.30	2.08	1.94	1.85	1.77	1.72	1.67	1.63	1.60	1.55	1.49	1.42	1.38	1.34	1.30	1.24	1.17	1.00

$\alpha = 0.05$

n_1

n_2	1	2	3	4	5	6	7	8	9	10	12	15	20	24	30	40	60	120	∞
1	161.40	199.50	215.70	224.60	230.20	234.00	236.80	238.90	240.50	241.90	243.9	245.9	248.0	249.1	250.1	251.1	252.3	253.3	254.3
2	18.51	19.00	19.16	19.25	19.30	19.33	19.35	19.37	19.38	19.40	19.41	19.43	19.45	19.45	19.46	19.47	19.48	19.49	19.50
3	10.13	9.55	9.28	9.12	9.01	8.94	8.89	8.85	8.81	8.79	8.74	8.70	8.66	8.64	8.62	8.59	8.57	8.55	8.53
4	7.71	6.94	6.59	6.39	6.26	6.16	6.09	6.04	6.00	5.96	5.91	5.86	5.80	5.77	5.75	5.72	5.69	5.66	5.63
5	6.61	5.79	5.41	5.19	5.05	4.95	4.88	4.82	4.77	4.74	4.68	4.62	4.56	4.53	4.50	4.46	4.43	4.40	4.36
6	5.99	5.14	4.76	4.53	4.39	4.28	4.21	4.15	4.10	4.06	4.00	3.94	3.87	3.84	3.81	3.77	3.74	3.70	3.67
7	5.59	4.74	4.35	4.12	3.97	3.87	3.79	3.73	3.68	3.64	3.57	3.51	3.44	3.41	3.38	3.34	3.30	3.27	3.23
8	5.32	4.46	4.07	3.84	3.69	3.58	3.50	3.44	3.39	3.35	3.28	3.22	3.15	3.12	3.08	3.04	3.01	2.97	2.93
9	5.12	4.26	3.86	3.63	3.48	3.37	3.29	3.23	3.18	3.14	3.07	3.01	2.94	2.90	2.86	2.83	2.79	2.75	2.71
10	4.96	4.10	3.71	3.48	3.33	3.22	3.14	3.07	3.02	2.98	2.91	2.85	2.77	2.74	2.70	2.66	2.62	2.58	2.54
11	4.84	3.98	3.59	3.36	3.20	3.09	3.01	2.95	2.90	2.85	2.79	2.72	2.65	2.61	2.57	2.53	2.49	2.45	2.40
12	4.75	3.89	3.49	3.26	3.11	3.00	2.91	2.85	2.80	2.75	2.69	2.62	2.54	2.51	2.47	2.43	2.38	2.34	2.30
13	4.67	3.81	3.41	3.18	3.03	2.92	2.83	2.77	2.71	2.67	2.60	2.53	2.46	2.42	2.38	2.34	2.30	2.25	2.21
14	4.60	3.74	3.34	3.11	2.96	2.85	2.76	2.70	2.65	2.60	2.53	2.46	2.39	2.35	2.31	2.27	2.22	2.18	2.13
15	4.54	3.68	3.29	3.06	2.90	2.79	2.71	2.64	2.59	2.54	2.48	2.40	2.33	2.29	2.25	2.20	2.16	2.11	2.07
16	4.49	3.63	3.24	3.01	2.85	2.74	2.66	2.59	2.54	2.49	2.42	2.35	2.28	2.24	2.19	2.15	2.11	2.06	2.01
17	4.45	3.59	3.20	2.96	2.81	2.70	2.61	2.55	2.49	2.45	2.38	2.31	2.23	2.19	2.15	2.10	2.06	2.01	1.96
18	4.41	3.55	3.16	2.93	2.77	2.66	2.58	2.51	2.46	2.41	2.34	2.27	2.19	2.15	2.11	2.06	2.02	1.97	1.92
19	4.38	3.52	3.13	2.90	2.74	2.63	2.54	2.48	2.42	2.38	2.31	2.23	2.16	2.11	2.07	2.03	1.98	1.93	1.88
20	4.35	3.49	3.10	2.87	2.71	2.60	2.51	2.45	2.39	2.35	2.28	2.20	2.12	2.08	2.04	1.99	1.95	1.90	1.84
21	4.32	3.47	3.07	2.84	2.68	2.57	2.49	2.42	2.37	2.32	2.25	2.18	2.10	2.05	2.01	1.96	1.92	1.87	1.81
22	4.30	3.44	3.05	2.82	2.66	2.55	2.46	2.40	2.34	2.30	2.23	2.15	2.07	2.03	1.98	1.94	1.89	1.84	1.78
23	4.28	3.42	3.03	2.80	2.64	2.53	2.44	2.37	2.32	2.27	2.20	2.13	2.05	2.01	1.96	1.91	1.86	1.81	1.76
24	4.26	3.40	3.01	2.78	2.62	2.51	2.42	2.36	2.30	2.25	2.18	2.11	2.03	1.98	1.94	1.89	1.84	1.79	1.73
25	4.24	3.39	2.99	2.76	2.60	2.49	2.40	2.34	2.28	2.24	2.16	2.09	2.01	1.96	1.92	1.87	1.82	1.77	1.71
26	4.23	3.37	2.98	2.74	2.59	2.47	2.39	2.32	2.27	2.22	2.15	2.07	1.99	1.95	1.90	1.85	1.80	1.75	1.69
27	4.21	3.35	2.96	2.73	2.57	2.46	2.37	2.31	2.25	2.20	2.13	2.06	1.97	1.93	1.88	1.84	1.79	1.73	1.67
28	4.20	3.34	2.95	2.71	2.56	2.45	2.36	2.29	2.24	2.19	2.12	2.04	1.96	1.91	1.87	1.82	1.77	1.71	1.65
29	4.18	3.33	2.93	2.70	2.55	2.43	2.35	2.28	2.22	2.18	2.10	2.03	1.94	1.90	1.85	1.81	1.75	1.70	1.64
30	4.17	3.32	2.92	2.69	2.53	2.42	2.33	2.27	2.21	2.16	2.09	2.01	1.93	1.89	1.84	1.79	1.74	1.68	1.62
40	4.08	3.23	2.84	2.61	2.45	2.34	2.25	2.18	2.12	2.08	2.00	1.92	1.84	1.79	1.74	1.69	1.64	1.58	1.51
60	4.00	3.15	2.76	2.53	2.37	2.25	2.17	2.10	2.04	1.99	1.92	1.84	1.75	1.70	1.65	1.59	1.53	1.47	1.39
120	3.92	3.07	2.68	2.45	2.29	2.17	2.09	2.02	1.96	1.91	1.83	1.75	1.66	1.61	1.55	1.50	1.43	1.35	1.25
∞	3.84	3.00	2.60	2.37	2.21	2.10	2.01	1.94	1.88	1.83	1.75	1.67	1.57	1.52	1.46	1.39	1.32	1.22	1.00

$\alpha = 0.025$

n_2 \ n_1	1	2	3	4	5	6	7	8	9	10	12	15	20	24	30	40	60	120	∞
1	647.8	799.5	864.2	899.6	921.8	937.1	948.2	956.7	963.3	968.6	976.7	984.9	993.1	997.2	1001	1006	1010	1014	1018
2	38.51	39.00	39.17	39.25	39.30	39.33	39.36	39.37	39.39	39.40	39.41	39.43	39.45	39.46	39.46	39.47	39.48	39.49	39.50
3	17.44	16.04	15.44	15.10	14.88	14.73	14.62	14.54	14.47	14.42	14.34	14.25	14.17	14.12	14.08	14.04	13.99	13.95	13.90
4	12.22	10.65	9.98	9.60	9.36	9.20	9.07	8.98	8.90	8.84	8.75	8.66	8.65	8.51	8.46	8.41	8.36	8.31	8.26
5	10.01	8.43	7.76	7.39	7.15	6.98	6.85	6.76	6.68	6.62	6.52	6.34	6.33	6.28	6.23	6.18	6.12	6.07	6.02
6	8.81	7.26	6.60	6.23	5.99	5.82	5.70	5.60	5.52	5.46	5.37	5.27	5.17	5.12	5.07	5.01	4.96	4.90	4.85
7	8.07	6.54	5.89	5.52	5.29	5.12	4.99	4.90	4.82	4.76	4.67	4.57	4.47	4.42	4.36	4.31	4.25	4.20	4.14
8	7.57	6.06	5.42	5.05	4.82	4.65	4.53	4.43	4.36	4.30	4.20	4.10	4.00	3.95	3.89	3.84	3.78	3.73	3.67
9	7.21	5.71	5.08	4.72	4.48	4.32	4.20	4.10	4.03	3.96	3.87	3.77	3.67	3.61	3.56	3.51	3.45	3.39	3.33
10	6.94	5.46	4.83	4.47	4.24	4.07	3.95	3.85	3.78	3.72	3.62	3.52	3.42	3.37	3.31	3.26	3.20	3.14	3.08
11	6.72	5.26	4.63	4.28	4.04	3.88	3.76	3.66	3.59	3.53	3.45	3.33	3.23	3.17	3.12	3.06	3.00	2.94	2.88
12	6.55	5.10	4.47	4.12	3.89	3.73	3.61	3.51	3.44	3.37	3.28	3.18	3.07	3.02	2.96	2.91	2.85	2.79	2.72
13	6.41	4.97	4.35	4.00	3.77	3.60	3.48	3.39	3.31	3.25	3.15	3.05	2.95	2.89	2.84	2.78	2.72	2.66	2.60
14	6.30	4.86	4.24	3.89	3.66	3.50	3.38	3.29	3.21	3.15	3.05	2.95	2.84	2.79	2.73	2.67	2.61	2.55	2.49
15	6.20	4.77	4.15	3.80	3.58	3.41	3.29	3.20	3.12	3.06	2.96	2.86	2.76	2.70	2.64	2.59	2.52	2.46	2.40
16	6.12	4.69	4.08	3.73	3.50	3.34	3.22	3.12	3.05	2.99	2.89	2.79	2.68	2.63	2.57	2.51	2.45	2.38	2.32
17	6.04	4.62	4.01	3.66	3.44	3.28	3.16	3.06	2.98	2.92	2.82	2.72	2.62	2.56	2.50	2.44	2.38	2.32	2.25
18	5.98	4.56	3.95	3.61	3.38	3.22	3.10	3.01	2.93	2.87	2.77	2.67	2.56	2.50	2.44	2.38	2.32	2.26	2.19
19	5.92	4.51	3.90	3.56	3.33	3.17	3.05	2.96	2.88	2.82	2.72	2.62	2.51	2.45	2.39	2.33	2.27	2.20	2.13
20	5.87	4.46	3.86	3.51	3.29	3.13	3.01	2.91	2.84	2.77	2.68	2.57	2.46	2.41	2.35	2.29	2.22	2.16	2.09
21	5.83	4.42	3.82	3.48	3.25	3.09	2.97	2.87	2.80	2.73	2.64	2.53	2.42	2.37	2.31	2.25	2.18	2.11	2.04
22	5.79	4.38	3.78	3.44	3.22	3.05	2.93	2.84	2.76	2.70	2.60	2.50	2.39	2.33	2.27	2.21	2.14	2.08	2.00
23	5.75	4.35	3.75	3.41	3.18	3.05	2.90	2.81	2.73	2.67	2.57	2.47	2.36	2.30	2.24	2.18	2.11	2.04	1.97
24	5.72	4.32	3.72	3.38	3.15	2.99	2.87	2.78	2.70	2.64	2.54	2.44	2.33	2.27	2.21	2.15	2.08	2.01	1.94
25	5.69	4.29	3.69	3.35	3.13	2.97	2.85	2.75	2.68	2.61	2.51	2.41	2.30	2.24	2.18	2.12	2.05	1.98	1.91
26	5.66	4.27	3.67	3.33	3.10	2.94	2.82	2.73	2.65	2.59	2.49	2.39	2.28	2.22	2.16	2.09	2.03	1.95	1.88
27	5.63	4.24	3.65	3.31	3.08	2.92	2.80	2.71	2.63	2.57	2.47	2.36	2.25	2.19	2.13	2.07	2.00	1.93	1.85
28	5.61	4.22	3.63	3.29	3.06	2.90	2.78	2.69	2.61	2.55	2.45	2.34	2.23	2.17	2.11	2.05	1.98	1.91	1.83
29	5.59	4.20	3.61	3.27	3.04	2.88	2.76	2.67	2.59	2.53	2.43	2.32	2.21	2.15	2.09	2.03	1.96	1.89	1.81
30	5.57	4.18	3.59	3.25	3.03	2.87	2.75	2.65	2.57	2.51	2.41	2.31	2.20	2.14	2.07	2.01	1.94	1.87	1.79
40	5.42	4.05	3.46	3.13	2.90	2.74	2.62	2.53	2.45	2.39	2.29	2.18	2.07	2.01	1.94	1.88	1.80	1.72	1.64
60	5.29	3.93	3.34	3.01	2.79	2.63	2.51	2.41	2.33	2.27	2.17	2.06	1.94	1.88	1.82	1.74	1.67	1.58	1.47
120	5.15	3.80	3.23	2.89	2.67	2.52	2.39	2.30	2.22	2.16	2.05	1.94	1.82	1.76	1.69	1.61	1.53	1.43	1.31
∞	5.02	3.69	3.12	2.79	2.57	2.41	2.29	2.19	2.11	2.05	1.94	1.83	1.77	1.64	1.57	1.48	1.39	1.27	1.00

$\alpha = 0.01$

n_1

n_2	1	2	3	4	5	6	7	8	9	10	12	15	20	24	30	40	60	120	∞
1	4052	4995	5403	5625	5764	5859	5928	5982	6022	6056	6106	6157	6209	6235	6261	6287	6313	6339	6366
2	98.50	99.00	99.17	99.25	99.30	99.33	99.36	99.37	99.39	99.40	99.42	99.43	99.45	99.46	99.47	99.47	99.48	99.49	99.50
3	34.12	30.82	29.46	28.71	28.24	27.91	27.67	27.49	27.35	27.23	27.05	26.87	26.69	26.60	26.50	26.41	26.32	26.22	26.13
4	21.20	18.00	16.69	15.98	15.52	15.21	14.98	14.80	14.66	14.55	14.37	14.20	14.02	13.93	13.84	13.75	13.65	13.56	13.46
5	16.26	13.27	12.06	11.39	10.97	10.67	10.46	10.29	10.16	10.05	9.89	9.72	9.55	9.47	9.38	9.29	9.20	9.11	9.02
6	13.75	10.92	9.78	9.15	8.75	8.47	8.26	8.10	7.98	7.87	7.72	7.56	7.40	7.31	7.23	7.14	7.06	6.97	6.88
7	12.25	9.55	8.45	7.85	7.46	7.19	6.99	6.84	6.72	6.62	6.47	6.31	6.16	6.07	5.99	5.91	5.82	5.74	5.65
8	11.26	8.65	7.59	7.01	6.63	6.37	6.18	6.03	5.91	5.81	5.67	5.52	5.39	5.28	5.20	5.12	5.03	4.95	4.86
9	10.56	8.02	6.99	6.42	6.06	5.80	5.61	5.47	5.35	5.26	5.11	4.96	4.81	4.73	4.65	4.57	4.48	4.40	4.31
10	10.04	7.56	6.55	5.99	5.64	5.39	5.20	5.06	4.94	4.85	4.71	4.56	4.41	4.33	4.25	4.17	4.08	4.00	3.91
11	9.65	7.21	6.22	5.67	5.32	5.07	4.98	4.47	4.63	4.54	4.40	4.25	4.10	4.02	3.94	3.86	3.78	3.69	3.60
12	9.33	6.93	5.95	5.41	5.06	4.82	4.64	4.50	4.39	4.30	4.16	4.01	3.86	3.78	3.70	3.62	3.54	3.45	3.36
13	9.07	6.70	5.74	5.21	4.86	4.62	4.44	4.30	4.19	4.10	3.96	3.82	3.66	3.59	3.51	3.43	3.34	3.25	3.17
14	8.86	6.51	5.56	5.04	4.69	4.46	4.28	4.14	4.03	3.94	3.80	3.66	3.51	3.43	3.35	3.27	3.18	3.09	3.00
15	8.68	6.36	5.42	4.89	4.56	4.32	4.14	4.00	3.89	3.80	3.67	3.52	3.37	3.29	3.21	3.13	3.05	2.96	2.87
16	8.53	6.23	5.29	4.77	4.44	4.20	4.03	3.89	3.78	3.69	3.55	3.41	3.26	3.18	3.10	3.02	2.93	2.84	2.75
17	8.40	6.11	5.18	4.67	4.34	4.10	3.93	3.79	3.68	3.59	3.46	3.31	3.16	3.08	3.00	2.92	2.83	2.75	2.65
18	8.29	6.01	5.09	4.58	4.25	4.01	3.84	3.71	3.60	3.51	3.37	3.23	3.08	3.00	2.92	2.84	2.75	2.66	2.57
19	8.18	5.93	5.01	4.50	4.17	3.94	3.77	3.63	3.52	3.43	3.30	3.15	3.00	2.92	2.84	2.76	2.67	2.58	2.49
20	8.10	5.85	4.94	4.43	4.10	3.87	3.70	3.56	3.46	3.37	3.23	3.09	2.94	2.86	2.78	2.69	2.61	2.52	2.42
21	8.02	5.78	4.87	4.37	4.04	3.81	3.64	3.51	3.40	3.31	3.17	3.03	2.88	2.80	2.72	2.64	2.55	2.46	2.36
22	7.95	5.72	4.82	4.31	3.99	3.76	3.59	3.45	3.35	3.26	3.12	2.98	2.83	2.75	2.67	2.58	2.50	2.40	2.31
23	7.88	5.66	4.76	4.26	3.94	3.71	3.54	3.41	3.30	3.21	3.07	2.93	2.78	2.70	2.62	2.54	2.45	2.35	2.26
24	7.82	5.61	4.72	4.22	3.90	3.67	3.50	3.36	3.26	3.17	3.03	2.89	2.74	2.66	2.58	2.49	2.40	2.31	2.21
25	7.77	5.57	4.68	4.18	3.85	3.63	3.46	3.32	3.22	3.13	2.99	2.85	2.70	2.62	2.54	2.45	2.36	2.27	2.17
26	7.72	5.53	4.64	4.14	3.82	3.59	3.42	3.29	3.18	3.09	2.96	2.81	2.66	2.58	2.50	2.42	2.33	2.23	2.13
27	7.68	5.49	4.60	4.11	3.78	3.56	3.39	3.26	3.15	3.06	2.93	2.78	2.63	2.55	2.47	2.38	2.29	2.20	2.10
28	7.64	5.45	4.57	4.07	3.75	3.53	3.36	3.23	3.12	3.03	2.90	2.75	2.60	2.52	2.44	2.35	2.26	2.17	2.06
29	7.60	5.42	4.54	4.04	3.73	3.50	3.33	3.20	3.09	3.00	2.87	2.73	2.57	2.49	2.41	2.33	2.23	2.14	2.03
30	7.56	5.39	4.51	4.02	3.70	3.47	3.30	3.17	3.07	2.98	2.84	2.70	2.55	2.47	2.39	2.30	2.21	2.11	2.01
40	7.31	5.18	4.31	3.83	3.51	3.29	3.12	2.99	2.89	2.80	2.66	2.52	2.37	2.29	2.20	2.11	2.02	1.92	1.80
60	7.08	4.98	4.13	3.65	3.34	3.12	2.95	2.82	2.72	2.63	2.50	2.35	2.20	2.12	2.03	1.94	1.84	1.73	1.60
120	6.85	4.79	3.95	3.48	3.17	2.96	2.79	2.66	2.56	2.47	2.34	2.19	2.03	1.95	1.86	1.76	1.66	1.53	1.38
∞	6.63	4.61	3.78	3.32	3.02	2.80	2.64	2.51	2.41	2.32	2.18	2.04	1.88	1.79	1.70	1.59	1.47	1.32	1.00

附表 8

二项分布参数 p 的置信区间表

$$1 - \alpha = 0.95$$

m	$n-m$												
	1	2	3	4	5	6	7	8	9	10	12	14	16
0	0.975	0.842	0.708	0.602	0.522	0.459	0.410	0.369	0.336	0.308	0.265	0.232	0.202
	0.000	0.000	0.000	0.000	0.000	0.000	0.000	0.000	0.000	0.000	0.000	0.000	0.000
1	.987	.906	.806	.716	.641	.579	.527	.483	.445	.413	.360	.319	.287
	.013	.008	.006	.005	.004	.004	.003	.003	.003	.002	.002	.002	.001
2	.992	.932	.853	.777	.710	.651	.600	.556	.518	.484	.428	.383	.347
	.094	.088	.053	.043	.037	.032	.028	.025	.023	.021	.018	.016	.014
3	.994	.947	.882	.816	.756	.701	.652	.610	.572	.538	.481	.434	.396
	.194	.147	.118	.099	.085	.075	.067	.060	.055	.050	.043	.038	.034
4	.995	.957	.901	.843	.788	.738	.692	.651	.614	.581	.524	.476	.437
	.284	.233	.184	.157	.137	.122	.109	.099	.019	.084	.073	.064	.057
5	.996	.963	.915	.863	.813	.766	.723	.684	.649	.616	.560	.512	.417
	.359	.290	.245	.212	.187	.167	.151	.139	.128	.118	.103	.091	.082
6	.996	.968	.925	.878	.833	.789	.749	.711	.677	.646	.590	.543	.502
	.421	.349	.299	.262	.234	.211	.192	.177	.163	.152	.133	.119	.107
7	.997	.972	.933	.891	.849	.808	.770	.734	.701	.671	.616	.570	.529
	.473	.400	.348	.308	.277	.251	.230	.213	.198	.184	.163	.146	.132
8	.997	.975	.840	.901	.861	.832	.787	753	.722	.692	.639	.593	.553
	.517	.444	.380	.349	.316	.289	.266	.247	.230	.215	.191	.172	.156
9	.997	.977	.945	.909	.872	.837	.802	.770	.740	.711	.660	.615	.575
	.555	.482	.428	.386	.351	.323	.299	.278	.260	.244	.218	.197	.180
10	.998	.979	.950	.916	.882	.848	.816	.785	.756	.728	.678	.634	.595
	.587	.516	.462	.419	.384	.354	.329	.308	.289	.272	.224	.221	.292
12	.998	.982	.957	.927	.897	.867	.837	.809	.782	.756	.709	.666	.628
	.640	.572	.519	.476	.440	.410	.384	.361	.304	.322	.291	.266	.245
14	.998	.984	.962	.936	.909	.881	.854	.828	.803	.779	.734	.694	.657
	.681	.617	.566	.524	.488	.457	.430	.407	.385	.336	.334	.396	.283
16	.999	.986	.966	.943	.918	.893	.868	.844	.820	.798	.755	.717	.681
	.713	.653	.604	.563	.529	.498	.471	.447	.425	.405	.372	.343	.319
18	.999	.988	.970	.948	.925	.902	.879	.857	.835	.814	.773	.736	.702
	.740	.683	.637	.597	.564	.533	.506	.482	.460	.440	.406	.376	.351
20	.999	.989	.972	.953	.932	.910	.889	.868	.847	.827	.789	.753	.720
	.762	.708	.664	.626	.593	.564	.537	.513	.492	.472	.437	.407	.381

续表

m	$n-m$												
	1	2	3	4	5	6	7	8	9	10	12	14	16
22	.999	.990	.975	.956	.937	.917	.897	.877	.858	.839	.803	.768	.737
	.781	.730	.688	.651	.619	.590	.565	.541	.519	.500	.465	.434	.408
24	.999	.991	.976	.960	.942	.923	.904	.885	.867	.849	.814	.782	.751
	.797	.749	.708	.673	.642	.614	.589	.566	.545	.525	.490	.460	.433
26	.999	.991	.978	.962	.945	.928	.910	.893	.875	.658	.825	.794	.764
	.810	.765	.726	.693	.663	.636	.611	.588	.567	.548	.513	.483	.456
28	.999	.992	.980	.965	.949	.932	.916	.899	.882	.866	.834	.804	.776
	.822	.779	.743	.710	.681	.655	.631	.609	.588	.569	.535	.504	.478
30	.999	.992	.981	.967	.952	.936	.920	.904	.889	.873	.843	.814	.786
	.833	.792	.757	.725	.697	.672	.649	.627	.607	.588	.554	.524	.498
40	.999	.994	.985	.975	.963	.951	.938	.925	.912	.900	.875	.850	.827
	.871	.838	.809	.783	.759	.737	.717	.689	.679	.662	.631	.602	.578
60	1.000	.996	.990	.983	.975	.966	.957	.948	.939	.929	.911	.893	.874
	.912	.888	.867	.848	.830	.813	.797	.782	.767	.752	.727	.703	.681
100	1.000	.998	.994	.989	.984	.979	.973	.967	.962	.955	.943	.931	.919
	.946	.931	.917	.904	.892	.881	.870	.859	.849	.838	.820	.802	.786
200	1.000	.999	.997	.995	.992	.989	.986	.983	.980	.977	.970	.964	.957
	.973	.965	.957	.951	.944	.938	.932	.926	.920	.914	.903	.893	.883
500	1.000	1.000	.999	.998	.997	.996	.995	.993	.992	.991	.988	.985	.982
	.989	.986	.983	.980	.977	.974	.972	.969	.967	.964	.960	.955	.950

$$1-\alpha=0.95$$

m	$n-m$											
	18	20	22	24	26	28	30	40	60	100	200	500
0	0.185	0.168	0.154	0.142	0.132	0.123	0.116	0.088	0.060	0.036	0.018	0.007
	0.000	0.000	0.000	0.000	0.000	0.000	0.000	0.000	0.000	0.000	0.000	0.000
1	.260	.238	.219	.203	.190	.178	.167	.129	.088	.054	.027	.011
	.001	.001	.001	.001	.001	.001	.001	.001	.000	.000	.000	.000
2	.317	.292	.270	.251	.235	.221	.208	.162	.112	.069	.035	.014
	.012	.011	.010	.009	.009	.008	.008	.006	.004	.002	.001	.000
3	.363	.336	.312	.292	.274	.257	.243	.191	.133	.083	.043	.017
	.030	.028	.025	.024	.022	.020	.019	.015	.010	.006	.003	.001
4	.403	.374	.349	.327	.307	.290	.275	.217	.152	.096	.049	.020
	.052	.047	.440	.040	.038	.035	.033	.025	.017	.001	.005	.002
5	.436	.407	.381	.358	.337	.319	.303	.241	.170	.108	.056	.023
	.075	.068	.063	.058	.055	.051	.048	.037	.025	.016	.008	.003
6	.467	.436	.410	.386	.364	.345	.328	.263	.187	.119	.062	.026
	.098	.090	.083	.077	.072	.068	.064	.049	.034	.021	.011	.004

m	$n-m$											
	18	20	22	24	26	28	30	40	60	100	200	500
7	.494	.463	.435	.411	.389	.369	.351	.283	.203	.130	.068	.028
	.121	.111	.103	.096	.090	.084	.080	.062	.043	.027	.014	.005
8	.518	.487	.459	.434	.412	.391	.373	.302	.218	.141	.074	.031
	.143	.132	.123	.115	.107	.101	.096	.075	.052	.033	.017	.007
9	.540	.508	.481	.455	.433	.412	.393	.321	.233	.151	.080	.033
	.165	.153	.142	.133	.125	.118	.111	.088	.061	.038	.020	.008
10	.560	.528	.500	.475	.452	.431	.412	.338	.248	.162	.086	.036
	.186	.173	.161	.151	.142	.134	.127	.100	.071	.045	.023	.009
12	.594	.563	.535	.510	.487	.465	.446	.369	.273	.180	.097	.040
	.227	.211	.197	.186	.175	.166	.157	.125	.089	.057	.030	.012
14	.624	.593	.566	.540	.517	.496	.476	.398	.297	.198	.107	.045
	.264	.247	.232	.218	.206	.196	.186	.150	.107	.069	.036	.015
16	.649	.619	.592	.567	.544	.522	.502	.422	.319	.214	.117	.050
	.298	.280	.263	.249	.236	.224	.214	.173	.126	.081	.043	.018
18	.671	.642	.615	.590	.568	.547	.527	.445	.340	.230	.127	.054
	.329	.310	.293	.277	.264	.251	.240	.196	.143	.093	.050	.021
20	.690	.662	.636	.612	.589	.568	.548	.467	.359	.245	.137	.059
	.358	.338	.320	.304	.289	.276	.264	.217	.160	.105	.057	.024
22	.707	.680	.654	.631	.608	.588	.568	.487	.378	.260	.146	.062
	.385	.364	.346	.329	.314	.300	.287	.237	.177	.117	.063	.027
24	.723	.696	.671	.648	.626	.605	.586	.505	.395	.274	.155	.067
	.410	.388	.369	.352	.337	.322	.309	.257	.193	.128	.070	.030
26	.736	.711	.686	.663	.642	.622	.603	.522	.411	.287	.164	.072
	.432	.411	.392	.374	.358	.343	.330	.276	.208	.140	.077	.033
28	.749	.724	.700	.678	.657	.637	.618	.538	.426	.300	.172	.076
	.453	.432	.412	.395	.378	.363	.349	.294	.223	.153	.083	.036
30	.760	.736	.713	.691	.670	.651	.632	.552	.441	.313	.181	.080
	.437	.452	.432	.414	.397	.382	.368	.311	.237	.162	.090	.039
40	.804	.783	.763	.743	.724	.706	.689	.614	.503	.368	.220	.099
	.555	.533	.513	.495	.478	.462	.448	.386	.303	.231	.122	.053
60	.857	.840	.823	.807	.792	.777	.763	.697	.593	.455	.287	.136
	.660	.641	.622	.605	.589	.574	.559	.787	.407	.300	.181	.083
100	.907	.895	.883	.872	.860	.847	.838	.632	.700	.571	.395	.199
	.770	.755	.740	.726	.713	.700	.687	.878	.545	.429	.280	.138
200	.950	.943	.937	.930	.923	.917	.910	.780	.819	.720	.550	.319
	.873	.863	.854	.845	.836	.828	819	.780	.713	.605	.450	.253
500	.979	.976	.973	.970	.967	.964	.961	.947	.917	.862	.747	.531
	.946	.941	.937	.933	.928	.924	.920	.901	.864	.801	.681	.469

$$1 - \alpha = 0.99$$

m	$n-m$												
	1	2	3	4	5	6	7	8	9	10	12	14	16
0	.995	.929	.829	.734	.653	.586	.531	.484	.445	.411	.357	.315	.282
	0.00	0.00	0.00	0.00	0.00	0.00	0.00	0.00	0.00	0.00	0.00	0.00	0.00
1	.997	.959	.889	.815	.746	.685	.632	.585	.544	.509	.449	.402	.363
	.003	.002	.001	.001	.001	.001	.001	.001	.001	.000	.000	.000	.000
2	.998	.971	.917	.856	.797	.742	.693	.648	.608	.573	.512	.463	.422
	.041	.029	.023	.019	.016	.014	.012	.011	.010	.009	.008	.007	.006
3	.999	.977	.934	.882	.830	.781	.735	.693	.655	.621	.561	.510	.468
	.111	.083	.066	.055	.047	.042	.037	.033	.030	.028	.024	.021	.019
4	.999	.981	.945	.900	.854	.809	.767	.728	.691	.658	.599	.549	.507
	.185	.144	.118	.100	.087	.077	.069	.062	.057	.053	.045	.040	.036
5	.999	.984	.953	.913	.872	.831	.791	.755	.720	.688	.631	.582	.539
	.254	.203	.170	.146	.128	.114	.103	.094	.087	.080	.070	.062	.055
6	.999	.986	.958	.923	.886	.848	.811	.777	.744	.714	.658	.610	.567
	.315	.258	.219	.191	.169	.152	.138	.127	.117	.109	.095	.085	.076
7	.999	.988	.963	.931	.897	.962	.928	.795	.764	.735	.681	.634	.592
	.368	.307	.265	.233	.209	.189	.172	.159	.147	.137	.121	.108	.097
8	.999	.989	.967	.938	.906	.873	.841	.811	.781	.753	.701	.655	.614
	.415	.352	.307	.272	.245	.223	.205	.189	.176	.165	.146	.131	.119
9	.999	.990	.970	.943	.913	.883	.853	.824	.795	.768	.718	.674	.634
	.456	.392	.345	.309	.280	.256	.236	.219	.205	.192	.171	.154	.140
10	1.00	.991	.972	.947	.920	.891	.863	.835	.808	.782	.734	.690	.651
	.491	.427	.379	.342	.312	.286	.265	.247	.232	.218	.195	.176	.161
12	1.00	.992	.976	.955	.930	.905	.879	.854	.829	.805	.760	.719	.682
	.551	.488	.439	.401	.369	.342	.319	.299	.282	.266	.240	.218	.200
14	1.00	.993	.979	.960	.938	.915	.892	.869	.846	.824	.782	.743	.707
	.598	.537	.490	.451	.418	.390	.366	.345	.326	.310	.281	.257	.237
16	1.00	.994	.981	.964	.945	.924	.903	.881	.860	.839	.800	.763	.728
	.637	.578	.532	.493	.461	.433	.408	.386	.366	.349	.318	.293	.272
18	1.00	.995	.983	.968	.950	.931	.911	.891	.872	.852	.815	.780	.747
	.669	.613	.568	.530	.498	.469	.445	.422	.402	.384	.353	.326	.304
20	1.00	.995	.985	.971	.954	.936	.918	.900	.881	.863	.828	.794	.763
	.669	.642	.599	.562	.530	.502	.478	.455	.435	.417	.384	.357	.334
22	1.00	.996	.986	.973	.958	.941	.924	.907	.890	.873	.839	.807	.777
	.696	.668	.626	.530	.559	.531	.507	.484	.464	.445	.413	.385	.361
24	1.00	.996	.987	.975	.961	.946	.930	.913	.897	.881	.849	.819	.789
	.738	.690	.649	.615	.584	.557	.533	.511	.490	.471	.439	.410	.368
26	1.00	.996	.988	.977	.963	.949	.934	.919	.903	.888	.858	.829	.800
	.755	.709	.670	.637	.607	.580	.557	.535	.515	.496	.463	.434	.410

续表

m	n − m												
	1	2	3	4	5	6	7	8	9	10	12	14	16
28	1.00	.996	.989	.978	.966	.952	.938	.924	.909	.494	.866	.838	.811
	.770	.726	.689	.656	.627	.602	.578	.559	.537	.518	.485	.457	.432
30	1.00	.997	.989	.980	.968	.955	.942	.928	.914	.900	.873	.846	.820
	.784	.741	.705	.674	.646	.621	.598	.577	.557	.539	.506	.478	.452
40	1.00	.998	.992	.984	.975	.965	.955	.944	.933	.921	.899	.876	.854
	.832	.797	.767	.740	.716	.694	.673	.654	.636	.619	.588	.560	.536
60	1.00	.998	.995	.989	.983	.976	.969	.961	.953	.945	.928	.912	.895
	.884	.859	.836	.816	.797	.780	.763	.748	.733	.719	.693	.668	.646
100	1.00	.999	.997	.993	.990	.985	.981	.976	.971	.965	.955	.943	.932
	.929	.912	.897	.884	.871	.858	.847	.836	.825	.815	.795	.777	.761
200	1.00	.999	.998	.997	.995	.992	.990	.988	.985	.982	.976	.970	.964
	.964	.955	.947	.939	.932	.925	.919	.913	.807	.901	.890	.878	.868
500	1.00	1.00	.999	.999	.998	.997	.996	.995	.994	.993	.990	.988	.985
	.985	.982	.978	.975	.972	.969	.967	.964	.961	.959	.953	.949	.944

$$1 - \alpha = 0.99$$

m	n − m											
	18	20	22	24	26	28	30	40	60	100	200	500
0	0.255	0.233	0.214	0.198	0.184	0.173	0.162	0.124	0.085	0.052	0.026	0.011
	0.000	0.000	0.000	0.000	0.000	0.000	0.000	0.000	0.000	0.000	0.000	0.000
1	.331	.304	.281	.262	.245	.230	.216	.168	.116	.071	.036	.015
	.000	.000	.000	.000	.000	.000	.000	.000	.000	.000	.000	.000
2	.387	.358	.332	.310	.291	.274	.259	.203	.141	.088	.045	.018
	.005	.005	.004	.004	.004	.004	.003	.002	.002	.001	.001	.000
3	.432	.401	.374	.351	.330	.311	.295	.233	.164	.103	.053	.022
	.017	.015	.014	.013	.012	.011	.011	.008	.005	.003	.002	.001
4	.470	.438	.410	.385	.363	.344	.326	.260	.184	.116	.061	.025
	.032	.029	.027	.025	.023	.022	.020	.016	.011	.007	.003	.001
5	.502	.470	.441	.416	.393	.373	.354	.284	.203	.129	.068	.028
	.050	.046	.042	.039	.037	.034	.032	.025	.017	.010	.005	.002
6	.531	.498	.469	.443	.420	.398	.379	.306	.220	.142	.075	.031
	.069	.064	.059	.054	.051	.048	.045	.035	.024	.015	.008	.003
7	.555	.522	.493	.467	.443	.422	.402	.327	.237	.153	.081	.033
	.089	.082	.076	.070	.066	.062	.058	.045	.031	.019	.010	.004
8	.578	.545	.516	.489	.465	.443	.423	.346	.252	.164	.087	.036
	.109	.100	.093	.087	.031	.076	.072	.056	.039	.024	.012	.005
9	.598	.565	.536	.510	.485	.463	.443	.364	.267	.175	.093	.039
	.128	.119	.110	.103	.097	.091	.086	.067	.047	.029	.015	.006

续表

m	$n-m$											
	18	20	22	24	26	28	30	40	60	100	200	500
10	.616	.583	.555	.529	.504	.482	.461	.331	.281	.185	.099	.041
	.148	.137	.127	.119	.112	.106	.100	.079	.055	.035	.018	.007
12	.647	.616	.587	.561	.537	.515	.494	.412	.307	.205	.110	.047
	.185	.172	.161	.151	.142	.134	.127	.101	.072	.045	.024	.010
14	.674	.643	.615	.590	.566	.543	.522	.440	.332	.223	.122	.051
	.220	.206	.193	.181	.171	.162	.154	.124	.088	.057	.030	.012
16	.696	.666	.639	.614	.590	.568	.548	.464	.354	.239	.132	.056
	.253	.237	.223	.211	.200	.189	.180	.146	.105	.068	.036	.015
18	.716	.687	.661	.636	.612	.591	.570	.486	.374	.255	.142	.061
	.284	.267	.252	.238	.226	.215	.205	.167	.122	.079	.042	.018
20	.733	.405	.679	.655	.632	.611	.591	.507	.394	.271	.152	.066
	.313	.295	.279	.264	.251	.239	.229	.187	.137	.090	.048	.020
22	.748	.721	.696	.673	.650	.629	.609	.526	.411	.286	.162	.070
	.339	.321	.304	.289	.274	.263	.251	.207	.153	.101	.054	.023
24	.762	.736	.711	.688	.666	.646	.626	.543	.428	.300	.171	.075
	.364	.345	.327	.312	.298	.285	.273	.126	.168	.112	.061	.026
26	.774	.749	.726	.702	.681	.661	.642	.560	.444	.313	.180	.079
	.388	.368	.350	.334	.319	.306	.293	.244	.183	.122	.067	.029
28	.785	.761	.737	.715	.694	.675	.656	.575	.459	.326	.186	.083
	.409	.389	.371	.354	.339	.325	.312	.262	.198	.133	.073	.031
30	795	.771	.749	.727	.707	.688	.669	.589	.473	.339	.197	.088
	.430	.409	.391	.374	.358	.344	.331	.278	.212	.143	.079	.034
40	.833	.813	.793	.774	.756	.738	.722	.646	.534	.394	.237	.108
	.514	.493	.474	.457	.440	.425	.411	.354	.276	.193	.110	.048
60	.878	.863	.847	.832	.817	.802	.788	.724	.620	.479	.305	.145
	.625	.606	.589	.572	.556	.541	.527	.466	.380	.278	.167	.076
100	.921	.910	.899	.888	.876	.867	.857	.807	.722	.593	.407	.209
	.745	.729	.714	.700	.687	.674	.661	.606	.521	.407	.265	.129
200	.958	.952	.946	.939	.933	.927	.921	.890	.833	.735	.565	.332
	.858	.848	.838	.829	.820	.811	.803	.763	.695	.593	.475	.243
500	.982	.980	.977	.974	.971	.969	.966	.952	.924	.871	.757	.541
	.939	.934	.930	.925	.921	.917	.912	.892	.855	.791	.668	.459

附表 9

两配对比较符号秩和检验用 T 界值表

n	单侧：0.05 双侧：0.10	0.025 0.05	0.01 0.02	0.005 0.010
5	0～15 (0.0312)			
6	2～19 (0.0469)	0～21 (0.0156)		
7	3～25 (0.0391)	0～26 (0.0234)	0～28 (0.0078)	
8	5～31 (0.0391)	3～33 (0.0195)	1～35 (0.0078)	0～36 (0.0039)
9	8～37 (0.0488)	5～40 (0.0195)	3～42 (0.0098)	1～44 (0.0039)
10	10～45 (0.0420)	8～47 (0.0244)	5～50 (0.0098)	3～52 (0.0049)
11	13～53 (0.0415)	10～56 (0.0210)	7～59 (0.0093)	5～61 (0.0049)
12	17～61 (0.0461)	13～65 (0.0212)	9～69 (0.0081)	7～71 (0.0046)
13	21～70 (0.0471)	17～74 (0.0239)	12～79 (0.0085)	9～82 (0.0040)
14	25～80 (0.0453)	21～84 (0.0247)	15～90 (0.0083)	12～93 (0.0043)
15	30～90 (0.0473)	25～95 (0.0240)	19～101 (0.0090)	15～105 (0.0042)
16	35～101 (0.0467)	29～107 (0.0222)	23～113 (0.0091)	19～117 (0.0046)
17	41～112 (0.0492)	34～119 (0.0224)	27～126 (0.0087)	23～130 (0.0047)
18	47～124 (0.0494)	40～131 (0.0241)	32～139 (0.0091)	27～144 (0.0045)
19	53～137 (0.0478)	46～144 (0.0247)	37～153 (0.0090)	32～158 (0.0047)
20	60～150 (0.0487)	52～158 (0.0242)	43～167 (0.0096)	37～173 (0.0047)
21	67～164 (0.0479)	58～173 (0.0230)	49～182 (0.0097)	42～189 (0.0045)
22	75～178 (0.0492)	65～188 (0.0231)	55～198 (0.0095)	48～205 (0.0046)
23	88～193 (0.0490)	73～203 (0.0242)	62～214 (0.0098)	54～222 (0.0046)
24	91～209 (0.0475)	81～219 (0.0245)	69～231 (0.0097)	61～239 (0.0048)
25	100～225 (0.0479)	89～236 (0.0241)	76～249 (0.0094)	68～257 (0.0048)

注：（　）内为单侧确切概率

附表 10

两独立样本比较秩和检验用 T 界值表

	单侧	双侧
1 行	$P = 0.05$	$P = 0.10$
2 行	$P = 0.025$	$P = 0.05$
3 行	$P = 0.01$	$P = 0.02$
4 行	$P = 0.005$	$P = 0.01$

n_1 较小 n	$n_1 - n_2$										
	0	1	2	3	4	5	6	7	8	9	10
2				3~13	3~15	3~17	4~18	4~20	4~22	4~24	5~25
							3~19	3~21	3~23	3~25	4~26
3	6~15	6~18	7~20	8~22	8~25	9~27	10~29	10~32	11~34	11~37	12~39
			6~21	7~23	7~26	8~28	8~31	9~33	9~36	10~38	10~41
					6~27	6~30	7~32	7~35	7~38	8~40	8~43
							6~33	6~36	6~39	7~41	7~44
4	11~25	12~28	13~31	14~34	15~37	16~40	17~43	18~46	19~49	20~52	21~55
	10~26	11~29	12~32	13~35	14~38	14~42	15~45	16~48	17~51	18~54	19~57
		10~30	11~33	11~37	12~40	13~43	13~47	14~50	15~53	15~57	16~60
			10~34	10~38	11~41	11~45	12~48	12~52	13~55	13~59	14~62
5	19~36	20~40	21~44	23~47	24~51	26~54	27~58	28~62	30~65	31~69	33~72
	17~38	18~42	20~45	21~49	22~53	23~57	24~61	26~64	27~68	28~72	29~76
	16~39	17~43	18~47	19~51	20~55	21~59	22~63	23~67	24~71	25~75	26~79
	15~40	16~44	16~49	17~53	18~57	19~61	20~65	21~69	22~73	22~78	23~82
6	28~50	29~55	31~59	33~63	35~67	37~71	38~76	40~80	42~84	44~88	46~92
	26~52	27~57	29~61	31~65	32~70	34~74	35~79	37~83	38~88	40~92	42~96
	24~54	25~59	27~63	28~68	29~73	30~78	32~82	33~87	34~92	36~96	37~101
	23~55	24~60	25~65	26~70	27~75	28~80	30~84	31~89	32~94	33~99	34~104
7	39~66	41~71	43~76	45~81	47~86	49~91	52~95	54~100	56~105	58~110	61~114
	36~69	38~74	40~79	42~84	44~89	46~94	48~99	50~104	52~109	54~114	56~119
	34~71	35~77	37~82	39~87	40~93	42~98	44~103	45~109	47~114	49~119	51~124
	32~73	34~78	35~84	37~89	38~95	40~100	41~106	43~111	44~117	45~122	47~128
8	51~85	54~90	56~96	59~101	62~106	64~112	67~117	69~123	72~128	75~133	77~139
	49~87	51~93	53~99	55~105	58~110	60~116	62~122	65~127	67~133	70~138	72~144
	45~91	47~97	49~103	51~109	53~115	56~120	58~126	60~132	62~138	64~144	66~150
	43~93	45~99	47~105	49~111	51~117	53~123	54~130	56~136	58~142	60~148	62~154
9	66~105	69~111	72~117	75~123	78~129	81~135	84~141	87~147	90~153	93~159	96~165
	62~109	65~115	68~121	71~127	73~134	76~140	79~146	82~152	84~159	87~165	90~171
	59~112	61~119	63~126	66~132	68~139	71~145	73~152	76~158	78~165	81~171	83~178
	56~115	58~122	61~128	63~135	65~142	67~149	69~156	72~162	74~169	76~176	78~183
10	82~128	86~134	89~141	92~148	96~154	99~161	103~167	106~174	110~180	113~187	117~193
	78~132	81~139	84~146	88~152	91~159	94~166	97~173	100~180	103~187	107~193	110~200
	74~136	77~143	79~151	82~158	85~165	88~172	91~179	93~187	96~194	99~201	102~208
	71~139	73~147	76~154	79~161	81~169	74~176	86~184	89~191	82~198	84~206	97~213

附表 11

检验相关显著性的临界值表

$$P\{|r|>r_{\alpha/2}\}=\alpha$$

df	α				
	0.10	0.05	0.02	0.01	0.001
1	0.98769	0.99692	0.999507	0.999877	0.9999988
2	.90000	.95000	.98000	.99000	.99900
3	.8054	.8783	.93433	.95873	.99116
4	.7293	.8114	.8822	.91720	.97406
5	.6694	.7545	.8329	.8745	.95074
6	.6215	.7067	.7887	.8343	.92493
7	.5822	.6664	.7498	.7977	.8982
8	.5404	.6319	.7155	.7646	.8721
9	.5214	.6021	.6851	.7348	.8471
10	.4973	.5760	.6581	.7079	.8233
11	.4762	.5529	.6339	.6835	.8010
12	.4575	.5324	.6120	.6614	.7800
13	.4409	.5139	.5923	.6411	.7603
14	.4259	.4973	.5742	.6226	.7420
15	.4124	.4821	.5577	.6055	.7246
16	.4000	.4683	.5425	.5897	.7084
17	.3887	.4555	.5285	.5751	.6932
18	.3783	.4438	.5155	.5614	.6787
19	.3687	.4329	.5004	.5487	.6652
20	.3598	.4227	.4921	.5368	.6524
25	.3233	.3809	.4451	.4869	.5974
30	.2960	.3494	.4093	.4487	.5541
35	.2746	.3246	.3810	.4182	.5189
40	.2573	.3044	.3578	.3932	.4898
45	.2428	.2975	.3384	.3721	.4648
50	.2306	.2732	.3218	.3541	.4433
60	.2108	.2500	.2948	.3248	.4078
70	.1954	.2319	.2737	.3017	.3799
80	.1829	.2172	.2565	.2830	.3568
90	.1726	.2050	.2422	.2673	.3375
100	.1638	.1946	.2301	.2540	.3211

$df=n-2$

附表 12

正交表

（1）m = 2 的情形

$$L_4(2^3)$$

试验号	列号		
	1	2	3
1	1	1	1
2	1	2	2
3	2	1	2
4	2	2	1

$$L_8(2^7)$$

试验号	列号						
	1	2	3	4	5	6	7
1	1	1	1	1	1	1	1
2	1	1	1	2	2	2	2
3	1	2	2	1	1	2	2
4	1	2	2	2	2	1	1
5	2	1	2	1	2	1	2
6	2	1	2	2	1	2	1
7	2	2	1	1	2	2	1
8	2	2	1	2	1	1	2

$$L_{12}(2^{11})$$

试验号	列号										
	1	2	3	4	5	6	7	8	9	10	11
1	1	1	1	1	1	1	1	1	1	1	1
2	1	1	1	1	1	2	2	2	2	2	2
3	1	1	2	2	2	1	1	1	2	2	2
4	1	2	1	2	2	1	2	2	1	1	2
5	1	2	2	1	2	2	1	2	1	2	1
6	1	2	2	2	1	2	2	1	2	1	1
7	2	1	2	2	1	1	2	2	1	2	1
8	2	1	2	1	2	2	2	1	1	1	2
9	2	1	1	2	2	2	1	2	2	1	1
10	2	2	2	1	1	1	1	2	2	1	2
11	2	2	1	2	1	2	1	1	1	2	2
12	2	2	1	1	2	1	2	1	2	2	1

$$L_{16}(2^{15})$$

试验号	列号														
	1	2	3	4	5	6	7	8	9	10	11	12	13	14	15
1	1	1	1	1	1	1	1	1	1	1	1	1	1	1	1
2	1	1	1	1	1	1	1	2	2	2	2	2	2	2	2
3	1	1	1	2	2	2	2	1	1	1	1	2	2	2	2
4	1	1	1	2	2	2	2	2	2	2	2	1	1	1	1
5	1	2	2	1	1	2	2	1	1	2	2	1	1	2	2
6	1	2	2	1	1	2	2	2	2	1	1	2	2	1	1
7	1	2	2	2	2	1	1	1	1	2	2	2	2	1	1
8	1	2	2	2	2	1	1	2	2	1	1	1	1	2	2
9	2	1	2	1	2	1	2	1	2	1	2	1	2	1	2
10	2	1	2	1	2	1	2	2	1	2	1	2	1	2	1
11	2	1	2	2	1	2	1	1	2	1	2	2	1	2	1
12	2	1	2	2	1	2	1	2	1	2	1	1	2	1	2
13	2	2	1	1	2	2	1	1	2	2	1	1	2	2	1
14	2	2	1	1	2	2	1	2	1	1	2	2	1	1	2
15	2	2	1	2	1	1	2	1	2	2	1	2	1	1	2
16	2	2	1	2	1	1	2	2	1	1	2	1	2	2	1

（2） $m = 3$ 的情形

$$L_9(3^4)$$

试验号	列号			
	1	2	3	4
1	1	1	1	1
2	1	2	2	2
3	1	3	3	3
4	2	1	2	3
5	2	2	3	1
6	2	3	1	2
7	3	1	3	2
8	3	2	1	3
9	3	3	2	1

$$L_{18}(3^7)$$

试验号	列号						
	1	2	3	4	5	6	7
1	1	1	1	1	1	1	1
2	1	2	2	2	2	2	2
3	1	3	3	3	3	3	3
4	2	1	1	2	2	3	3
5	2	2	2	3	3	1	1
6	2	3	3	1	1	2	2
7	3	1	2	1	3	2	3
8	3	2	3	2	1	3	1
9	3	3	1	3	2	1	2
10	1	1	3	3	2	2	1
11	1	2	1	1	3	3	2
12	1	3	2	2	1	1	3
13	2	1	2	3	1	3	2
14	2	2	3	1	2	1	3
15	2	3	1	2	3	2	1
16	3	1	3	2	3	1	2
17	3	2	1	3	1	2	3
18	3	3	2	1	2	3	1

$$L_{27}(3^{13})$$

试验号	列号												
	1	2	3	4	5	6	7	8	9	10	11	12	13
1	1	1	1	1	1	1	1	1	1	1	1	1	1
2	1	1	1	1	2	2	2	2	2	2	2	2	2
3	1	1	1	1	3	3	3	3	3	3	3	3	3
4	1	2	2	2	1	1	1	2	2	2	3	3	3
5	1	2	2	2	2	2	2	3	3	3	1	1	1
6	1	2	2	2	3	3	3	1	1	1	2	2	2
7	1	3	3	3	1	1	1	3	3	3	2	2	2
8	1	3	3	3	2	2	2	1	1	1	3	3	3
9	1	3	3	3	3	3	3	2	2	2	1	1	1
10	2	1	2	3	1	2	3	1	2	3	1	2	3
11	2	1	2	3	2	3	1	2	3	1	2	3	1
12	2	1	2	3	3	1	2	3	1	2	3	1	2
13	2	2	3	1	1	2	3	2	3	1	3	1	2
14	2	2	3	1	2	3	1	3	1	2	1	2	3
15	2	2	3	1	3	1	2	1	2	3	2	3	1
16	2	3	1	2	1	2	3	3	1	2	2	3	1
17	2	3	1	2	2	3	1	1	2	3	3	1	2

续表

试验号	列号												
	1	2	3	4	5	6	7	8	9	10	11	12	13
18	2	3	1	2	3	1	2	2	3	1	1	2	3
19	3	1	3	2	1	3	2	1	3	2	1	3	2
20	3	1	3	2	2	1	3	2	1	3	2	1	3
21	3	1	3	2	3	2	1	3	2	1	3	2	1
22	3	2	1	3	1	3	2	2	1	3	3	2	1
23	3	2	1	3	2	1	3	3	2	1	1	3	2
24	3	2	1	3	3	2	1	1	3	2	2	1	3
25	3	3	2	1	1	3	2	3	2	1	2	1	3
26	3	3	2	1	2	1	3	1	3	2	3	2	1
27	3	3	2	1	3	2	1	2	1	3	1	3	2

（3）m = 4 的情形

$$L_{18}(4^5)$$

试验号	列号				
	1	2	3	4	5
1	1	1	1	1	1
2	1	2	2	2	2
3	1	3	3	3	3
4	1	4	4	4	4
5	2	1	2	3	4
6	2	2	1	4	3
7	2	3	4	1	2
8	2	4	3	2	1
9	3	1	3	4	2
10	3	2	4	3	1
11	3	3	1	2	4
12	3	4	2	1	3
13	4	1	4	2	3
14	4	2	3	1	4
15	4	3	2	4	1
16	4	4	1	3	2

$$L_{32}(4^9)$$

试验号	列号								
	1	2	3	4	5	6	7	8	9
1	1	1	1	1	1	1	1	1	1
2	1	2	2	2	2	2	2	2	2
3	1	3	3	3	3	3	3	3	3
4	1	4	4	4	4	4	4	4	4
5	2	1	1	2	2	3	3	4	4

试验号	列号								
	1	2	3	4	5	6	7	8	9
6	2	2	2	1	1	4	4	3	3
7	2	3	3	4	4	1	1	2	2
8	2	4	4	3	3	2	2	1	1
9	3	1	2	3	4	1	2	3	4
10	3	2	1	4	3	2	1	4	3
11	3	3	4	1	2	3	4	1	2
12	3	4	3	2	1	4	3	2	1
13	4	1	2	4	3	3	4	2	1
14	4	2	1	3	4	4	3	1	2
15	4	3	4	2	1	1	2	4	3
16	4	4	3	1	2	2	1	3	4
17	1	1	4	1	4	2	3	2	3
18	1	2	3	2	3	1	4	1	4
19	1	3	2	3	2	4	1	4	1
20	1	4	1	4	1	3	2	3	2
21	2	1	4	2	3	4	1	3	2
22	2	2	3	1	4	3	2	4	1
23	2	3	2	4	1	2	3	1	4
24	2	4	1	3	2	1	4	2	3
25	3	1	3	3	1	2	4	4	2
26	3	2	4	4	2	1	3	3	1
27	3	3	1	1	3	4	2	2	4
28	3	4	2	2	4	3	1	1	3
29	4	1	3	4	2	4	2	1	3
30	4	2	4	3	1	3	1	2	4
31	4	3	1	2	4	2	4	3	1
32	4	4	2	1	3	1	3	4	2

（4）混合型情形

$$L_6(4 \times 2^4)$$

试验号	列号				
	1	2	3	4	5
1	1	1	1	1	1
2	1	2	2	2	2
3	2	1	1	2	2
4	2	2	2	1	1
5	3	1	2	1	2
6	3	2	1	2	1
7	4	1	2	2	1
8	4	2	1	1	2

$$L_{12}(3 \times 2^3)$$

试验号	列号			
	1	2	3	4
1	1	1	1	1
2	1	2	1	2
3	1	1	2	2
4	1	2	2	1
5	2	1	1	2
6	2	2	1	1
7	2	1	2	1
8	2	2	2	2
9	3	1	1	1
10	3	2	1	2
11	3	1	2	2
12	3	2	2	1

$$L_{18}(2 \times 3^7)$$

试验号	列号							
	1	2	3	4	5	6	7	8
1	1	1	1	1	1	1	1	1
2	1	1	2	2	2	2	2	2
3	1	1	3	3	3	3	3	3
4	1	2	1	1	2	2	3	3
5	1	2	2	2	3	3	1	1
6	1	2	3	3	1	1	2	2
7	1	3	1	2	1	3	2	3
8	1	3	2	3	2	1	3	1
9	1	3	3	1	3	2	1	2
10	2	1	1	3	3	2	2	1
11	2	1	2	1	1	3	3	2
12	2	1	3	2	2	1	1	3
13	2	2	1	2	3	1	3	2
14	2	2	2	3	1	2	1	3
15	2	2	3	1	2	3	2	1
16	2	3	1	3	2	3	1	2
17	2	3	2	1	3	1	2	3
18	2	3	3	2	1	2	3	1

中英文词汇对照
(以笔画为序)

χ^2分布或卡方分布（chi – square distribution）

χ^2检验或卡方检验（chi – square test）

F分布（F distribution）

F检验（F test）

Fisher 精确检验（Fisher's exact test）

Kruskal – Wallis 秩和检验

（Kruskal – Wallis rank – sum test）

Mann – Whitney U 检验

（Mann – Whitney U test）

P值法（P – value method）

t分布（t distribution）

t检验（t test）

U检验（U test）

Venn 图（Venn graph）

Wilcoxon 符号秩检验（Wilcoxon signed rank test）

Z检验（Z test）

一元回归分析（single regression）

二项分布（binomial distribution）

上四分位数（upper quartile）

上侧 α 分位数（upside α quantile）

上限（upper limit）

下四分位数（lower quartile）

下限（lower limit）

个体（individual）

小概率原理（small probability principle）

无偏估计量（unbiased estimate）

不可能事件（impossible event）

不相关（non – correlation）

中位数（median）

区间估计（interval estimate）

互不相容或互斥（mutually exclusive）

贝努里试验（Bernoulli trial）

分布函数（distribution function）

分布律（distribution law）

分位数（quantile）

方差（variance）

方差分析（analysis of variance，ANOVA）

方差分析表（analysis of variance table）

方差齐性检验（homogeneity test of variance）

计量数据（measurement data）

计数数据（count data）

水平（level）

双侧检验（two – side test）

正交表（orthogonal table）

正交试验设计（orthogonal experiment design）

正态分布（normal distribution）

正态曲线（curve of normal density）

正相关（positive correlation）

古典概型（classical probability model）

古典概率（classical probability）

四分位数（quartile）

四分位间距（quartile range）

四格表（fourfold table）

主观概率（subjective probability）

对立事件或逆事件（complementary event）

对立假设（alternative hypothesis）

必然事件（certain event）

百分位数（percentile）

有效（effective）

列文检验（Levene test）

列联表（contingency table 或 cross table）

回归分析（ regression analysis）

回归平方和（sum of squares of regression）

回归系数（coefficient of regression）

因变量（dependent variable）

因素（factor）

因素平方和（sum of square factor）

因素均方（mean square factor）

自由度（degree of freedom，df）

自变量（independent variable）

众数（mode）

负相关（negative correlation）

名义数据（nominal data）

观察值（observation）

极差（range）

两因素方差分析（two - way analysis of variance）

连续性校正（correction for continuity）

连续变量（continuous variable）

连续型随机变量（continuous random variable）

估计值（estimate value）

估计量（estimate）

均匀分布（uniform distribution）

均值（mean）

均值的标准差（standard deviation for mean）

拒绝域（region of rejection）

时间序列图（time sequence plot）

条件概率（conditional probability）

条形图（bar chart）

直方图（histogram）

事件（event）

事件式（event expression）

抽样分布（sampling distribution）

非参数检验（nonparametric test）

备择假设或对立假设（alternative hypothesis）

变异系数（coefficient of variation）

变量（variable）

变量值（variable value）

单因素方差分析（one - way analysis of variance）

单因素试验（one factor trial）

单侧检验（one - side test）

定序变量（ordinal variable）

定序数据（ordinal data）

定性数据（qualitative data）

定类变量（categorical variable）

定类数据（categorical data）

定量数据（quantitative data）

泊松分布（Poisson distribution）

参数（parameter）

参数估计（parameter estimation）

参数检验（parametric test）

线图（ling plot）

线性回归分析（linear regression）

线性回归方程（linear regression equation）

组中值（middle point value）

组内均方（mean square within groups）

组内离差平方和（sum of square of deviations within groups）

组间均方（mean square between groups）

组间离差平方和（sum of square of deviations between groups）

组距（class width）

试验（experiment）

试验设计（experimental design）

标准正态分布（standard normal distribution）

标准差（standard deviation）

标准误（standard error）

相关（correlation）

相关系数（correlation coefficient）

残差平方和（sum of squares residual）

指数分布（exponential distribution）

临界值（critical value）

临界值法（critical value method）

总体（population）

总体率（population rate）

总体数据（population data）

总变差（total deviations）

总离差平方和（sum of square of total deviations）

点估计（point estimate）

显著性水平（significance level）

复合表（combinative table）

矩估计法（moment method of estimation）

饼图（pie chart）

独立（independence）

误差平方和（sum of square error）

统计图（statistical graph）

统计学（statistics）

统计表（statistical table）

统计规律性（statistical law）

统计量（statistic）

统计概率（statistical probability）

样本（sample）

样本方差（sample variance）

样本均值（sample mean）

样本空间（sample space）

样本标准差（sample standard deviation）

样本标准误（sample standard error）

样本相关系数（sample correlation coefficient）

样本点（sample point）

样本容量（sample size）

样本率（sample rate）

样本数据（sample data）

配对设计（paired design）

原假设或零假设（null hypothesis）

圆图（pie chart）

峰度（kurtosis）

秩（rank）

秩和检验（rank sum test）

离散变量（discrete variable）

离散型随机变量（discrete random variable）

预测（forecast）

基本事件（elemental event）

累积频率（cumulative frequency）

累积频数（cumulative frequence）

累积频数（频率）折线图（cumulative frequency polygon）

假设检验（test of hypothesis）

第一类错误（typy Ⅰ error）

第二类错误（typy Ⅱ error）

偏度（skewness）

密度（density）

随机事件（random event）

随机现象（random phenomena）

随机试验（random experiment）

随机变量（random variable）

散点图（scatter diagram）

最小二乘法（method of least squares）

等级数据（rank data）

概率（probability）

概率论（probability）

概率密度函数（probability density function）

频率（frequency 或 relative frequency）

频率的稳定性（stability of relative frequency）

频数（frequence 或 frequency）

频数分布曲线（frequency distribution curve）

频数分布表（frequency table）

频数折线图（frequency polygon）

置信上限（confidence upper limit）

置信下限（confidence lower limit）

置信区间（confidence interval）

置信度（confidence level）

简单线性回归模型（simply linear regression model）

简单随机样本（simple random sample）

解释变量（explanatory variable）

数字特征（numerical characteristic）

数学期望（mathematical expectation）

数值变量（numerical variable 或 scale variable）

数值数据（numerical data）

数据（data）

数理统计（mathematical statistics）

算术平均值（arithmetic mean）

箱图（boxplot）

参考文献

[1] 高祖新，刘更新．医药数理统计．3 版．北京：中国医药科技出版社，2017.

[2] 高祖新．医药数理统计．2 版．北京：中国医药科技出版社，2013.

[3] 高祖新．医药数理统计方法．6 版．北京：人民卫生出版社，2016.

[4] 高祖新．医药数理统计方法．5 版．北京：人民卫生出版社，2011.

[5] 高祖新．医药数理统计方法学习指导与习题集．2 版．北京：人民卫生出版社，2016.

[6] 高祖新，尹勤．医药数理统计．3 版．北京：科学出版社，2015.

[7] 高祖新，韩可勤，言方荣．医药应用概率统计．3 版．北京：科学出版社，2018.

[8] 高祖新，言方荣．概率论与数理统计．2 版．南京：南京大学出版社，2020.

[9] 高祖新，言方荣，王菲．SPSS 医药统计教程．北京：人民卫生出版社，2019.

[10] 高祖新，言方荣．医药统计分析与 SPSS 软件应用．北京：人民卫生出版社，2018.

[11] 韩可勤，杨静化．医药应用数理统计．2 版．南京：东南大学出版社，2009.

[12] 祝国强．医药数理统计方法．3 版．北京：高等教育出版社，2014.

[13] 马志庆，周介南．医药数理统计．5 版．北京：科学出版社，2016.

[14] 李晓松．医学统计学．3 版．北京：高等教育出版社，2014.

[15] 方积乾．卫生统计学．7 版．北京：人民卫生出版社，2013.

[16] 赵红．医学统计学．北京：人民卫生出版社，2017.

[17] 侯丽英．医药数理统计．3 版．北京：人民卫生出版社，2018.

[18] 韩明．概率论与数理统计教程．2 版．上海：同济大学出版社，2018.

[19] 贾俊平，何晓群，金勇进．统计学．5 版．北京：中国人民大学出版社，2012.

[20] 袁卫，刘超．统计学——思想、方法与应用．北京：中国人民大学出版社，2011.

[21] 贾俊平．统计分析与 SPSS 应用．5 版．北京：中国人民大学出版社，2017.

[22] Mayer - Schnberger V，Gukier K. 著，盛杨燕，等译．大数据时代．杭州：浙江大学出版社，2013.

[23] ［日］西内启著，朱悦玮 译．看穿一切数字的统计学．北京：中信出版社，2013.